Diabetes-Handbuch

Peter Hien

Bernhard Böhm

Simone Claudi-Böhm

Christoph Krämer

Klaus Kohlhas

Diabetes-Handbuch

7., vollständig überarbeitete und aktualisierte Auflage

Mit 20 Abbildungen und 37 Tabellen

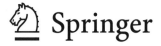 Springer

Peter Hien
Chefarzt Medizinische Klinik
Internist, Diabetologie, Pneumologie, u.a.
DRK-Krankenhaus Altenkirchen-Hachenburg
Leuzbacherweg 21
57610 Altenkirchen

Bernhard Böhm
Zentrum für Innere Medizin, Schwerpunkt
Endokrinologie und Diabetologie
Universität Ulm
Albert-Einstein-Allee 23
89081 Ulm/Donau

LKC School of Medicine
Imperial College London, NTU, Singapore
50 Nanyang Drive
Singapore 637553

Simone Claudi-Böhm
Medizinisches Zentrum Ulm
Hafenbad 33
89073 Ulm

Christoph Krämer
Hypertensiologe DHL
Diabetologe DDG
Leuzbacher Weg 31
57610 Altenkirchen

Klaus Kohlhas
Diabetologische Schwerpunktpraxis
Dr. med. Kohlhas und Sanitätsrat Dr. Fink
Hachenburgerstr. 23
57580 Gebhardshain

Ergänzendes Material finden Sie unter extras.springer.com

ISBN 978-3-642-34943-0
DOI 10.1007/978-3-642-34944-7

ISBN 978-3-642-34944-7 (eBook)

Die Deutsche Nationalbibliothek verzeichnet diese Publikation in der Deutschen Nationalbibliografie;
detaillierte bibliografische Daten sind im Internet über http://dnb.d-nb.de abrufbar.

SpringerMedizin
© Springer-Verlag Berlin Heidelberg 1995, 1997, 2001, 2005, 2007, 2010, 2013

Planung: Hinrich Küster, Heidelberg
Projektmanagement: Kerstin Barton, Heidelberg
Lektorat: Volker Drüke, Münster
Projektkoordination: Cécile Schütze-Gaukel, Heidelberg
Umschlaggestaltung: deblik Berlin
Fotonachweis Umschlag: © photos.com
Herstellung: Crest Premedia Solutions (P) Ltd., Pune, India

Gedruckt auf säurefreiem und chlorfrei gebleichtem Papier

Springer Medizin ist Teil der Fachverlagsgruppe Springer Science+Business Media
www.springer.com

Vorwort zur 7. Auflage

Die zum Thema Diabetes mellitus in den vergangenen Jahren durchgeführten großen Studien (ACCORD, ADVANCE und VADT) konnten zeigen, dass eine alleinige Fokussierung auf eine Intensivierung der HbA_{1c}-Einstellung die klinischen Probleme des Diabetikers nicht löst. Vielmehr ist eine individuelle Sichtweise auf die Bedürfnisse des Menschen mit Diabetes mellitus mit einem multimodalen Therapieansatz notwendig: Der Behandler, ob Arzt, Diabetesberater oder -assistent, muss die Kompetenz entwickeln, den Betroffenen dort abzuholen, wo er im Leben steht.

Angesichts des demographischen Wandels in unserer Gesellschaft gewinnen Präventionsmaßnahmen einen immer größeren Stellenwert, um die Gesundheit zu bewahren und individuelle Kompetenzen zur Gesunderhaltung aufzubauen. Die Möglichkeiten von Sport und Bewegung aufzuzeigen ist dafür ein Beispiel. Denn diese Aktivitäten dienen – gerade bei Menschen mit Diabetes mellitus – der Steigerung der Lebensqualität, aber auch der Verbesserung im Krankheitsverlauf.

Gerade die **Individualisierung** der therapeutischen Ziele mit Konkretisierung der Möglichkeiten des einzelnen Therapeuten und Patienten erfordert die Kenntnisse, aber auch die kritische Auseinandersetzung mit den aktuellen diagnostischen und therapeutischen Empfehlungen innerhalb des Fachgebietes der Diabetologie.

Nichts ist so gut, dass es nicht verbessert werden kann. Mit der 7. Auflage des Diabetes-Handbuchs wollen wir erstmals auch die Kompetenz von zwei niedergelassenen Diabetologen einfließen lassen. Dies zeigt sich zum einen in einer kompletten Neuüberarbeitung, die dem raschen wissenschaftlichen Fortschritt Rechnung trägt, zum anderen in den neuen Arbeitsunterlagen am Ende des Buches (► Anhang A). Viele weitere Checklisten und Mustervorlagen finden Sie als Online-Material bequem zum Ausdrucken auf Springer Extras: http://extras.springer.com unter Eingabe der ISBN dieses Buches.

Diabetologie ist **Teamarbeit**. In unserer täglichen Arbeit – ob im stationären oder ambulanten Bereich – können wir nur in einem aus verschiedenen Berufsgruppen gebildeten Netzwerk das Optimum für den betroffenen Menschen mit Diabetes erzielen. Umso interessanter war auch die Zusammenarbeit für dieses Buch. Es ist das Werk von Diabetologen aus dem ambulanten und aus dem stationären Bereich mit dem Anspruch, eine Anleitung für Praxis und Klinik zu erstellen.

Peter Hien
Bernhard Böhm
Simone Claudi-Böhm
Christoph Krämer
Klaus Kohlhas
Im Frühjahr 2013

Inhaltsverzeichnis

Mitarbeiterverzeichnis

Dr. med. Peter Hien
Chefarzt Medizini-
sche Klinik, Internist,
Diabetologie,
Pneumologie, u.a.
DRK-Krankenhaus
Altenkirchen-Hachenburg
Leuzbacherweg 21
57610 Altenkirchen

**Univ.- Prof. Dr. med.
Bernhard Böhm**
Zentrum für Innere
Medizin, Schwerpunkt
Endokrinologie und
Diabetologie
Universität Ulm
Albert-Einstein-Allee 23
89081 Ulm/Donau

sowie

Lee Kong Chian School of
Medicine
Imperial College London
and Nanyang Technological
University, Singapore
50 Nanyang Drive
Singapore 637553

Dr. med. Klaus Kohlhas
Diabetologische
Schwerpunktpraxis
Dr. med. Kohlhas und
Sanitätsrat Dr. Fink
Hachenburgerstr. 23
57580 Gebhardshain

**Dr. med. Christoph
Krämer**
Facharzt für Innere
Medizin, Notfallmedizin
Diabetologe DDG,
Hypertensiologe DHL
Diabetologische Schwer-
punktpraxis Altenkirchen
Leuzbacher Weg 31
57610 Altenkirchen

**Dr. med. Simone
Claudi-Böhm**
Medizinisches Zentrum
Ulm
Hafenbad 33
89073 Ulm

Abkürzungsverzeichnis

Abkürzungen

ACCORD	Die Action to Control Cardiovascular Risk in Diabetes Study Group-Studie dokumentiert Grenzen und Risiken einer im Verlauf des Typ 2 Diabetes späten multimodalen Intervention
ADA	American Diabetes Association
ADN	autonome diabetische Neuropathie
ADVANCE	Die Intensive Blood Glucose Control and Vascular Outcomes in Patents with Type 2 Diabetes-Studie dokumentiert Grenzen und Risiken einer im Verlauf des Typ 2 Diabetes späten multimodalen Intervention
AGE	»advanced glycosylation endproducts«; Proteine, die Zuckeraddukte enthalten; diese Proteine werden von spezifischen Rezeptoren gebunden (sog. RAGE) und vermitteln u. a. die Ausschüttung proinflammatorischer Signale
Ak	Antikörper
ALLHAT	Antihypertensive and Lipid Lowering Treatment to Prevent Heart Attack Trial; die in der Studie eingesetzten α-Blocker konnten nicht wie erwartet kardiovaskuläre Risiken vermindern
APS	autoimmunes polyglanduläres Syndrom; liegt immer dann vor, wenn neben einem Typ 1-Diabetes weitere organspezifische Autoimmunerkrankungen bestehen
ARDS	»adult respiratory distress syndrome«
ASCOT-LL	Anglo-Scandinavian Cardia Outcomes Trial – Lipid Lowering Arm
ASD	alternative Einstichstellen
ASS	Azetylsalizylsäure
ASR	Achillessehnenreflex
ATP	Adenosintriphosphat
AUC	»area under the curve«
AVK	arterielle Verschlusskrankheit
BE	Berechnungseinheit für den Kohlenhydratgehalt von Nahrungsmitteln, 1 BE entspricht 10–12 g Kohlenhydrate (früher auch »Broteinheit« genannt)
BGA	Blutgasanalyse
BMI	Body-Mass-Index; Index für die Gewichtsverteilung
BZ	Blutzucker
CARE	Cholesterol and Recurrent Event Trial
CARDS	Collaborative Atorvastatin Diabetes Study, dokumentiert eine signifikante Risikoreduktion bei Vorliegen eines Diabetes mellitus Typ 2 und einem weiteren kardiovaskulären Risikomerkmal durch Atorvastatin
CK	Kreatinkinase
COPD	chronisch obstruktive Lungenerkrankung
CPK	Kreatinphosphokinase
CSSI	kontinuierliche subkutane Insulininfusion; Insulinpumpentherapie
CRP	C-reaktives Protein
CT	konventionelle Insulintherapie
CTS	Karpaltunnelsyndrom

DCCT	Diabetes Control and Complications Trial; große Typ-1-Diabetes-Studie, die die Vorteile einer intensivierten Insulintherapie und der Insulinpumpentherapie für die Primär-und Sekundärprävention mikro- und makrovaskulärer Komplikationen des Diabetes nachgewiesen hat
DD	Differenzialdiagnose
DDG	Deutsche Diabetes Gesellschaft
DFS	diabetisches Fußsyndrom
DIC	»disseminated intravasal coagulation«
DIGAMI	Diabetes Mellitus Insulin Glucose Infusion in Acute Myocardial Infarction; klinische Studie, die den Überlebensvorteil einer Glukose-Insulin-Infusion beim akuten Myokardinfarkt nachwies
D.m.	Diabetes mellitus
dpt	Dioptrien
DPT-1	Diabetes Prevention Trial in pre Type 1, Typ-1-Diabetespräventiosnsstudie, die den Effekt von intravenösem und oralem Insulin in der Prä-Typ-1-Phase überprüfte
DR	diabetische Retinopathie
DAS	digitale Subtraktionsangiographie
ED	erektile Dysfunktion
EDIC	Epidemiology of Diabetes Interventions and Complications Study; Nachfolgebeobachtung der DCCT
EMG	Elektromyogramm, zeichnet Aktionsströme der Muskeln auf
ENDIT	European Nicotinamide Intervention Trial, Interventionsstudie mit Nikotinamid in der prä-Typ 1 diabetischen Phase
GAD	Glutamat-Decarboxylase, Inselzellantigen-typischer Autoantikörper beim Typ-1-Diabetes und beim spätmanifestierten Typ-1-Diabetes (sog. LADA-Diabetes)
GFR	glomeruläre Filtrationsrate
GI	glykämischer Index; Wirkung eines bestimmten Nahrungsmittels auf den Blutzuckeranstieg
GIK-Regime	perioperative Glukose-Insulin-Kalium-Infusion
GIP	»gastric inhibitory peptide«
GDM	Gestationsdiabetes; erstmalig in der Schwangerschaft auftretende Glukoseerhöhung
GLP-1	Glukagon-like-Peptid-1
GOT	Glutamat-Oxalazetat-Transaminase
GPT	Glutamat-Pyruvat-Transaminase
h	Stunde
HbA_{1c}	N-terminal glykiertes Hämoglobin
HCG	humanes Choriongonadotropin
HDL-C	High-density-lipoprotein-Cholesterin; Lipoproteine hoher Dichte
HF	Herzfrequenz
HLA	»human leucocyte antigen«; Histokompatibilitätsantigen
HOPE	Heart Outcomes Prevention Evaluation Trial; große klinische Studie, die den positiven Effekt des ACE-Inhibitors Ramipril zur Risikoreduktion kardiovaskulärer Ereignisse bei Diabetikern und Nichtdiabetikern zeigen konnte

HOT	Hypertension Optimal Treatment Trial; große klinische Prüfung an Nicht-diabetikern und Diabetikern, mit Nachweis einer Risikoreduktion durch diverse Antihypertensiva sowie durch Gabe von Aspirin
hPL	plazentares Laktogen
HPS	Heart Protection Study, dokumentiert klinische Effekte von Simavastatin zur Risikoredukation bei Patienten mit/ohne Diabetes mellitus
hsCRP	hochsensitives C-reaktives Protein
IAA	Insulin-Antikörper
IA-2	Inselzellantigen-Tyrosinphosphatase
ICA	Inselzellantikörper; im Immunfluoreszenztest nachweisbare Autoantikör-per gegen Inselzellgewebe
ICA 69	Inselzellantigen 69
ICT	intensivierte konventionelle Insulintherapie; Standardtherapie eines Dia-betes mellitus Typ 1
IDF	International Diabetes Federation
IE	Internationale Einheiten, Maßeinheit für Insulinmenge (auch als E oder U abgekürzt
IFCC	International Federation of Clinical Chemistry
IFG	»impaired fasting glukose«; gestörte Nüchternglukose
IGT	gestörte Glukosetoleranz
INTERHEART	International case-control study to assess importance of risk factors for coronary heart disease worldwide; weltweite Studie, die allgemeingültige Risikoprofile für einen akuten Myokardinfarkt angibt
IRI	immunreaktives Insulin
i.v.	intravenös
IVGTT	intravenöser Glukose-Toleranztest
JDF-U	Juvenile Diabetes Foundation Unit
KHK	koronare Herzkrankheit
KG	Körpergewicht
KM	Kontrastmittel
KOF	Körperoberfläche
LADA	»latent autoimmune diabetes of the adult«; spätmanifestierter Diabetes mellitus Typ 1
LCAT	Lezithin-Cholesterin-Acyltransferase
LDH	Laktatdehydrogenase
LDL-C	Low-density-lipoprotein-Cholesterol; Lipoproteine niedriger Dichte
LJ	Lebensjahr
LZ-EKG	Langzeit-EKG
LZ-RR	Langzeitblutdruckmessung
MDRD	Modified Diet in Renal Diseases
min	Minute
MODY	»maturity onset diabetes in the young«; genetisch bedingte Diabetesform mit autosomal-dominantem Erbgang
MSY	metabolisches Syndrom
NASH	nichtalkoholinduzierte Fettleber
NCEP	National Cholesterol Education Program
NI	Normalinsulin
NLG	Nervenleitungsgeschwindigkeit

NNR-AK	Nebennierenrinden-Antikörper
NNRI	Nebennierenrindeninsuffizienz
NP	Nephropathie
NPH	neutrales Protamin Hagedorn; basisches Protein, geeignet, um Verzöge-rungsinsuline (NPH-Insuline) herzustellen
NPDR	nichtproliferative diabetische Retinopathie
NSAR	nichtsteroidale Antirheumatika; können u. a. die Nierenfunktion reduzieren
NT-proBNP	aminoterminales pro brain natriuretische Peptid
Nü-BZ	Nüchtern-Blutzucker
OAD	orales Antidiabetikum
OGTT	oraler Glukose-Toleranztest; oraler Zuckerbelastungstest mit 75 g Glukose um z. B. den Glukosestoffwechsel bei regelhaftem Nüchtern-BZ weiter zu klassifizieren
Op	Operation
OR	Odds-Ratio, Vergleichsmaß für Risiken etc.
pAVK	periphere arterielle Verschlusskrankheit
PCA	Parietalzellantikörper
PDN	periphere diabetische Neuropathie
PDR	proliferative diabetische Retinopathie
p.o.	per os (Einnahme über den Mund)
POC-S	polyzystisches Ovarsyndrom
PPAR	Peroxisomen-Proliferator-aktivierendes Protein, nukleärer Rezeptor für die Thiazolidindione
PRL	Prolaktin
PSR	Patellarsehnenreflex
PTA	perkutane transluminale Angiographie
PTCA	perkutane transluminale koronare Angioplastie
RENAAL	Renal Protective Effects of Losartan in Patients with Noninsulin-Depen-dent Diabetes Mellitus and Nephropathy; klinische Studie, die erstmalig die Risikoreduktion für Nierenversagen beim Typ-2-Diabetiker durch einen Angiotensinrezeptorblocker (AT_1-Blocker Losartan) nachgewiesen hat
RKM	Röntgenkontrastmittel
RPF	renaler Plasmafluss
RR	Blutdruck
s	Sekunde
s.c.	subkutan
SD	Schilddrüse
SEA	Spritz-Ess-Abstand
SH	Sulfonylharnstoffe; vom Sulfonamid abgeleitete Pharmaka, die über einen spezifischen Rezeptor an β-Zellen die glukoseabhängige Insulinsekretion stimulieren
SIH	schwangerschaftsinduzierte Hypertonie
SpM	Spätmahlzeit
SSW	Schwangerschaftswoche
STH	Wachstumshormon; klassischer Vertreter eines kontrainsulinären Prinzips
Stix	Teststreifen

4S-Studie	Scandinavian Simvastatin Survival Study; große klinische Studie, die die Reduktion von Mortalität und Morbidität bei Patienten mit KHK ohne oder mit Diabetes und Serumcholesterin zwischen 210 und 310 mg/dl durch das Statin Simvastatin nachwies
Tbl.	Tablette
TNF	Tumor-Nekrose-Faktor
TPO	schilddrüsenspezifische Peroxidase; wichtiges Autoantigen der Schilddrüse bei Hashimoto-Thyreoiditis und Morbus Basedow
tTG	gewebespezifische Transglutaminase; Autoantigen bei glutensensitiver Enteropathie (Zöliakie, Sprue)
UKG	Echokardiographie
UKPDS	UK Prospective Diabetes Study; große klinische Studie an Patienten mit Erstdiagnose eines Typ-2-Diabetes mellitus; Nachweis der Effektivität einer BZ-Senkung und Blutdrucksenkung auf mikro- und makrovaskuläre Komplikationen des Diabetes
VEGF	Vascular Endothelian Growth Factor
VLDL	»very low density lipoprotein«; Lipoprotein von sehr geringer Dichte
WHO	Weltgesundheitsorganisation
WHR	Taille/Hüft-Quotient
ZM	Zwischenmahlzeit
ZVK	zentralvenöser KatheterI

Symptome und Krankheitsbilder des Diabetes mellitus

Es werden zwei häufige Formen des Diabetes mellitus (D. m.) unterschieden:

- Typ-1-Diabetes mellitus,
- Typ-2-Diabetes mellitus.

Häufige Erstsymptome An einen Diabetes denkt man bei einer Reihe von zum Teil unspezifischen Symptomen. Die Symptome sind annähernd in fallender Häufigkeit angeordnet:

- Durst, Polydipsie;
- häufiges Wasserlassen, Polyurie, Exsikkose;
- Wachstumsstörung, Bettnässen und Schulprobleme bei Kindern (Typ-1-Diabetes);
- körperliche und mentale Leistungsminderung mit Abgeschlagenheit, Druckgefühl im Kopf;
- psychische Probleme;
- Gewichtsverlust beim Insulinmangeldiabetes (Typ 1 oder LADA);
- Sehverschlechterungen bei osmotisch aufquellendem Linsenapparat;
- Hautveränderungen, wie Juckreiz (u. a. Pruritus vulvae), Rubeosis diabetica, Nekrobiosis lipoidica, Acanthosis nigricans;
- orthostatische Beschwerden (Dehydratation);
- Appetitlosigkeit, Inappetenz, aber auch Polyphagie;
- Potenzstörungen, Libidoverlust;
- Muskelkrämpfe;
- Gefühlsstörungen, Neuropathie;
- Übelkeit und Bauchschmerzen bis zum akuten Abdomen (Pseudoperitonitis);
- Verlangsamung bis zur Eintrübung;
- Infektanfälligkeit: rezidivierende Harnwegsinfekte, Hautmykosen, Furunkulosen, Pyodermie;
- Amenorrhoe, Regelstörungen, verminderte Fruchtbarkeit bei Frauen.

Diese Aufstellung beschreibt die Symptome eines entgleisten Blutzuckers beim Typ-1- und beim Typ-2-Diabetespatienten. Der Typ-2-Diabetiker ist im Gegensatz zum Typ-1-Diabetiker häufiger bei Diagnosestellung asymptomatisch oder oligosymptomatisch. Die Entwicklung des Typ-2-Diabetes ist meist schleichend, sodass die Diagnosestellung bei fehlender Klinik quasi zufällig im Rahmen von anderen Erkrankungen wie arterieller Hypertonie, Infektionen, Adipositas oder kardiopulmonalen

Erkrankungen gestellt wird. Eine wichtige Untersuchungsmöglichkeit im ambulanten Bereich sind die Check-up-Untersuchungen ab dem 35. Lebensjahr, in denen ein Screening auf DM und Hypercholesterinämie möglich ist.

> ❯ Besonders erwähnt sei noch ein ständig wechselnder Visus, der ein Hinweis für einen Diabetes ist. Der Linsenapparat verändert sich mit den wechselnden osmotischen Verhältnissen.

Psychische Veränderungen sollten ebenfalls an einen Diabetes denken lassen. Mit der Stoffwechselrekompensation bessern sich nicht nur das körperliche, sondern auch das psychische Wohlbefinden und die geistige Leistungsfähigkeit.

1.1   Diabetisches Koma

Die Erstmanifestation eines Diabetes mellitus kann auch eine der diabetischen Bewusstseinseintrübungen sein. D.m. Typ 1: ketoazidotisches Coma diabeticum, das bei Kindern in ca. 5% der Fälle und bei Erwachsenen bei weniger als 1% der Erstmanifestationen zu beobachten ist. Schwächezustände mit ketoazidotischen Entgleisungen sind häufiger, etwa bei 20% der Typ-1-Diabetiker, bei Erstmanifestation.

Die diabetischen Komata sind:

- das ketoazidotische Koma (bei D. m. Typ 1, bei lange bestehendem Typ 2),
- das hyperosmolare Koma (bei D. m. Typ 2),
- das hypoglykämische Koma (bei D. m. Typ 1 und 2).

1.2   Folgeerkrankungen und chronische Symptomatik

Ebenso können die Folgeerkrankungen einen Diabetiker erstmals zum Arzt führen. Insbesondere können Typ-2-Diabetiker subjektiv für viele Jahre beschwerdefrei sein, in denen sich allerdings schon die Makroangiopathie (Blutzucker [BZ] dauernd > 100 mg/dl [5,5 mmol/l]) und/oder die Mikroangiopathie (BZ anhaltend >126 mg/dl [7,0 mmol/l]) entwickeln. Dabei sind Gefäßerkrankungen, sog.

◨ **Tab. 1.1** Differenzialdiagnostische Kriterien für Typ-1- und Typ-2-Diabetes

Typ-1-Diabetes	Typ-2-Diabetes
Manifestation meist Kinder bis junge Erwachsene	meist höheres Erwachsenenalter
Manifestation akut bis subakut	Beginn meist schleichend
Initial meist Polyurie, Polydipsie, Gewichtsverlust, Müdigkeit	Häufig keine Beschwerden
In der Regel normgewichtig	Patienten meist übergewichtig
Ketoseneigung ausgeprägt	Nur selten Bildung von Ketonkörpern
Insulinmangel	Insulinresistenz
Kaum familiäre Häufung	meist »Familienerkrankung«
90% mit Auto-AK (GAD, ICA, IA-2, IAA)	Auto-AK fehlen

Angiopathien, für die hohe Mortalität und Morbidität der Patienten mit Diabetes verantwortlich. Insbesondere können Typ-2-Diabetiker subjektiv für viele Jahre beschwerdefrei sein, in denen sich allerdings schon die Makroangiopathie (eine unspezifische arteriosklerotische Gefäßveränderung) oder eine Mikroangiopathie (eine spezifische Veränderung der Arteriolen, Kapillaren und Venolen) ausbilden kann. Als zusätzliche Risikofaktoren, die die Entwicklung dieser Komplikationen beschleunigen, gelten der Hypertonus und Fettstoffwechselstörungen. Dabei ist erwähnenswert, dass im Rahmen der Ausbildung eines metabolischen Syndroms die Entwicklung einer arterielle Hypertonie einer Diabetesentwicklung um im Durchschnitt 6–8 Jahren vorangeht. Die Ausbildung der Folgeerkrankungen des Diabetes begann also bei vielen dieser Patienten bereits vor der Diagnosestellung eines D. m. Typ 2 (▶ Kap. 8 und 9). Beim Typ-1-Diabetiker werden die Folgeerkrankungen zum Teil, in Abhängigkeit von der BZ-Einstellung, erst nach vielen Jahren bis Jahrzehnten symptomatisch.

Folgeerkrankungen sind im Folgenden aufgeführt.

Angiopathie:
- Makroangiopathie: Arteriosklerose mit stenosierenden Erkrankungen (koronare Herzerkrankung [KHK], periphere arterielle Verschlusskrankheit [pAVK] und zerebrale AVK),
- Mikroangiopathie: Retinopathie und Nephropathie.

Neuropathie:
- periphere Neuropathien (Polyneuropathie, Mononeuropathien, Sensibilitätsstörungen u.a.),
- autonome Neuropathien (kardial, digestiv, urogenital, Orthostase u.a.).

Weitere Folgeerkrankungen sind
- das diabetische Fußsyndrom,
- kardiale Folgeerkrankungen (KHK, Myokardinfarkt, Herzinsuffizienz, Arrhythmien, Kardiomyopathie),
- arterielle Hypertonie,
- Infektionskrankheiten,
- chronische Niereninsuffizienz,
- Sehstörungen, Amaurosis,
- gestörte Schweißsekretion,
- Fettstoffwechselstörungen,
- gehäuftes Auftreten von Demenzerkrankungen u. a.

Im Einzelnen werden diese Folgeerkrankungen in ▶ Kap. 16 und ▶ Kap. 19 ausführlich besprochen.

1.3 Metabolisches Syndrom

Das metabolische Syndrom bezeichnet ein gehäuftes gemeinsames Auftreten von Glukosetoleranzstörung bzw. Diabetes mellitus Typ 2, arterielle Hypertonie, Dyslipoproteinämie und stammbetonter Adipositas. Es wird auch als Wohlstandssyndrom bezeichnet, da ursächliche Zusammenhänge mit der Lebensführung bestehen. Dabei spielt von Beginn an die Insulinresistenz pathogenetisch eine zentrale Rolle.

Differenzialdiagnostische Kriterien für Typ-1- und Typ-2-Diabetes bei Diagnosestellung sind in ◨ Tab. 1.1 zusammengefasst.

Labordiagnostik

2.1   Blutzucker

Der Diabetes mellitus ist eine Volkskrankheit. Somit ist ein regelmäßiges Screening auf der Basis qualitätskontrollierter Blutglukosemessungen unter ambulanten und auch stationären Bedingungen angezeigt.

Der wichtigste Parameter zur Diagnose des D. m. ist der Blutzucker (BZ).

Die Normwerte und pathologischen Werte sind in ❏ Tab. 2.1 aufgeführt. Sie beziehen sich auf venöses Plasma oder kapilläres Vollblut. Kapilläres Vollblut spielt heute bei der Diagnostik keine Rolle mehr.

- **Empfehlungen für Screening-Untersuchungen asymptomatischer Individuen auf Vorliegen eines Diabetes mellitus**

Generell ab einem Alter >45, bei Normoglykämie Wiederholung in 3 Jahren; Screening-Untersuchungen im jüngeren Alter bei Vorliegen folgender **Risikomerkmale**:
- Adipositas, BMI ≥27 kg/m²,
- erstgradig Verwandter mit Diabetes mellitus,
- Geburt eines Kindes mit Makrosomie (>4000 g),
- Gestationsdiabetes, habituelle Aborte in der Anamnese, Frauen mit polyzystischen Ovarien,
- arterielle Hypertonie,
- makrovaskuläre Erkrankungen (z.B. KHK, Z.n. Myokardinfarkt, pAVK, Schlaganfall,
- Dyslipidämie mit HDL-Erniedrigung und/oder Triglyzeriden ≥250 mg/dl [2,85 mmol/l],
- Albuminurie,
- bei zurückliegenden Untersuchungen gestörte Glukosetoleranz oder gestörte Nüchternglukose (z.B. während eines Infektes, eines Myokardinfarktes, einer Intervention mit BZ-Erhöhung im Postaggressionsstoffwechsel),
- Bevölkerungsgruppe mit besonders erhöhter Diabeteswahrscheinlichkeit (z.B. Schwarze, Asiaten, Araber, Polynesier).

- **Labordiagnostik**

Zur Labordiagnostik gilt folgende Vorgehensweise als sinnvoll:

- Zur Diagnostik und Verlaufskontrolle dürfen nur qualitätskontrollierte Verfahren zur Glukosebestimmung eingesetzt werden (Ausnahme: BZ-Selbstbestimmungen des Patienten; ▶ Abschn. 2.3).
- Zum Ablauf: Wiederholte Bestimmungen des Nüchternblutzuckers, 2- bis 3-mal als Bestätigungstest.
- Bewertung der Blutzuckerwerte gemäß Vorgaben der Fachgesellschaften (siehe Aufstellung oben).

- **Maßeinheiten des Blutzuckers**

Die neueren, internationalen Einheiten in mmol/l haben sich in Deutschland nicht allgemein durchgesetzt. Große Kliniken und große Labors geben jedoch die Werte mitunter nur in mmol/l an. Es gilt:
- 100 mg/dl BZ = 5,6 mmol/l BZ,
- 18,0 mg/dl BZ = 1,0 mmol/l BZ.

2.2   Oraler Glukosetoleranztest (OGTT)

Der OGTT ist ein weiterer wichtiger Suchtest, der die Nüchternglukosemessung ergänzt. Er dient bei normalem Nüchternblutzucker zum Ausschluss einer gestörten Glukosetoleranz oder eines Diabetes mellitus. Der Test ist kontraindiziert bei manifestem Diabetes mellitus.

- **Vorgehen beim oralen Glukosetoleranztest nach WHO**

Testdurchführung am Morgen:
- nach 10–16 Stunden Nahrungs- und Alkoholkarenz;
- nach einer mindestens dreitägigen kohlenhydratbetonten Ernährung (mehr als 150 g Kohlenhydrate pro Tag);
- im Sitzen oder Liegen, keine Muskelanstrengung; nicht rauchen vor oder während des Tests.

Zum Zeitpunkt 0 Minuten:
- Trinken von 75 g Glukose oder einer äquivalenten Menge an hydrolysierter Stärke in 250–300 ml Wasser innerhalb von 5 Minuten;
- Kinder 1,75 g/kg KG (maximal 75 g Glukose);

Tab. 2.1 Normwerte und pathologische Nüchternglukosewerte nach Leitlinie der Deutschen Diabetesgesellschaft (12/2005)

Regelhafte Glukosewerte		
Plasma, venös	<100 mg/dl	<5,6 mmol/l
Vollblut kapillär (hämolysiert)	<90 mg/dl	<5,0 mmol/l
Gestörte Nüchternglukose (IFG)		
Plasma, venös	≥100 mg/dl / <126 mg/dl	≥5,6 mmol/l / <7,0 mmol/l
Vollblut kapillär (hämolysiert)	≥90 mg/dl / <110 mg/dl	≥5,0 mmol/l / <6,1 mmol/l
Diagnostische Kriterien für Diabetes mellitus[a]		
Plasma, venös	≥126 mg/dl	≥7,0 mmol/l
Vollblut kapillär (hämolysiert)	≥110 mg/dl	>6,1 mmol/l

[a] Sofern keine ausgeprägte Hyperglykämie mit metabolischer Dekompensation vorliegt, ist die Diagnose durch Messung an einem anderen Tag zu bestätigen

Tab. 2.2 Blutzuckerwerte zur Beurteilung des OGTT

Regelhafte Glukosewerte nach 2 Stunden		
Plasma, venös	<140 mg/dl	<7,8 mmol/l
Vollblut kapillär (hämolysiert)	<140 mg/dl	<7,8 mmol/l
Gestörte Glukosetoleranz (IGT) nach 2 Stunden		
Plasma, venös	≥140 mg/dl/<200 mg/dl	≥7,8 mmol/l/<11,1 mmol/l
Vollblut, kapillär (hämolysiert)	≥140 mg/dl/<200 mg/dl	≥7,8 mmol/l/<11,1 mmol/l
Diagnostische Kriterien für Diabetes mellitus		
Plasma, venös	≥200 mg/dl	≥11,1 mmol/l
Vollblut kapillär (hämolysiert)	≥200 mg/dl	>11,1 mmol/l

— Blutentnahme zu den Zeitpunkten 0 und 120 Minuten; zur Diagnostik des Gestationsdiabetes auch Blutentnahme nach 60 min;
— sachgerechte Probenaufbewahrung und -verarbeitung.

Auf die Einnahme kontrainsulinärer Medikamente (Prednisolon, L-Thyroxin, Betamimetika, Progesteron u.a.) sollte am Morgen vor dem Test verzichtet werden. Der OGTT ist kontraindiziert bei interkurrenten Erkrankungen, bei Z. n. Magen-Darm-Resektion oder gastrointestinalen Erkrankungen mit veränderter Resorption, oder wenn bereits eine erhöhte Nüchternglukose (Plasmaglu-

kose ≥126 mg/dl) oder zu einer beliebigen Tageszeit eine Blutglukose von ≥200 mg/dl (≥11 mmol/l) gemessen und damit ein Diabetes mellitus bereits belegt wurde. Es gelten die in ☐ Tab. 2.2 genannten Werte zur Beurteilung des OGTT. Der OGTT kann falsch-negativ sein, also unauffällig trotz bestehendem D. m. bei allen Arten von Resorptionsstörungen, bei Reduktionsdiät sowie körperlicher Arbeit vor dem OGTT.

1–5% der Menschen mit einer pathologischen Glukosetoleranz entwickeln pro Jahr einen D. m. Typ 2. Dieses Risiko liegt um den Faktor 20 über der Normalbevölkerung. Die Ursache einer pathologischen Glukosetoleranz wird abgeklärt bezüglich eines D. m. Typ 2 (▶ Kap. 8 und ▶ Kap. 9), eines D. m. Typ 1 oder sekundärer Hyperglykämien.

Mit der erfolgreichen Behandlung sekundär bedingter Hyperglykämien oder eines metabolischen Syndroms klingt die damit verbundene Insulinresistenz ab, und die gestörte Glukosetoleranz kann sich wieder normalisieren. Es bleibt jedoch die Neigung zu erneuten Entgleisungen, weswegen im weiteren Verlauf jährliche Überprüfungen erfolgen sollten. Neuere Untersuchungen zeigen jedoch auch, dass eine Blutzuckererhöhung im Rahmen von Stress (z.B. Myokardinfarkt, Infektionen), Schwangerschaft, Traumata und Postaggressionsstoffwechsel erhebliche prognostische Bedeutung bezüglich eines anhaltend gestörten Glukosestoffwechsels aufweist. Der OGTT ist also eine sinnvolle diagnostische Maßnahme, ebenso wie die OGTT-Verlaufskontrolle.

2.3 Blutzucker im venösen und kapillären Blut

In der klinischen Praxis spielen die Differenzen aus venösem Plasma oder kapillärem Vollblut (~11%) bei der BZ-Kontrolle zur Therapieüberprüfung keine entscheidende Rolle, zumal die Abweichung durch Messfehler ebenfalls bei 10–20% liegt. Zur Therapieprüfung stehen eine Vielzahl handelsüblicher Blutzuckermessgeräte zur Verfügung. Die Werte im Serum sind höher als im Vollblut, da die intrazelluläre Glukosekonzentration geringer ist. Kapilläres Vollblut spielt heute bei der Diagnostik keine Rolle mehr.

Für die Diagnostik des Diabetes mellitus wird der Blutzucker im venösen Plasma mit qualitätskontrollierten Laborverfahren bestimmt. Dabei ist zu beachten, dass die Blutglukosemessung umgehend erfolgen sollte. Bei der Versendung von Blutproben an ein auswärtiges Labor kommt es in Abhängigkeit von der Zeitverzögerung durch Glykolyse und Gerinnung zur Messung falsch-niedriger Werte. In einem solchen Fall müssen Glykolysehemmer (Citrat/Citratpuffer und NaF) sowie Gerinnungshemmer (EDTA oder Heparin) hinzugegeben werden.

Bei der Bestimmung der Blutglukose sollten folgende Bedingungen in der präanalytischen Phase beachtet werden:

> ❯ Kapillarblut: sofort hämolysieren/enteiweißen
> Venöses Vollblut: Natrium-Fluorid-Röhrchen
> Serum: sofort nach Gerinnung abseren

Für die Blutzuckermessung aus diagnostischen Gründen dürfen nur qualitätskontrollierte Messverfahren eingesetzt werden.

Die zur Blutzuckerselbstkontrolle eingesetzten BZ-Messgeräte sind für die Diagnostik eines Diabetes mellitus weder geeignet noch dürfen diese Gerätschaften gemäß der gesetzlichen Vorgaben dazu eingesetzt werden. Sie dienen ausschließlich der Verlaufskontrolle des Diabetes-Patienten im Rahmen seiner BZ-Selbstmessungen.

2.4 Messungen der Sekretionskapazität

Die Insulin produzierenden β-Zellen des Inselzellapparates produzieren aus dem Vorläufermolekül Prä-Proinsulin durch eine spezifische enzymatische Proteolyse unterschiedliche Produkte, die heute spezifisch erfasst werden können.

Hierzu gehören:
- Proinsulin,
- Insulin und
- das C-Peptid.

> ❯ Heute werden mit modernen Testsystemen in der Regel nur noch die spezifischen Produkte erfasst, d. h. nicht mehr immunreaktives Insulin (IRI; Insulin und Proinsulin), sondern nur noch spezifisch das intakte Insulinmolekül oder das Proinsulin. Dies gilt auch für das C-Peptid. Im Zweifelsfall sollte vom jeweiligen Labor eine Information zu den Kreuzreaktivitäten angefordert werden

Die quantitative Bestimmung dieser Moleküle zwecks Ermittlung der Sekretionskapazität des Inselzellapparates ist jedoch sehr eingeschränkt. Es stehen nur wenige gut standardisierte Stimulationsteste mit nur zum Teil guter Reproduzierbarkeit zur Verfügung. Hierzu zählen die folgenden Tests:

- **Intravenöse Glukosebelastung (IVGTT)**, die bestimmten klinisch-experimentellen Fragestellungen vorbehalten ist (Erfassen der Sekretionskapazität beim Prä-Typ-1-Diabetes);
- **Glukagonstimulationstest** (1 mg Glukagon als i.v.-Bolus; Abnahmezeiten für die Bestimmung von C-Peptid 0 und 6 min);
- **orale Glukosebelastung (OGTT)**, ggf. über 5–6 h durchgeführt, um ein umfassendes Sekretionsprofil erfassen zu können. Dieser Test hat seine Bedeutung bei der wissenschaftlichen Betrachtung größerer Patienten-/Probandenkollektive. Als wichtigste Information kann bei einem Anstieg des Insulinspiegels über 100 mU/l von einer Hyperinsulinämie gesprochen bzw. bei Fehlen der ersten Phase der Insulinsekretion auf den Glukosereiz eine für den Typ-2-Diabetes charakteristische gestörte Sekretionsdynamik erkannt werden. Gleichwohl bestimmen im Alltag alleinig die Nüchternglukose oder aber der Blutzuckerwert nach 2 h in der OGTT die Kategorisierung der Stoffwechselstörung.

Eine maximale Stimulation der Betazelle führt zur vermehrten Proinsulinausschüttung, sodass ein im Verhältnis zum Insulin erhöhter Proinsulinanteil Hinweis auf eine β-Zell-Versagen beim Diabetes mellitus Typ 2 ist.

Eine Sonderstellung zur Beurteilung der Sekretionskapazität nimmt die Bestimmung des C-Peptids ein. Während Insulin nach seiner Freisetzung in den Portalkreislauf in unterschiedlichem Maße bereits in der Leber sequestriert wird, wird das C-Peptid nicht in der Leber extrahiert und liefert damit im Nüchternzustand und insbesondere nach einer Stoffwechselbelastung eine bessere Information zur Sekretionsleistung der β-Zellen. Nur bei einer kompensierten Retention oder bei Niereninsuffizienz kommt es durch eine reduzierte oder fehlende C-Peptid-Ausscheidung zu falschhohen Werten.

Man kann am C-Peptid-Spiegel erkennen, ob noch eine Eigensekretion vorliegt. Diese Frage-

stellung kann in der sog. Honeymoon-Periode beim Typ-1-Diabetes oder beim Sekundärversagen unter oralen Antidiabetika wichtig sein (▶ Kap. 6 und ▶ Kap. 8). Zur Differenzialdiagnose kann die C-Peptid-Bestimmung bei folgenden klinischen Krankheitsbildern herangezogen werden:

- Jüngere Typ-2-Diabetiker
- LADA-Diabetes (autoimmun verursachter Insulinmangeldiabetes der verzögert auftritt – bevorzugt in der 3.–4. Lebensdekade)
- Insulinom (häufigste hormonaktive Tumor der β-Zellen der Bauchspeicheldrüse der aufgrund seiner Insulinproduktion häufig zu Hypoglykämien führt)

In Einzelfällen kann die C-Peptid-Bestimmung auch zum differenzierten Einsatz von Medikamenten wie DPP4-Hemmer und GLP-Analoga notwendig sein, die eine sekretorische Restkapazität erforderlich machen.

Es gibt keine Normwerte für den C-Peptid-Anstieg nach einer Mahlzeit. Als grobe Angabe kann man sagen, dass für eine ausreichende Insulinsekretion ein Nü-C-Peptid von 1,0–2,0 ng/ml und ein postprandiales C-Peptid von 1,5–3,0 ng/ml spricht. Nach einem Standardfrühstück mit 50 g Kohlenhydraten erwartet man beim Gesunden nach 2 h einen Anstieg um 0,5–1,0 ng/ml oder ≥1,5 ng/ml mit dem Glukagonstimulationstest (s. o.). Bei Patienten mit einem metabolischen Syndrom kann man C-Peptid-Werte von über 4 bis zu 20 ng/ml messen. Die Bestimmung der Sekretionskapazität ist mitunter hilfreich. Sie gehört aber nicht zur Routinediagnostik, sondern ist speziellen wissenschaftlichen und klinischen Fragestellungen vorbehalten, u. a. bei der Diagnostik von Sekretionskapazität, Hypoglykämien oder Insulinomen (▶ Kap. 9).

2.5 HbA$_{1c}$

Das glykierte Hämoglobin in den Erythrozyten stellt heute das wichtigste Maß für die Qualitätsbeurteilung der Blutzuckereinstellung der letzten zwei Monate dar (Erythrozytenlebensdauer 110–120 Tage). Für ein Monitoring der

Glukosestoffwechsellage und Güte der Therapieeinstellung ist eine vierteljährliche Bestimmung des HbA_{1c}-Wertes sinnvoll.

Das HbA_{1c} entsteht durch die nichtenzymatische Bindung von Glukose an das N-terminale Valin der β-Kette des Hämoglobinmoleküls. Die Anlagerung der Glukose an das Hämoglobinmolekül (Glykierung) ist irreversibel. Seit vielen Jahren steht eine Referenzmethode zur HbA_{1c}-Bestimmung zur Verfügung, und es erfolgen regelmäßig Ringversuche im Rahmen der Qualitätssicherung laboratoriumsmedizinischer Untersuchungen (Referenzmethode der International Federation of Clinical Chemistry and Laboratory Medicine [IFCC]).

Zur HbA_{1c}-Bestimmung werden unterschiedliche Methoden eingesetzt, wobei insbesondere immunologische Testverfahren zur Anwendung kommen. Daher können Referenzbereiche je nach Bestimmungsmethode von Labor zu Labor variieren und müssen bei der Beurteilung der HbA_{1c}-Werte Berücksichtigung finden. Aus einer gewissen Tradition heraus werden die Ergebnisse der HbA_{1c}-Messung in Prozent angegeben (wir folgen in diesem Buch ebenfalls den traditionellen Angaben). Dazu werden die HbA_{1c}-Ergebnisse auf das in dem Diabetes Control and Complications Trial (DCCT) eingesetzte chromatographische Verfahren gemäß dem NGSP-Protokoll (National Glycohemoglobin Standardization Program) bezogen.

> ❯❯ **Merke**
> **Normwerte für das HbA_{1c} nach NGSP: 4–6%**
> **des Gesamt-Hämoglobins (nach Loteo:**
> **≥6,5% = Diabetes)**
> **Normwerte für das HbA_{1c} nach IFCC: 28–**
> **38 mmol/mol (nach Loteo: ≥48 = Diabetes)**

Zur Interpretation des HbA_{1c}-Wertes muss angeführt werden, dass der Referenzbereich für Nicht-Diabetiker zwischen 4 und 6% je nach Laborrange liegt. Eine Ausschlussdiagnose eines DM durch einen normalen HbA_{1c} ist nicht zulässig, da auch bei normalem HbA_{1c} ein DM existent sein kann!

Fehlerquellen bei der HbA_{1c}-Messung können durch eine pathologisch veränderte Lebensdauer der Erythrozyten entstehen. Eine hämolytische Anämie mit verkürzter Erythrozytenlebensdauer führt zu falsch-niedrigen HbA_{1c}-Bestimmungen, verlängerte Lebensdauer zu falsch-hohen HbA_{1c}-Werten. Auch Hämoglobinopathien (HbF, HbS

u.a.) und eine fortgeschrittene Niereninsuffizienz können zu falsch-hohen Messungen führen.

Verschiedene Krankheitsbilder führen zu falsch-hohen oder falsch-niedrigen HbA_{1c}-Werten:
- Falsch-hoch wird der HbA_{1c}-Wert bei Eisenmangelanämie gemessen, da in diesem Fall der Abbau der Erythrozyten verlangsamt ist.
- Falsch-niedrige Werte können bei hämolytischer Anämie durch Zerstörung der Erythrozyten bei Erbkrankheiten (z.B. Thalassämie), Infektionen, chronischer Niereninsuffizienz und erhöhter Neusynthese von Erythrozyten darstellbar sein Der HbA_{1c} ist auch verändert nach Bluttransfusionen oder einem stärkeren Blutverlust infolge eines Traumas. Hemmung der Glykierung durch Vitamin C und Vitamin E.
- Schwangerschaft und Lebererkrankungen beeinflussen ebenfalls den HbA_{1c}-Wert.

Folgende Nährungsformeln zur Umrechnung werden angeben:

HbA_{1c} (IFCC) in mmol/mol Hb
= (HbA_{1c} [NGSP] in % − 2,15)/0,0915

HbA1c (NGSP) in %
= (HbA1c [IFCC] mmol/mol Hb × 0,0915)
+ 2,15

Annäherungsformel um den HbA_{1c} in Blutzucker mg/dl auszurechnen:

HbA_{1c} × 30 − 60
= durchschnittlicher BZ der letzten
2−3 Monate

Der Zielwert für eine gute Blutzuckereinstellung ist ein HbA_{1c} +1% des oberen Normwertes, in unserem Beispiel wären dies 6% + 1% = 7%. Große klinische Untersuchungen wie die DCCT (**D**iabetes **C**ontrol and **C**omplications **T**rial) für Typ-1-Diabetiker und die UKPDS (**U**nited **K**ingdom **P**rospective **D**iabetes **S**tudy) für Typ-2-Diabetiker konnten zeigen, dass ein HbA_{1c}-Niveau um 7,1–7,3% mit einer signifikanten Reduktion diabetischer Folgeerkrankungen assoziiert ist.

Fachgesellschaften kategorisieren die Einstellungsgüte in Abhängigkeit vom HbA_{1c}-Niveau wie folgt: Ein HbA_{1c} von 6,5% oder niedriger wird als ideale Einstellung angesehen. Bei Typ-1-Diabetespatienten nur niedriger, wenn dies nicht durch häufigere Hypoglykämien erkauft wird.

Die Beurteilung der Stoffwechselgüte darf aber nicht nur durch die HbA_{1c}-Bestimmung allein erfolgen, sondern bedarf immer der Beurteilung der Blutzuckerprofile. Beispielsweise kann eine instabile Glukosestoffwechsellage mit starken Blutzuckerschwankungen verbunden sein, mit ausgeprägten Hyperglykämien und einer Adaptation an sehr niedrige Werte. Dies kann einen relativ guten HbA_{1c}-Wert vortäuschen.

2.6   Fructosamin

Diese Bestimmung erfasst verschiedene glykierte Serumproteine, v. a. das Albumin mit einer Halbwertzeit von 14 Tagen. Damit sagt der Fructosaminspiegel etwas über die Qualität der Einstellung während der letzten 10–14 Tage aus.

Im Gegensatz zur HbA_{1c}-Bestimmung zeigen sich große interindividuelle Variationen, sodass ein Normwertbereich nicht gut definiert werden kann, und zusätzlich gibt es keine Informationen aus klinischen Prüfungen, welches Fructosaminniveau mit einer reduzierten Wahrscheinlichkeit für diabetische Folgeerkrankungen assoziiert ist.

Das Fructosamin spielt daher in der klinischen Praxis nur eine sehr untergeordnete Rolle und gehört nicht zur Routinediagnostik. Es ist lediglich dann sinnvoll, wenn eine HbA_{1c}-Bestimmung nicht verwertbar oder nicht zulässig ist.

❯ **Der Normwert für Fructosamin ist 200–285 µmol/l.**

2.7   Mikroalbuminurie

Die Bestimmung der Albuminausscheidung ist der wichtigste Parameter, um frühe Stadien einer diabetischen Nephropathie zu klassifizieren, und somit ein entscheidender Screeningparameter in der Verlaufskontrolle. Bei Patienten mit einem Typ-2-Diabetes sollte das jährliche Screening mit Diagnosestellung begonnen werden, bei Typ-1-Patienten spätestens fünf Jahre nach Diagnosestellung, für Kinder ist mit Einsetzen der Pubertät (>11. Lebensjahr) die Testung zu fordern.

> **Normwerte der Albuminunausscheidung**
> Norm bei 24 h Urinsammlung: <30 mg/Tag
> Im Morgenurin: <20 mg/l
> Bezug auf Urin-Kreatinin:
> — Frauen: <30 mg/g U-Kreatinin
> — Männer: <20 mg/g U-Kreatinin
>
> Konzentrationsmessung bei Kindern, bezogen auf 1,73 m² Körperoberfläche: <20 mg/l

> **Definition der Mikroalbuminurie**
> Bei 24-h-Urinsammlung: 30–300 mg/Tag
> Im Morgenurin: 20–200 mg/l
> Bezug auf Urin-Kreatinin
> — Frauen: 30–300 mg/g U-Kreatinin
> — Männer: 20–200 mg/g U-Kreatinin
>
> Konzentrationsmessung bei Kindern, bezogen auf 1,73 m² Körperoberfläche: 20–200 mg/l

Zur Diagnosestellung einer diabetischen Nephropathie wird der Nachweis von mindestens 2 Albuminausscheidungsraten im ersten Morgenurin im Mikroalbuminbereich gefordert, die im Abstand von 2–4 Wochen gemessen werden (= persistierende Mikroalbuminurie). Idealerweise sollte bei der Messung aus dem Spontanurin der erste Morgenurin verwendet werden. Hierzu können geeignete Schnelltests in Form von Teststreifen (Micraltest II®, Micralbu-Stix®) verwendet werden. Sollte nur eine der beiden Messungen negativ ausfallen, so ist eine dritte Messung mit einer laborchemischen Methode erforderlich. Für Albuminkonzentrationen unter 200 mg/dl sind laut Empfehlungen der DDG der Mikraltest 2 und der Mikroalbu-Stix geeignet. Zur zweiten Kontrolle bei erhöhten Werten sollte eine laborchemische Methode zur Graduierung der Albuminkonzentration benutzt werden.

❯ **Der Test auf Mikroalbuminurie kann aus dem Spontanurin erfolgen oder aus einem 24-h-Urin (CAVE: 24-h-Urin ist häufig** störanfällig, da z. B. keine vollständigen Sammelperioden eingehalten werden!). Die Bestimmung mit Schnelltests ist möglich.

Mit der Mikroalbuminurie droht eine Nephropathie irreversibel zu werden. Im nachfolgenden Stadium der Makroalbuminurie kann die Progression der Nephropathie nur noch verlangsamt werden. Deshalb läuten mit dem Nachweis von Mikroalbumin im Urin sozusagen die Alarmglocken, und man denkt reflexartig an eine bessere BZ-Einstellung, eine Blutdruckeinstellung, u. a. unter Verwendung von ACE-Hemmern oder AT_1-Blocker, sowie an eine Optimierung der Blutfette (▸ Kap. 19).

Neben der jährlichen Untersuchung auf Mikroalbumine ist es notwendig, die GFR (s.u.) zu bestimmen, da auch Patienten ohne Albuminurie bereits im Rahmen einer ischämischen Nephropathie eine eingeschränkte Nierenfunktion zeigen.

»Falsch-positiv« bzw. aus anderen Gründen positiv ist der Test unter folgenden Konstellationen: Harnwegsinfekte, andere Infekte, Fieber, Hypertonie, körperliche Anstrengung, Herzinsuffizienz, entgleister BZ, Nierenerkrankungen (Ischämie, Nephritiden etc.), vaginaler Ausfluss oder eine Periodenblutung innerhalb der letzten drei Tage. Diese Ursachen einer Proteinurie sollten deshalb differenzialdiagnostisch abgeklärt werden.

Ein jährliches Screening auf Mikroalbuminurie ist auch hinsichtlich der Risikostratifizierung kardiovaskulärer Ereignisse sinnvoll, da sie als Prädiktor koronarvaskulärer Komplikationen eine Rolle spielt. Weisen Diabetiker eine Albuminausscheidung auf, so ist das Risiko, an einer Herz-Kreislauf-Erkrankung zu versterben, gegenüber D.m. ohne Albuminausscheidung um 2,4-fach erhöht. Ein Nachweis von Mikroalbuminen erhöht auch ohne bestehenden D.m. das Morbiditäts- und Mortalitätsrisiko von Hypertonikern sowie das Risiko, an einer venösen Thrombose oder Demenz zu erkranken.

2.8   Nierenfunktionsprüfung

Bei einer Nierenfunktionsstörung kommt es zur Reduktion der renalen Exkretion von Arzneimitteln sowie der jeweiligen Metaboliten. Dabei sind zwei Faktoren wichtig:

- eine verminderte glomeruläre Filtration und
- eine gestörte tubuläre Sekretion.

Entscheidend ist daher bei länger bestehendem Diabetes die Verlaufsbeobachtung der Nierenfunktion, denn zahlreiche Medikamente können bei Funktionsstörungen kumulieren; zusätzlich kann durch eine verminderte Glukoneogenese die Empfindlichkeit gegenüber jeder blutzuckersenkenden Medikation erhöht werden. Grundsätzlich sollten ab einer GFR zwischen 30–60 ml/min z. B. Sulfonylharnstoffe nur noch eingesetzt werden, wenn diese zwingend erforderlich sind. In besonderem Maße besteht eine Gefährdung durch Röntgenkontrastmittel, wenn die GRF unter 60 ml/min liegt.

Zur raschen Abschätzung der GFR in der klinischen Praxis bieten sich zwei Verfahren an:

- die vereinfachte MDRD-Formel (MDRD = Modified Diet in Renal Diseases), die auf dem Kreatininwert im Blut basiert, oder
- die Bestimmung von Cystatin C, ebenfalls durch Einsatz einer Schätzformel.

Diese Verfahren basieren auf einer einfachen Bestimmung und vermeiden die im klinischen Alltag häufig fehlerbehaftete 24-stündige Sammelperiode des Urins.

In die **gekürzte MDRD-Formel** – Anwendung bei Nierengesunden nicht empfohlen – gehen das Serum-Kreatinin, das Alter und das Geschlecht ein.

Frauen: GFR (ml/min/1,73m²)
$$= 186 \times (\text{S-Kreatinin})^{-1,154} \times (\text{Alter})^{-0,203} \times 0,742$$

Männer: GFR (ml/min/1,73m²)
$$= 186 \times (\text{S-Kreatinin})^{-1,154} \times (\text{Alter})^{-0,203}$$

Alternativ kann die GFR durch die **CKD-EPT-Formel** berechnet werden. Diese Formel hat einen Vorteil gegenüber der MDRD-Formel im Übergang von normaler zur beginnenden Niereninsuffizienz.

Zur Abschätzung der GFR kann alternativ zum Serum-Kreatinin auch das **Cystatin C** bestimmt werden. Die Serumkonzentration von Cystatin C, einem Cystein-Protease-Inhibitor, welches in allen menschlichen Zellen synthetisiert wird, bindet nicht an Plasmaproteine, wird glomerulär filtriert und nicht tubulär sezerniert oder rückresorbiert, hängt somit ausschließlich von der glomerulären Filtrationsleistung der Niere ab. Bei einer verminderten GFR (<70–80 ml/min) ist es vermehrt im Blut messbar, es steigt deutlicher als das Kreatinin an.

Normwerte:
- Männer: 0,50–0,96 mg/l
- Frauen: 0,57–0,96 mg/l

Mittels einer **Schätzformel** wird der GFR errechnet:

$$GFR\ (ml/min) = 74{,}835 : Cystatin\ C\ (mg/l)1{,}333$$

> **Vorteile der Cystatin-C-Bestimmung gegenüber der Kreatininbestimmung**
> - Geringer Einfluss von Muskelmasse (Kinder, Senioren), Geschlecht und Fleischkonsum
> - Größere Sensitivität im »kreatininblinden« Bereich bei einer GFR zwischen 40 und 80 ml/min
> - Keine Störung wie bei der Jaffe-Reaktion, nach der Kreatinin bestimmt wird, durch ASS, Cephalosporine und Bilirubin

Die angeführten Schätzformeln können aus dem Netz heruntergeladen werden, z.B. National Kidney Disease Education Program, Information for health professionals: http://www.nkdep.nih.gov-professionals/gfr_calculattors/gfr_faq.htm.

2.9 Hochsensitives C-reaktives Protein

CRP ist ein sensitiver, sog. unspezifischer Entzündungsparameter, der zur Beurteilung des Schweregrades und eines Therapieerfolgs bei entzündlichen Erkrankungen herangezogen werden kann.

Das hochsensitive C-reaktive Protein hat seine Bedeutung als Risikofaktor für kardiovaskuläre Ereignisse. Je höher das hsCRP, desto höher das Risiko für vaskuläre Ereignisse; es besteht offenbar ein lineare Beziehung zwischen dem CRP-Spiegel und der Wahrscheinlichkeit des Auftretens kardiovaskulärer Ereignisse. Ein erhöhtes hsCRP (> 3 mg/l)

zeigt dabei verlässlich eine bestehende niedrig-aktive, chronisch verlaufende Entzündungsreaktion an, die z. B. durch die einen erhöhten Blutzucker und/oder Dyslipidämie unterhalten wird und zur fortschreitenden Arteriosklerose führt.

Patienten mit Persistenz eines erhöhten hsCRP sollten insbesondere konsequent nach Zielkriterien therapiert werden. Eine Verlaufskontrolle bei erhöhten Werten wird empfohlen, um kurzzeitige CRP-Anstiege auszuschließen.

> **Bewertung des kardiovaskulären Risikos mittels hsCRP**
> - hsCRP-Wert < 1,0 mg/l: geringes Risiko
> - hsCRP zwischen 1,0–3,0 mg/l: mäßiges Risiko
> - hsCRP > 3,0 mg/l: hohes Risiko
>
> CAVE: MODY-Patienten (HNF1α-Mutationen) zeigen falsch-niedrige CRP-Werte.

2.10 NT-proBNP

Natriuretische Peptide und deren N-terminale Prohormone sind spezifische Marker sowohl einer systolischen als auch einer diastolischen kardialen Funktionsstörung, die besonders häufig bei Diabetespatienten nachweisbar ist. Der Parameter ist hilfreich in der Notfalldiagnostik zum Ausschluss der Herzinsuffizienz. Bei einem NT-proBNP-Wert unterhalb des Cut-off von 125 pg/ml kann eine linksventrikuläre Dysfunktion trotz vorliegender Verdachtssymptomatik (wie z. B. einer Dyspnoe) ausgeschlossen werden. Der NT-proBNP-Spiegel steigt mit zunehmendem Schweregrad der Herzinsuffizienz und ist ein guter Parameter im Therapiemonitoring. Zusätzlich besitzt der Parameter additive prognostische Information für eine erhöhte Mortalität, die unabhängig ist von bekannten Risikofaktoren wie Alter, Geschlecht, familiärer KHK-Belastung, KHK-Schweregrad, Hypertonie, Diabetes, Rauchen oder auch Lipidspiegel.

Normwerte:

Frauen/Männer: **NT-proBNP** unter 125 pg/ml zum Ausschluss einer manifesten Herzinsuffizienz

2.11   Weitere Diagnosemethoden

Urinstix auf Ketonkörper Er sollte ab einem BZ von 240 mg/dl (13 mmol/l) und bei Verdacht auf eine ketoazidotische Entgleisung durchgeführt werden. Symptome sind u. a. Müdigkeit, Infekt, Gewichtsverlust, Übelkeit und Erbrechen. Bei Patienten mit Insulinpumpen kann eine Ketoazidose innerhalb von 2–4 h nach Abknicken der Leitung oder Nadeldislokation beginnen. Das kleine subkutane Depot ist rasch »verbraucht«. Es wird eine Ketogenese initiiert, der BZ ist wegen der kurzen Zeit ggf. nur leicht erhöht, möglich ab 200 mg/dl (11,1 mmol/l). Misst man vor einer körperlichen Belastung (z.B. Sport) einen überhöhten BZ (>240 mg/dl [13,0 mmol/l]), so misst man unbedingt Ketonkörper. Ist der Urin auf Ketonkörper positiv, so stellt man die körperliche Belastung zurück, bis das Insulin wirkt und der Stoffwechsel sich wieder normalisiert hat.

Sinnvoll ist der Urinstix auf Ketonkörper auch im Rahmen der Betreuung von vor allem übergewichtigen Gestationsdiabetikerinnen. Hier sollten keinesfalls Ketonkörper nach Nahrungsumstellung mit Kohlenhydratrestriktion nachweisbar sein, da dies unmittelbare fetale Schädigungen nach sich ziehen kann.

Weitere Informationen zur Diagnostik sind in anderen Kapiteln zu finden:
- Ketonkörper, Blutgasanalyse, Laktat und Elektrolyte: ▶ Kap.12 (Ketoazidose) und ▶ Kap. 13
- Laktat: ▶ Kap. 15 (Laktatazidose)
- Blutfette: ▶ Kap. 19 (Fettstoffwechselstörungen)
- Autoimmunantikörper und HLA-Bestimmung zur Diagnostik des D. m. Typ 1: ▶ Kap. 4

Welche Laborwerte sollten bei Verdacht auf neu manifestiertem Typ-1-Diabetes bestimmt werden?
- BZ, HbA$_{1c}$,
- BB, TSH, GGT, GOT, GPT, Amylase, Lipase, Kreatinin mit GFR,
- Cholesterin, HDL, LDL, Triglyceride,
- C-Peptid, ICA, GAD-AK ZnT8-AK (IA-2-AK, IA-AK nur bei Patienten vor dem 10. Lebensjahr),
- Urinstatus.

Welche Laborwerte sollten bei Verdacht auf neu manifestiertem Typ-2-Diabetes bestimmt werden?
- BZ, HbA$_{1c}$, GAD-AK
- BB, TSH, GGT, GOT, GPT, Kreatinin mit GFR
- Cholesterin, HDL, LDL, Triglyceride
- Urinstatus, Mikroalbumine im Urin

Welche Laborwerte sollten regelmäßig kontrolliert werden?
- BZ mit Profilmessung: je nach Therapieplan täglich oder wöchentlich
- alle 3 Monate: HbA$_{1c}$
- alle 12 Monate: BB, TSH, GGT, GOT, GPT, Kreatinin mit GFR, Cholesterin, HDL, LDL, Triglyceride, Urinstatus, Mikroalbumine im Urin (bei D.m. Typ 1 etwa 5 Jahre nach Manifestation)

Welche Laborwerte sollten bei unklaren Blutzuckerschwankungen oder deutlichen Blutzuckererhöhungen durchgeführt werden?
- Zum Ausschluss von Infektionen BB, BKS, CRP, Urinstatus
- Zum Ausschluss einer Pankreatitis: Amylase, Lipase, CRP, BB
- Zum Ausschluss einer Herzinsuffizienz: NT-pro BNP
- Zum Ausschluss einer Hyper- oder Hypothyreose: TSH, fT3, fT4
- Zur Abklärung einer NASH-Steatohepatitis: GGT, GOT, GPT
- Cortisol im Serum/Urin: Hypercortisolismus?

2.12   Harnzucker

Bei Blutzuckerkonzentrationen oberhalb der sogenannten Nierenschwelle von 160–180 mg/dl (ca. 9–10 mmol/l) wird Glukose über die Niere ausgeschieden und ist im Urin messbar. Die Uringlukosemessung detektiert Blutglukosekonzentrationen oberhalb der Nierenschwelle seit der letzten Harnblasenentleerung. Sie ist damit zwar ein leicht bestimmbarer und preiswerter Parameter, aber bezüglich der Stoffwechselsituation auch recht ungenau. Zur Steuerung einer Insulintherapie ist der Harnzucker ungeeignet. Daher hat diese Methode im klinischen Alltag stark an Bedeutung verloren. Dies aber vielleicht zu Unrecht. Gerade bei Einstellungen, die eine Diät und Bewegung beinhalten, könnte man hiermit eine Entgleisung erkennen. Analog könnte man diese Methode auch bei frühem Typ-2-Diabetes und bei der Therapie mit Metformin und DPP4-Hemmern einsetzen. Da die Nierenschwelle von Mensch zu Mensch unterschiedlich und bei akuten Erkrankungen oder in der Schwangerschaft verändert ist, ist diese Messmethode verlassen. Die Kosten für die Messstreifen sind ähnlich wie bei der Blutzuckerbestimmung. Eine Glukosurie bei Blutzuckerwerten unter 160–180 mg/dl (9–10 mmol/l) wird als Diabetes renalis bezeichnet. Dies ist eine angeborene oder erworbene Funktionsstörung. Es darf aufgrund einer Glukosurie kein Diabetes mellitus diagnostiziert werden. Bei Menschen, die sich nicht »stixen« wollen, kann die Harnzuckerbestimmung evtl. (s.o.) in Einzelfällen in Erwägung gezogen werden.

Definition, Klassifikation, Inzidenz und Prävalenz des Diabetes mellitus

» Diabetes mellitus ist der Sammelbegriff für heterogene Störungen des Stoffwechsels, deren Leitbefund die chronische Hyperglykämie ist. Ursache ist entweder eine gestörte Insulinsekretion oder eine gestörte Insulinwirkung oder auch beides. (Praxisempfehlungen DDG 2011) «

Der Diabetes mellitus ist die häufigste chronische Stoffwechselstörung des Kindes- und Jugendalters. Insgesamt leiden in Deutschland mindestens 7–8% der Bevölkerung an einem Diabetes mellitus. In allen westlichen Industrienationen nimmt die Zahl der Erkrankten in allen Altersgruppen stetig zu. Die Inzidenz der Erkrankung ist für alle Altersgruppen bei etwa 360/100.000 pro Jahr anzunehmen. In der Gruppe der über 60-Jährigen muss von einer Inzidenz von etwa 1200/100.000 pro Jahr ausgegangen werden.

Dabei zeigen sich aber hinsichtlich Inzidenz und Prävalenz bei den verschiedenen Diabetesformen teilweise deutliche Unterschiede in Abhängigkeit von Alter, Geschlecht, genetischer Prägung und Umweltfaktoren, bei denen auch Lebensgewohnheiten und sozialer Status eine Rolle spielen. Es lassen sich damit auch geographische Unterschiede in Inzidenz und Prävalenz feststellen.

Die Klassifikation des Diabetes mellitus folgt heute einer Einteilung nach einem pathophysiologischen Konzept (▶ Auflistung am Ende des Kapitels). Begriffe wie »jugendlicher Diabetes«, »Alterszucker«, »insulinabhängiger und nicht insulinabhängiger Diabetes mellitus« spielen keine Rolle mehr, sind widersprüchlich und unpräzise.

Die wichtigsten Hauptgruppen sind:

Diabetesformen

Typ-1-Diabetes-mellitus – Autoimmunerkrankung, die zu einer Zerstörung der Insulin produzierenden Zellen mit absoluter Insulinbedürftigkeit führt; Erkrankung kann in jedem Lebensalter auftreten. Es wird die sog. LADA- Form (latent autoimmune diabetes in adults) dem Typ-1-Diabetes zugerechnet.

Typ-2-Diabetes-mellitus – Erkrankung mit Insulinresistenz (z. B. der Leber, Muskelgewebe und Fettgewebe), verbunden mit einem Sekretionsdefizit der β-Zellen, wobei einzelne Patienten in unterschiedlichem Maße diese beiden Veränderungen aufweisen können.

Andere spezifische Diabetestypen – Genetische Defekte der β-Zell-Funktion (hierunter wird z. B. jetzt auch der **MODY-Diabetes mit seinen Unterformen** [MODY 1, 2 ...] eingeordnet), genetische Defekte der Insulinwirkung,

Erkrankungen des exokrinen Pankreas, Endokrinopathien, medikamenten- und toxininduzierter Diabetes, Diabetes als Folge von Infektionserkrankungen, ungewöhnliche immunmediierte Diabetesformen sowie andere genetische Erkrankungen, die mit erhöhter Diabeteswahrscheinlichkeit einhergehen.

Gestationsdiabetes – Erstmalig in der Schwangerschaft aufgetretene und diagnostizierte Störung des Glukosestoffwechsels. Die Definition gilt unabhängig davon, ob der Diabetes auch nach der Schwangerschaft bestehen bleibt. Er schließt die Möglichkeit einer bereits vor der Schwangerschaft bestehenden Zuckerstoffwechselstörung (Glukoseintoleranz) oder eines bisher unentdeckt gebliebenen Diabetes nicht aus.

Klassifikation des Diabetes mellitus nach ADA, WHO und DDG (nach Böhm 2001)

- I   Diabetes mellitus Typ 1 (β-Zell-Störung mit in der Regel absolutem Insulinmangel)
    - A Immunmediiert
    - B Idiopathisch
- II   Diabetes mellitus Typ 2 (Spektrum zwischen dominant Insulinresistenz mit relativem Insulinmangel bis dominant Insulinsekretionsdefizit mit Insulinresistenz)
- III   Andere Diabetestypen
    - A Genetische Defekte der β-Zell-Funktion
        1. Chromosom 12, Hepatozyten
        2. Nuklearfaktor-1α (früher MODY 3)
        3. Chromosom 7, Glukokinase (früher MODY 2)
        4. Chromosom 20, Hepatozyten Nuklearfaktor-4α (früher MODY 1)
        5. Mitochondriale DNA (MIDD, maternally inherited diabetes and deafness)
        6. Andere Formen
    - B. Genetische Defekte der Insulinwirkung
        1. Typ-A-Insulinresistenz
        2. Leprechaunismus
        3. Rabson-Mendenhall-Syndrom
        4. Lipatrophischer Diabetes
        5. Andere Formen
    - C. Erkrankungen des exokrinen Pankreas
        1. Pankreatitis
        2. Trauma/Pankreatektomie
        3. Pankreasneoplasma
        4. Zystische Fibrose
        5. Hämochromatose
        6. Fibrokalzifizierende Pankreaserkrankungen
        7. Andere Pankreaserkrankungen

- D. Endokrinopathien
  1. Akromegalie
  2. Cushing-Syndrom/endogener Hyper-thyreose
  3. Glukagonom
  4. Phäochromozytom
  5. Hyperthyreose
  6. Somatostatinom
  7. Aldosteronom
  8. Andere Endokrinopathien
- E. Medikamenten- und toxininduzierter Diabetes
  1. Vacor (Rattengift)
  2. Pentamidin
  3. Nikotinsäure
  4. Glukokortikoide
  5. Schilddrüsenhormone
  6. Diazoxid
  7. β-adrenerge Agonisten
  8. Thiazide
  9. Phenytoin (Dilantin)
  10. α-Interferon
  11. Andere Substanzen
- F. Infektionen
  1. Rötelnembryopathie
  2. Zytomegalievirus-Infektion
  3. Andere Infektionen
- G. Ungewöhnliche immunmediierte Diabe-tesformen
  1. »Stiff-man-Syndrom«
  2. Anti-Insulinrezeptor-Antikörper
  3. Andere
- H. Andere genetische Erkrankungen und Syndrome mit Assoziationen zum Diabetes
  1. Down-Syndrom (Trisomie 21)
  2. Klinefelter-Syndrom
  3. Turner-Syndrom
  4. Wolfram-Syndrom
  5. Friedreich-Ataxie
  6. Chorea Huntington
  7. Laurence-Moon-Biedl-Bardet-Syndrom
  8. Myotone Dystrophie
  9. Porphyrien
  10. Prader-Labhart-Willi-Fanconi-Syndrom
  11. Andere
- IV. Gestationsdiabetes (GDM)

Pathogenese des Typ-1-Diabetes mellitus

Dem Diabetes mellitus Typ 1 liegt pathogenetisch eine progrediente Zerstörung der insulinproduzierenden β-Zellen zugrunde. Diese β-Zellen liegen in den Langerhans-Inseln im Pankreas. Folge ist ein Insulinmangelsyndrom. Man unterscheidet derzeit die Subtypen 1a und 1b.

4.1   Diabetes mellitus Typ 1a

Der Subtyp 1a ist Folge einer chronisch verlaufenden immunmediierten Erkrankung und wird heute als Autoimmunerkrankung verstanden, bei der es zu einer chronischen Entzündungsreaktion zur unwiederbringlichen Zerstörung der Insulin produzierenden β-Zellen im Pankreas kommt. Dabei führt jedoch nicht jede chronisch auftretende Insulitis zwingend zur Manifestation des Diabetes mellitus. Erst nach Verlust von 80–90% der β-Zell-Masse im Rahmen einer »malignen« Insulitis mit zellulärer Immunreaktion kommt es zum klinisch relevanten Insulinmangel. In Erforschung befindliche immunmodulierende Therapieansätze versuchen u.a. die Überführung der malignen Insulitis in eine eher benigne Verlaufsform. Ziel ist das Verzögern oder gar Ausbleiben der Diabetesmanifestation mit Erhalt einer Restfunktion der β-Zellen.

Die Charakteristika dieser Autoimmunerkrankung sind:

- entzündliche Infiltration der Inselzellen (Insulitis),
- Autoantikörper (Inselzellantikörper, ICA, Antikörper gegen weitere Inselzellantigene, GAD, IA-2β, ZnT8, Insulin),
- Häufung in Familien,
- gehäuftes Auftreten weiterer Autoimmunopathien wie Hashimoto-Thyreoiditis, Typ-A-Gastritis, glutensensitive Enteropathie, Vitiligo, Morbus Addison u. a.

Nach heutiger Vorstellung entwickelt sich die Erkrankung über eine recht lange Zeit. Bereits in der sog. prädiabetischen Phase (Prä-Typ-1-Diabetes), in der der Blutzucker noch regelhaft ist, lassen sich Immunphänomene (z. B. Antikörper gegen Inselzellantigene) nachweisen, die einen Hinweis auf den ablaufenden Autoimmunprozess geben können (◘ Abb. 4.1). Über die möglichen Triggerereignisse, die den Autoimmunprozess starten und den chronischen β-Zell-Verlust weiter vorantreiben können, kann zurzeit nur spekuliert werden. Mögliche Kandidaten sind Virusinfektionen (Coxsackie, Masern, Mumps, Röteln), Immunstimulatoren und -mediatoren (z. B. Interferon-α-Therapie in der Hepatitis-Behandlung) und Ernährungsfaktoren (z. B. Kuhmilch, Vitamin-D-Mangel). Zusätzlich besteht ein Zusammenhang mit einer kurzen Stilldauer (<3 Monate), einem hohen sozialen Status und guten hygienischen Verhältnissen. Impfungen scheinen nach neueren Studien als Trigger auszuscheiden.

Genetische Disposition Zwillingsforschungen und epidemiologische Studien sprechen für eine genetische Veranlagung mit schwacher Penetranz. Offenbar führen sich ändernde Umweltbedingungen bei entsprechend prädisponierten Personen immer häufiger zum Ausbruch der Erkrankung. Dieses Phänomen würde die weltweit stetig steigende Inzidenz der Erkrankung erklären. Der wichtigste genetische Marker des Typ-1-Diabetes sind die Humanen-Lymphocyten-Antigene (HLA-Merkmale), die auf dem Chromosom 6 kodieren und als sog. Immunantwortgene die Abwehrfunktion entscheidend prägen.

Die sog. Risikomerkmale HLA-DR3-DQ2 und HLA-DR4-DQ8 vermitteln das höchste Risiko für das Auftreten der Erkrankung und finden sich bei bis zu 90% der Typ-1-Diabetespatienten. Mit der Kombination, z. B. DR3 plus DR4, steigt das Risiko um das 200-Fache im Vergleich zum Risiko in der Normalbevölkerung. Kombinationen (Heterozygotie für DR3 und DR4) finden sich bei weniger als 2% der Gesunden. CAVE: Das sind aber – absolut betrachtet – immer noch 20-mal mehr als Typ-1-Diabetiker mit dieser Konstellation. Eine HLA-Bestimmung, um das Risiko für einen Typ-1-Diabetes erfassen zu können, ist nur sinnvoll bei positiver Familienanamnese bezüglich D. m. Typ 1 und positivem Antikörperstatus. Es gelten die Regeln wie für jeden anderen »Gentest« (z. B. Regeln der Bundesärztekammer).

Protektion: Praktisch nie tritt ein Typ-1-Diabetes bei einem Haplotyp HLA-DR2-DQ6 auf.

Weitere Genregionen, die für das Auftreten eines Typ-1-Diabetes prädisponieren, sind im

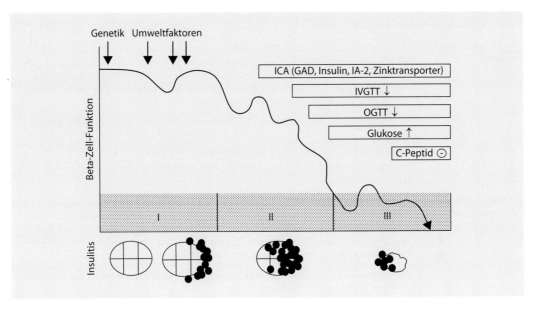

Abb. 4.1 Natürlicher Verlauf des Typ-1-Diabetes. ICA = Inselzellantikörper, GAD = Glutamat-Decarboxylase, IA-2 = Inselzel-lantigen-Thyrosinphosphatase, GTT = Glukosetoleranztest

Insulingenlokus und chromosomalen Regionen beschrieben worden, die weitere Immunfunktionen steuern.

Es findet sich bei bis zu 10% der Diabeteskinder auch ein Elternteil mit Typ-1-Diabetes. Von diesen Kindern hat nur in 5% der Fälle eines der Großeltern einen Diabetes. Auch andere Untersuchungen zeigen, dass die genetische Komponente nur bedingt eine Rolle spielt. Das Spektrum der Vererbungswahrscheinlichkeiten beginnt demnach bei einem mehrfach erhöhten Risiko von 3%, falls ein Elternteil am Typ-1-Diabetes erkrankt ist. Sind beide Eltern betroffen, liegt das Risiko pro Kind bei 10–20%. Erkrankt ein Geschwisterkind an D. m. Typ 1, so liegt das Risiko für das andere bei 3–7%, sind es Zwillingsgeschwister, dann steigt das Erkrankungsrisiko für das andere auf 20–30%. Bei eineiigen Zwillingen sind in 30–50% der Fälle beide betroffen (◘ Tab. 4.1).

Die Früherkennung des Autoimmunprozesses ist heute möglich. Ein positiver Antikörperstatus gibt dabei den entscheidenden Hinweis für eine ablaufende Insulitis (◘ Tab. 4.2).

Das Risiko für einen Typ-1-Diabetes wird zum einen durch die Titerhöhe der ICA bestimmt. Je höher also der Titer, desto höher die Wahrschein-

◘ Tab. 4.1 Empirisches (lebenslanges) Typ-1-Diabetes-Risiko. (Mod. nach Spinas 2001)

Gruppe (Population)	Risiko [%]
Familienangehörige	
Monozygote Zwillinge	30–60
Geschwister: durchschnittliches Risiko	6–10
– HLA-identisch	10–15
– HLA-haploidentisch	2–9
– HLA-nichtidentisch	0–1
Allgemeinbevölkerung	
Allgemeines Risiko	0,2–0,4
DR3-/4-positiv	2–4
Suszeptible DR-/DQ-Allele	6–8

lichkeit für das Auftreten eines Typ-1-Diabetes. Zusätzlich erhöht sich das Diabetesrisiko, wenn neben der ICA-Positivität weitere spezifische Inselzellantigene erkannt werden. Dies bedeutet: Je mehr Inselzellantigene durch Antikörper erkannt werden, desto höher ist das Diabetesrisiko (◘ Tab. 4.3 und ◘ Tab. 4.4).

4

☐ **Tab. 4.2** Autoantikörper als Marker der Insulitis	
Inselzellantikörper (ICA)	Globaltest, der als Immunfluoreszenztest an humanem Pankreasgewebe durchgeführt wird. ICA erfassen eine große Gruppe von gegen das Inselzellgewebe gerichteten Antikörpern; hilfreich zur Klärung eines Diabetes (Typ-1-Diabetes ja/nein), Risikoabschätzung bei erstgradig Verwandten eines Typ 1-Diabetikespatienten, ätiopathogenetische Zuordnung eines »Gestationsdiabetes« als Frühform eines Typ-1-Diabetes.
	Testergebnis wird in Juvenile Diabetes Foundation-Units (JDF-U) angegeben. Normalbefund: <2 JDF-U
	ICA initial bei 70–90% der Menschen mit Typ1 DM nachweisbar
	Prädiktiv: bei hochtitrigem ICA liegt das Risiko über 90% innerhalb von 10 Jahren einen D.m. Typ 1 zu entwickeln
Glutamatdecarboxylase-Antikörper (GAD-Ak)	Quantitative Antikörperbestimmung gegen das Inselzellantigen Glutamatdecarboxylase (GAD_{65}). Hilfreich zur Klärung eines Diabetes (Typ-1-Diabetes ja/nein), Risikoabschätzung bei erstgradig Verwandten eines Typ-1-Diabetespatienten, ätiopathogenetische Zuordnung eines »Gestationsdiabetes« als Frühform eines Typ-1-Diabetes; häufig stark positiv bei Patienten mit einem spätmanifesten Typ-1-Diabetes (sog. »LADA-Diabetes«)
	Testergebnis wird in arbiträren Einheiten angegeben, sodass jeweils der Normbereich des eingesetzten Testbestecks zu beachten ist.
	GAD-AK initial bei 50–70% % der Menschen mit D.m. Typ 1 nachweisbar
Tyrosin-Phosphatase-2-Antikörper (IA-2-Ak)	Quantitative Antikörperbestimmung gegen das Inselzellantigen Tyrosin-Phosphatase 2. Hilfreich bei der Klärung eines Diabetes (Typ-1-Diabetes ja/nein), Risikoabschätzung bei erstgradig Verwandten eines Typ-1-Diabetespatienten, ätiopathogenetische Zuordnung eines »Gestationsdiabetes« als Frühform eines Typ-1-Diabetes
	Testergebnis wird in arbiträren Einheiten angegeben, sodass jeweils der Normbereich des eingesetzten Testbestecks zu beachten ist.
	IA-2-AK initial bei 70–80% der Menschen mit D.m. Typ1 nachweisbar
Insulinautoantikörper (IA-Ak)	Quantitative Antikörperbestimmung gegen das spezifische Inselzellantigen Insulin. Hilfreich bei der Klärung eines Diabetes (Typ-1-Diabetes ja/nein), Risikoabschätzung bei erstgradig Verwandten eines Typ-1-Diabetespatienten, ätiopathogenetische Zuordnung eines »Gestationsdiabetes« als Frühform eines Typ-1-Diabetes. Möglicherweise ist der prädiktive Wert der IA-Ak im Kindesalter höher im Vergleich zum Jugend- und Erwachsenenalter
	Die Menge an gebundenem Insulin wird quantitativ angegeben. Der Normbereiche des jeweils eingesetzten Testbestecks ist zu beachten. Die Bestimmung von Insulinantikörpern im Rahmen einer Insulintherapie hat bei Verwendung gering immunogener Human-Insulinpräparationen heute keine klinische Bedeutung mehr.
	IA-AK sind bei Diabetesbeginn vor dem 5. Lebensjahr in 100% nachweisbar, bei Diabetesbeginn nach dem 12. Lebensjahr nur noch in 10–20%
Zinktransporter-ZnT8-Antikörper	Der Zinktransporter wurde 2008 erstmalig als neues Autoantigen beim Typ-1-Diabetes-mellitus beschrieben. Bis zu 80% der frisch diagnostizierten Typ-1-Diabetiker weisen Autoantikörper gegen den β-Zell-spezifischen Zinktransporter auf. Besonders hohe Autoantikörpertiter finden sich zum Zeitpunkt der Krankheitsmanifestation.

Die Autoantikörperdiagnostik ist keine Routinediagnostik, kann aber bei folgenden Fragestellungen hilfreich sein und ist zum Teil somit als regelmäßiges Labor-Screening in ca. 2-jährigen Abständen anzuraten:

- Diagnosefindung und Zuordnung zum Typ-1-Diabetes bei Diabetesmanifestation >30. Lebensjahr;
- Differenzialdiagnose des Gestationsdiabetes;
- Erkennen eines LADA-Diabetes (d. h. eines »latent autoimmune diabetes of the adult«),

⬛ **Tab. 4.3** Autoantikörper als Marker endokriner Immunphänomene

Schilddrüsenspezifische Peroxidase-Antikörper (TPO-Ak)	Die schilddrüsenspezifische Peroxidase ist ein Hauptbestandteil des mikrosomalen Schilddrüsenantigens und ist ein Schlüsselenzym in der Schilddrüsenhormonsynthese. Risikoabschätzung für Hashimoto-Thyreoiditis, postpartale Thyreoiditis
	Norm: <100 E/ml (Frauen), <60 E/ml (Männer)
Nebennierenrinden-Antikörper (NNR-Ak)	Globaltest, der als Immunfluoreszenztest an humanem oder NNR-Gewebe des Affen durchgeführt wird. Die erkannten Antigene sind Schlüsselenzyme der Steroidbiosynthese (21-Hydroxylase, 17-α-Hydroxylase oder auch »side-chain cleaving enzymes« [SCC]); die antigenspezifischen Nachweiste sind zum Teil in Entwicklung. Spezifische Tests für 21-OH-Ak stehen inzwischen zur Verfügung
	Positives Resultat gibt Hinweis auf weitere organspezifische Autoimmunität, ein Typ-1-Diabetespatient wäre mit dieser weiteren Erkrankung als Träger eines polyglandulären Autoimmunsyndroms (APS Typ II) anzusehen

⬛ **Tab. 4.4** Autoantikörper als Marker weiterer Immunphänomene

Parietalzellantikörper (PCA)	Immunfluoreszenztest an humanem oder Affenmagengewebe bzw. als Testbesteck, das das spezifische Antigen (H^+K^+ Adenosin-Triphosphatase) benutzt. Gibt Hinweis auf Typ-A-Gastritis, ggf. mit Gastrinerhöhung sowie Vitamin-B_{12}-Mangel
	Positives Testresultat gibt Hinweis auf weitere organspezifische Autoimmunität, ein Typ-1-Diabetespatient wäre mit dieser weiteren Erkrankung als Träger eines polyglandulären Autoimmunsyndroms (APS Typ II) anzusehen. Ggf. Substitutionsbedürftigkeit für Vitamin B_{12}
Intrinsic-Factor-Antikörper	Bewertung wie PCA, jedoch deutlich spezifischer, weniger sensitiv
Gewebetransglutaminase-Antikörper (tTG, früher Endomysium-Ak)	Autoantikörper der IgA- und IgG-Klasse, die gegen gewebsspezifische Tansglutaminase gerichtet sind. Positives Resultat gibt Hinweis auf glutensensitive Enteropathie (einheimische Sprue), die gehäuft bei Typ-1-Diabetespatienten ohne eine typische gastro-intestinale Symptomatik zu finden ist

der meist rasch in Sekundärversagen jeder oralen Diabetestherapie einmündet (die LADA-Patienten sind klinisch primär nicht von »typischen« Typ-2-Diabetikern zu differenzieren);
— Entwicklung weiterer Autoimmunopathien, die durch Substitutionstherapie (Schilddrüsenhormon- oder Glukokortikoidgaben) therapiert werden müssen; Screening ist insbesondere bezüglich Schilddrüsenautoimmunität angezeigt;
— Voraussage einer postpartalen Thyreoiditis mit zumeist folgender Notwendigkeit einer Substitutionstherapie mit Schilddrüsenhormonen bei TPO-Ak-Positivität während der Schwangerschaft einer Typ-1-Diabetespatientin;

— Früherkennung von Vitamin-B_{12}-Mangelsyndromen (PCA-Ak-Positivität), Screening ist angezeigt;
— Früherkennung der glutensensitiven Enteropathie (einheimische Sprue) durch Antikörperbestimmung gegen die gewebespezifische Transglutaminase (tTG-Ak-Positvität); dies ist besonders wichtig, da als Hauptsymptom Blutzuckerschwankungen (Hypoglykämieneigung) bei den betroffenen Typ-1-Diabetikern zu finden sind, nicht die klassischerweise zu erwartenden intestinalen Symptome, Screening ist bei Typ 1-Diabetikern angezeigt;
— Voraussage eines sich entwickelnden Typ-1-Diabetes mittels Bestimmung von ICA, GAD-Ak, IA-2-Ak, ZnT8-Ak und IA-Ak. Ist ein erstgradig Verwandter an einem Typ-1-Diabetes

erkrankt, so ist die Wiederholungswahrschein-
lichkeit für ein weiteres erstgradiges Familien-
mitglied mit etwa 5% anzunehmen, d. h. bei
ca. 95% der Familienmitglieder besteht keine
erhöhte Erkrankungswahrscheinlichkeit, obwohl der Typ-1-Diabetes in der Familie zu
finden ist;
— bei Nachweis von Inselzellautoimmunität,
    d. h. bei Bestehen einer prädiabetischen Phase,
    sollte der Kontakt zu Zentren mit klinischer
    Diabetesforschung gesucht werden.

4.1.1 Neue Konzepte zur Immunintervention

Mit dem gewachsenen Verständnis der Immunpa-
thogenese ergibt sich eine Vielzahl von Möglichkeiten, den chronisch fortschreitenden Autoimmunprozess nicht nur frühzeitig zu erkennen, sondern
diesen auch zu stoppen oder zumindest entscheidend zu modulieren.

Dabei werden zur Zeit zwei Ziele verfolgt:
— eine primäre Prävention des Typ-1-Diabetes,
— Erhalt einer Restsekretion nach Manifestation
    des Typ-1-Diabetes.

Aktuelle Informationen zu Immuninterventionsstudien sind zu finden unter http://www.diabetes-
trialnet.org/index.htm.

4.2 Diabetes mellitus Typ 1b

Der Subtyp 1b ist seltener. Er wird auch als idio-
pathischer Typ-1-Diabetes bezeichnet. Es ist eine
nichtimmunogene und vererbbare Form. Auch
hier kommt es zum Untergang der β-Zellen und
zu einem Insulinmangel. Immunogene Ursachen
lassen sich jedoch nicht nachweisen.

Pathogenese und Entwicklung des Diabetes mellitus Typ 2

Die Vererbung hat eine große Bedeutung für den Typ-2-Diabetes. Offenbar bedarf es einer sehr komplexen, heute noch nicht ausreichend verstandenen Interaktion von Umweltfaktoren und »Diabetesgenen«, damit es zum Diabetesausbruch kommt. Somit wird unmittelbar verständlich, dass der Typ-2-Diabetes nicht den Vererbungsregeln nach Mendel folgt, sondern einer komplexen, einer **multifaktoriellen Vererbung**.

Die früher dem Typ-2-Diabetes zugeordnete Sonderform des MODY-Diabetes (»maturity onset diabetes of the young«), die eine autosomal-dominante Vererbung aufweist, wird heute nicht mehr dem Typ-2-Diabetes zugeordnet. Der MODY ist eine Diabetesform mit jeweils insbesondere spezifischen genetischen Defekten der β-Zell-Funktion.

Der Typ-2-Diabetes zeigt eine hohes Maß an Vererblichkeit. Entwickelt ein Elternteil einen Typ-2-Diabetes, so besteht eine Wahrscheinlichkeit von 40%, dass diese Krankheit weitervererbt wird. Das einzelne Kind hat also das Risiko von 40%, im Laufe seines Erwachsenenalters einen D. m. Typ 2 oder zumindest eine pathologische Glukosetoleranz zu entwickeln. Haben beide Eltern einen D. m. Typ 2, so liegt die Vererbungswahrscheinlichkeit bei 80%. Unter Geschwistern von Typ-2-Diabetikern finden sich bei 40% auch Typ-2-Diabetiker, bei homozygoten Zwillingen sind in 90% der Fälle beide betroffen.

Eine **Adipositas** begünstigt die Progression von der verminderten Glukosetoleranz zum manifesten D. m. Typ 2. Die Mehrzahl der Adipösen hat jedoch keinen Typ-2-Diabetes, aber mit zunehmendem Grad der Adipositas nimmt das Risiko zu. Eine **androide Fettverteilung** mit Bauchfett und schmalen Hüften sowie Hirsutismus bei Frauen (z. B. polyzystische Ovarien) sind als Risikofaktor bedeutender als die Adipositas (▶ Kap. 9 und ▶ Kap. 10).

Die genetischen Grundlagen des Typ-2-Diabetes sind inzwischen durch den Einsatz moderner molekulargenetischer Verfahren (u. a. sog. Whole-Genome-Analysen [GWA]) wesentlich besser verstanden. Grundsätzlich sind die bisher identifizierten Risikogenmerkmale in allen untersuchten Populationen häufig vorkommende Merkmale, die für eine Insulinresistenz prädisponieren sowie für eine Fehlfunktion der β-Zellen. Die Mehrzahl der bekannten genetischen Marker prädisponiert für Störungen der β-Zell-Funktion.

Während in früherer Zeit diese genetische Konstellation wohl Überlebensvorteile in Phasen des Mangels vermittelte, prädisponieren die inzwischen weltweit veränderten Lebensbedingungen mit Hyperalimentation – verbunden mit Bewegungsmangel – jetzt für das Auftreten des Diabetes mellitus. In Kenntnis dieser Befunde überrascht es nicht, dass gerade Regionen, die sich historisch gesehen durch Mangelsituationen auszeichneten, inzwischen besonders von der weltweiten Diabetesepidemie erfasst werden. Hierzu zählen die Bewohner im gesamten pazifischen Raum, die Regionen Indien, Pakistan, Bangladesh und China oder auch die Pima-Indianer in Amerika und Mexiko.

> **Schritte bei der Sequenz in der Pathogenese des Typ-2-Diabetes-mellitus**
> - Genetische Prädisposition
> - Interaktion zwischen diabetogener Umwelt und Diabetesgenen
> - Entwicklung einer Insulinresistenz verbunden mit einer Insulinsekretionsstörung, die sich in einer verminderten oder fehlenden ersten Phase (»early phase«) der Insulinsekretion äußert; neben der quantitativen Störung der β-Zell-Sekretion besteht auch eine qualitative Störung der Insulinsekretion mit einer vermehrten Freisetzung von Proinsulin als Hinweis auf eine gestörte β-Zell-Funktion
> - Anfängliche Kompensation der Insulinresistenz mit einer erhöhten Insulinsekretion (regulatorische Hyperinsulinämie)
> - Wenn die resultierende Hyperinsulinämie nicht mehr aufrechterhalten werden kann, steigt der Blutglukosespiegel kontinuierlich an, und der Diabetes wird schließlich klinisch manifest (lange »prädiabetische Phase«)
> - Die bestehende Hyperglykämie beeinträchtigt zusätzlich die Insulinsekretion (»Glukosetoxizität«; zum Teil reversibel)
> - »Ausbrennen« der β-Zellen
> - Notwendigkeit einer Insulintherapie

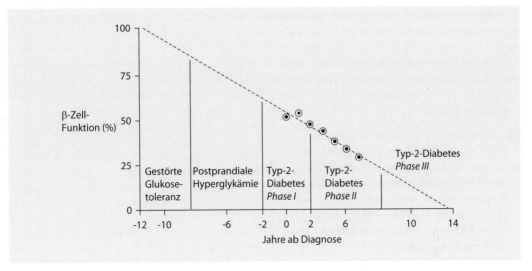

◨ **Abb. 5.1** Unterschiedliche Stadien des Diabetes mellitus Typ 2 in Beziehung zur β-Zell-Funktion. Die Daten 0–6 Jahre nach Diagnosestellung wurden gemäß der UKPDS-Population ermittelt. (Aus: Palitzsch u. Bollheimer 2001)

Nach den Daten der UKPDS-Population kommt es zu einer Manifestation des Diabetes Typ 2, wenn die Spitzensekretionsleistung der β-Zelle auf 55–60% erschöpft ist; das heißt, der hohe Mehrbedarf bei ausgeprägter Insulinresistenz kann nicht mehr abgerufen werden (◨ Abb. 5.1).

Unter den zur Zeit der UKPDS-Studie zur Verfügung stehenden oralen Antidiabetika (Metformin, Sulfonylharnstoffe, Acarbose) kam es zu einer notwendigen Insulinierung nach 5–10 Jahren. Ob dies unter den neuen inkretinbasierten Therapieverfahren anders sein wird, werden die ausstehenden Langzeitstudien zu dieser Substanzklasse zeigen.

Die westliche Lebensweise mit ihrem Teufelskreis aus Bewegungsmangel und Überernährung überfordert ein auf Sparsamkeit ausgelegtes Stoffwechselsystem.

Bei gesundem Stoffwechsel folgt auf einen Glukosereiz eine zweiphasige, pulsatile Insulinantwort; diese mit einer ersten schnellen und kurzen Insulinsekretion und dann einer längeren Sekretion zur Feinregulation. Die erste schnelle Antwort fehlt bei Typ-2-Diabetes weitgehend. Die nachfolgende lange Antwort versucht dieses Defizit zu kompensieren. Die Folge ist eine reaktive Hyperinsulinämie.

Eine BZ-Entgleisung wird viele Jahre bis Jahrzehnte durch eine kompensatorisch überhöhte späte Insulinantwort mit daraus resultierender Hyperinsulinämie verhindert. Das erklärt, warum diese Stoffwechselstörung so lange unentdeckt bleibt. In dieser Phase treten keine Beschwerden auf, und bei Routineuntersuchungen sind die Blutzuckerwerte im Normbereich.

Irgendwann kann diese Insulinresistenz jedoch durch vermehrte Insulinfreisetzung nicht mehr ausgeglichen werden. Im Rahmen des metabolischen Syndroms (▶ Kap. 9) steigen die Blutzuckerwerte an, und es entwickelt sich die pathologische Glukosetoleranz. Es demaskiert sich ein Typ-2-Diabetes, sobald die Insulinproduktion nicht mehr ausreicht, um den Blutzuckerspiegel ausreichend zu senken. Um ein Mehrfaches erhöhte Insulinspiegel, sowohl nüchtern als auch bei Glukosebelastung, können die verminderte Insulinwirksamkeit (Leber, Muskulatur, Fettzellen) nicht mehr überwinden. Der Blutzuckerspiegel steigt, und die kompensatorische Insulinsekretion bleibt über viele Jahre auf maximal möglichem Niveau. Grundsätzlich könnten 75% dieser Patienten diesen Trend durch Einschränkung der Nahrungszufuhr und körperliche Aktivität wieder umkehren.

Letztlich »brennen« die β-Zellen aus. Nach neueren Untersuchungen fördert erhöhter Blutzucker in Verbindung mit Störungen im Fettsäurenstoffwechsel den programmierten Zelltod (Apoptose) der β-Zellen und führt somit zum Insulinmangel, der Patient braucht zur Therapie exogen zugeführtes Insulin.

> **Im Stadium der gestörten Glukosetoleranz kann mittels Bewegung, gesunder, angepasster Ernährung und dem Einsatz von Medikamenten einer Diabetesmanifestation vorgebeugt werden. Ohne jeden Zweifel besteht die Notwendigkeit zu einer frühen Intervention und damit zur Diabetesprävention.**

Es handelt sich letztlich um ein Kontinuum von pathogenetisch bedeutsamen Störungen. Sobald man das **metabolische Syndrom** diagnostiziert, ist die Krankheit bereits fortgeschritten. Erste Hinweise auf Komplikationen und Folgeerkrankungen wie Mikro- und Makroangiopathie liegen häufig schon vor. Gewichtsreduktion, körperliche Aktivität und eine ausgewogene Ernährung reduzieren das Risiko, einen D. m. Typ 2 zu entwickeln, selbst in diesem Stadium noch um 30–50%.

Im Stadium der verminderten Glukosetoleranz lässt sich diese Progression in Richtung Typ-2-Diabetes auch noch stoppen. Gesunde Ernährung und Bewegung sowie der Einsatz von Medikamenten (Metformin) sind hierzu nachgewiesenermaßen geeignet.

Pathophysiologie und Klinik des Diabetes mellitus Typ 1

Das klinische Erscheinungsbild des symptomatischen Diabetespatienten ist individuell sehr unterschiedlich.

Der Diabetes mellitus Typ 1 kann bereits in den ersten Lebensjahren auftreten. Ein erster Manifestationsgipfel besteht etwa um das 14. Lebensjahr, gleichwohl manifestiert eine große Zahl an Betroffenen nach diesem Gipfel bis ins hohe Lebensalter einen Typ-1-Diabetes. Überraschend ist, dass das Erscheinungsbild des älteren Typ-1-Patienten (>40. Lj.) zum Teil kaum oder gar nicht von dem eines Typ-2-Diabetespatienten zu unterscheiden ist. Dieser besondere Typ des autoimmunen Diabetes wird auch als LADA-Typ (»latent autoimmune diabetes of the adult«) bezeichnet. Für diese Gruppe von Betroffenen leisten Antikörperteste eine wichtige Hilfe in der Differenzialdiagnostik (▶ Kap. 4). Demgegenüber kann die Erstmanifestation des Diabetes mellitus Typ 1 im Kindes- und Jugendalter plötzlich auftreten; auch wenn das ketoazidotische Koma als Manifestation zwischenzeitlich seltener geworden ist, so sieht man doch immer wieder ganz akute Erstmanifestationen mit heftiger Symptomatik.

Meist führen anhaltender **Durst** und sehr häufiges **Wasserlassen** den Patienten zum Arzt. Diese Symptome können bereits seit langem bestehen oder auch heftig und abrupt auftreten. Begleitet werden diese Phasen von **gesteigertem Appetit und Gewichtsverlust.**

Die Pathophysiologie ist im Grunde einfach. Die Sekretion des wichtigsten anabolen Prinzips, d. h. die Insulinsekretion, reicht nicht mehr aus. Erhöhte Blutzuckerspiegel bewirken die Hyperosmolalität im Blut mit osmotischer Diurese und Stimulation der Durstzentren im Gehirn.

Häufig treten zu Beginn der klinischem Manifestation zusätzlich zur Polyurie und Polydipsie auch Sehstörungen auf. Der Linsenapparat verändert osmotisch seine Lichtbrechungseigenschaften. Die Folge sind Visusstörungen mit unscharfem Sehen. Im Gegensatz zur Retinopathie bessert sich dies mit der Insulintherapie und bildet sich zurück. Neu aufgetretene Sehstörungen bei Kindern sollten auch an einen Diabetes mellitus denken lassen.

Beim Gesunden muss die Leber in Phasen des Energiebedarfs aus **Glykogen** mittels der Glykogenolyse Glukose für den Körper bereitstellen. Ein Stimulus ist der Unterzucker, vermittelt wird die-

se Reaktion durch die Gegenspieler des Insulins. Diese sind das **Glukagon**, die **Katecholamine**, das **Kortisol** und das **Wachstumshormon**, zusammengefasst also die katabolen »Stresshormone«. Im Gegensatz hierzu wird das Insulin als das anabole »Aufbauhormon« bezeichnet.

Vor allem fehlt das **Insulin zur Inhibition der katabolen Hormone** und der **Glukoneogenese**. Induziert wird die Glukoneogenese durch die genannten Gegenspieler des Insulins. Trotz Hyperglykämie wird die Glukoneogenese ungehindert weiter stimuliert, mit schwersten katabolen Zuständen bis zum ketoazidotischen Koma (▶ Kap. 12). Protein- und Lipidstoffwechsel werden vom Insulin als wichtigstem Stoffwechselhormon anabol gesteuert, d. h., mit Insulin werden Fettreserven und körpereigene Proteine auf- bzw. eingebaut. Steht zu wenig Insulin zur Verfügung, so verliert der Patient **Gewicht**. Auch **Kraft** und **Leistungsfähigkeit** gehen verloren, wenn Glykogen, Lipide und Proteine kaum noch aufgebaut werden und für anhaltende Leistungen keine Glukose intrazellulär zur Verfügung steht.

Bei Insulinmangel findet zusätzlich eine **Proteolyse** statt. Die anfallenden Aminosäuren werden unter Steuerung des Glukagons zur Glukoneogenese verwendet. Dies führt zum Muskelschwund. Bei entgleistem Stoffwechsel sind der Sauerstofftransport und die Sauerstoffabgabe gestört.

Infektionen und **Traumata** können direkt zum **ketoazidotischen Koma** führen. Nicht selten ist eine ketoazidotische Entgleisung bis hin zum Koma die Erstmanifestation des D. m. Typ 1. Überzuckerung führt zur massiven Diurese und Exsikkose. Insulinmangel führt zum Fettabbau und damit zur Freisetzung von sauren Ketonkörpern, der sog. Ketoazidose. Zunehmend **übersäuert** und **exsikkiert** gerät der Patient ins Koma. Stressstoffwechsel bei Infektionen, Traumata, Operationen u. a. induzieren die Gegenspieler des Insulins. Derartige Situationen können Auslöser für ein ketoazidotisches Koma sein. Ausführlich wird dieses Krankheitsbild im ▶ Kap. 12 beschrieben. Aufgrund der Reizung des Peritoneums durch die Ketonkörper und die Azidose kann sich die Ketoazidose als Pseudoperitonitis mit dem Bild eines akuten Abdomens manifestieren. Deswegen sollte gerade bei Kindern und Jugendlichen mit akutem Abdomen

◻ Tab. 6.1 Wirkungen des Insulins in drei Organen. (Mod. nach Scherbaum 2001)

	Leber	Muskulatur	Fettzelle
Förderung des Glukosetransports in die Zelle	0 passiv	+	+
Enzyminduktion zur Glykolyse	+		
Glykogensynthese	+	+	+
Aminosäuretransport in die Zelle	0 (passiv)	+	+
Synthese von Enzymen, Transportproteinen, Muskelfibrillen, und anderen Proteinen	+	+	
Fettsynthese	+	0	+
Lipolyse	0	hemmend	hemmend
Ketogenese	hemmend	0	0

eine Erstmanifestation des D. m. Typ 1 differenzialdiagnostisch in Betracht gezogen werden. Nur **Übelkeit** und **Erbrechen** machen die Erstdiagnose nicht leicht. Im Rahmen der Abklärung wird routinemäßig der Urin auf Glukose und Ketonkörper gestixt. Dies unterstreicht die Notwendigkeit einer Blutglukosebestimmung als Routinemaßnahme in Notfallsituationen.

Die Wirkungen des Insulins entfalten sich in drei Organen, in Leber, Muskulatur und Fettzellen (◻ Tab. 6.1).

Der **Hauptantagonist des Insulins** ist das **Glukagon** (◻ Abb. 6.1). Bei Nahrungsaufnahme wird die Insulinsekretion aus den β-Zellen des Pankreas stimuliert. Insulin selbst hemmt die Sekretion von Glukagon aus den benachbarten α-Zellen. Im Hungerzustand werden durch den abfallenden Blutzucker die α-Zellen stimuliert. Glukagon stimuliert aber auch die Insulinsekretion. Damit besteht beim Gesunden ein Hormongleichgewicht. Es wird nur so viel Glukoneogenese und Ketogenese betrieben, wie gerade nötig ist. Beim Diabetespatienten mit Insulinmangel ist das Glukagon ohne Antagonisten.

Infektionen können sowohl Auslöser einer Entgleisung als auch Hinweise für einen Diabetes sein. Gerade bei Kindern sind **Harnwegsinfekte** und **Pyelonephritiden** Erstmanifestationen des Diabetes. Vor allem bei wiederholtem Auftreten sollte, neben anatomischen Veränderungen, ein Diabetes ausgeschlossen werden.

Folgen eines Insulinmangels
- Erhöhter Blutzucker
- Intrazellulärer Glukosemangel
- Mangelnder intrazelluläre Energieversorgung
- Ungehemmte Glukagonwirkung mit
  - Proteolyse,
  - Glykogenolyse,
  - überschießender Lipolyse und Ketonkörperbildung
- Körperliche Schwäche
- Osmotische Diurese und Exsikkose
- Ketoazidose

Ein D. m. Typ 1 hat nach seiner Erstmanifestation oft über längere Zeit einen niedrigen Insulinbedarf von weniger als 0,4 E/kg KG. Dies gilt auch für die Zeit nach einem ketoazidotischen Koma, wenn dieses Koma die Erstmanifestation war. Diese Zeit wird als **Remissionsphase** oder »**Honeymoon-Periode**« bezeichnet. Nachdem zunächst deutlich verringerte Insulinspiegel zu messen sind, können sich die β-Zellen des Inselorgans nochmals erholen. Dies erleichtert zumeist die initiale Diabeteseinstellung. In der Regel verläuft die Restsekretion so wie in ◻ Abb. 6.2 dargestellt. Meist ist dann nach etwa 0,6–2 Jahren die Insulinsekretion anhaltend unter dem Bedarf. Bei der Erstmanifestation wird der Patient mit Insulin therapiert. Therapie der Wahl ist die in-

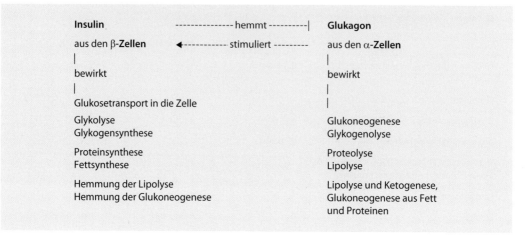

□ **Abb. 6.1**   Feinsinniges Wechselspiel zwischen Insulin und Glukagon

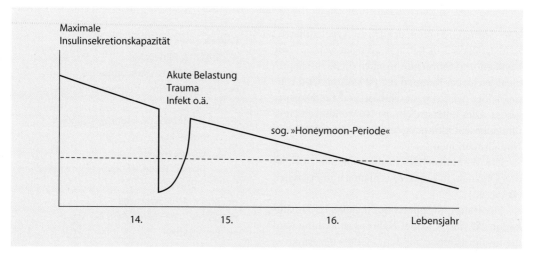

□ **Abb. 6.2**   Abfall der Insulinsekretionskapazität in der Entwicklung des Typ-1-Diabetes. (Mod. nach Harrison 2001)

tensivierte Insulintherapie (ICT). Es handelt sich dabei um eine vollständige intensivierte Insulintherapie mit einschleichenden Basalinsulingaben und Abdeckung der Mahlzeiten (Bolusinsulin). Hypoglykämien werden durch eine langsame Anpassung und Blutzuckerselbstkontrollen vermieden (▶ Kap. 20). Die β-Zellen werden durch eine intensivierte Insulintherapie weniger metabolisch belastet und sind dadurch möglicherweise auch weniger »immunogen« gegenüber dem autoaggressiven Immunsystem. Eindrücklich konnte ein besserer Erhalt einer Eigensekretion (Positivität für C-Peptid) und – damit verbunden – eine bessere Stoff-

wechseleinstellung sowie verminderte Häufigkeit von Stoffwechselentgleisungen (im Wesentlichen von Hypoglykämien) in der DCCT-Untersuchung (DCCT = Diabetes Control and Complications Trial) unter Anwendung der intensivierten Insulintherapie (ICT) und auch Insulinpumpentherapie (CSII) belegt werden. Mithilfe der ICT/CSII wird nach der Erstmanifestation die Remissionsphase früher erreicht und hält somit auch länger an, mit weniger Unterzuckerungen und weniger Komplikationen.

Prävention des Diabetes mellitus Typ 1

Der Typ-1-Diabetes mellitus wird durch einen chronischen Autoimmunprozess bedingt. Der klinischen Manifestation mit Hyperglykämie geht eine längere, zum Teil viele Jahre bestehende prädiabetische Phase voraus, die durch das Auftreten zahlreicher Autoimmunphänomene gekennzeichnet ist. Da sich die Erkrankung häufig bereits im Kindesalter manifestiert, bedeutet dies früh ein hohes Risiko für diabetische Folgeerkrankungen. Das Thema Prävention ist deshalb mit einer hohen Erwartungshaltung verknüpft.

> **Ein sich entwickelnder D. m. Typ 1 kann bei erstgradig Verwandten von bereits an einem Typ-1-Diabetes erkrankten Personen durch eine Kombination aus Autoantikörpermessungen (ICA, GAD-Ak, IA-2-Ak, ZnT8 IAA-Ak) und Stoffwechselprüfungen (OGTT und IVGTT) inzwischen sicher vorhergesagt werden.**

Zwei große prospektive Untersuchungen konnten in den letzten Jahren unzweifelhaft nachweisen, dass bei erstgradig Verwandten von bereits an einem Typ-1-Diabetes erkrankten Patienten eine Vorhersage des Diabetes mellitus mit hoher Sicherheit möglich ist. Zur Risikoeinschätzung erfolgte in beiden Untersuchungen (europaweit in der ENDIT-Studie und im US-amerikanisch/kanadischen Diabetes Prevention Trial [DPT-1]) die Erfassung von Autoantikörpern, die gegen Inselzellgewebe bzw. Inselzellautoantigene gerichtet sind. Je mehr der unterschiedlichen Autoantigene erkannt wurden und je höher deren Titer war, desto größer war das Risiko, dass sich ein D. m. Typ 1 manifestieren wird.

In der ENDIT-Untersuchung, die eine europaweite Erfassung von Autoantikörper-positiven erstgradig Verwandten von Typ-1-Diabetespatienten beinhaltete, ergaben sich nach fünf Jahren Beobachtungszeit folgende Auftretenswahrscheinlichkeiten für einen Typ-1-Diabetes mellitus:

— alleinige Inselzellantikörper-Positivität (ICA+): etwa 4%,
— ICA+ und ein weiterer Autoantikörper (AAk) positiv: etwa 20%,
— ICA+ und zwei weitere AAk positiv: etwa 35%,
— ICA+ und drei weitere AAk positiv: etwa 60%.

Je mehr Autoantigene durch Autoantikörper erkannt wurden (▶ Kap. 4), desto höher ist die Wahrscheinlichkeit einer Diabetesentwicklung; vergleichbare Zahlen bezüglich des jeweiligen prognostischen Wertes der Autoantikörpertestungen fanden sich auch in der DPT-1-Untersuchung.

Ergänzt werden kann die Risikoerfassung durch die Bestimmung der wichtigsten mit dem Diabetes assoziierten Gene, den HLA-Merkmalen (HLA-DRB1*03 und -DRB1*04 und HLA-DQB1*0201 und insbesondere -DQB1*0302 prädisponieren für die Erkrankung; ▶ Kap. 4).

Ohne jeden Zweifel steht heute ein sehr präzises Vorhersageinstrument zur Verfügung, dessen Information für eine Familienberatung man wie folgt zusammenfassen kann:
— Für nahezu 95% aller erstgradig Verwandten besteht ein Erkrankungsrisiko, das sich nicht wesentlich vom Risiko der Hintergrundbevölkerung unterscheidet.
— Für etwa 5% der erstgradig Verwandten (Geschwister, aber auch die Eltern des diabetischen Kindes) besteht ein deutlich erhöhtes Risiko durch die diabetestypischen HLA-Merkmale und Autoantikörper-Positivität.

Bei Fehlen der Autoantikörper als Risikomarker kann es zu einer erheblichen Entlastung der betroffenen Familien kommen. Wird durch den Antikörpertest eine erhöhte Erkrankungswahrscheinlichkeit gefunden, bedeutet dies meist eine Belastung, der jedoch häufig ein sehr realistischer Umgang folgt. Ohne Zweifel wäre eine Möglichkeit zur Verhinderung eines Typ-1-Diabetes wünschenswert. Aktuell gibt es kein anerkanntes Präventionskonzept, bis auf eine möglichst frühe Insulintherapie.

7.1 Präventionsstudien

Derzeit werden eine Reihe weiterer Präventionsstudien mit unterschiedlichen Ansätzen durchgeführt. Man kann dabei die Primär-, Sekundär- und Tertiärprävention unterscheiden.

Primärprävention Primärpräventionsstudien werden bei Personen mit deutlich erhöhtem genetischen Risiko durchgeführt, bei denen bisher keine spezifischen Antikörper nachweisbar sind. Dies betrifft Kleinkinder mit familiärem Risiko. Ein Ansatzpunkt ist der Verzicht auf bestimmte Lebensmittel, die als Risiko für die Entwicklung einer Autoimmunität angesehen werden.

Sekundärprävention Mit der Sekundärprävention soll versucht werden, bei antikörperpositiven Individuen den Ausbruch der Erkrankung zu verhindern.

Tertiärprävention Die Tertiärprävention hat zum Ziel, nach Ausbruch der Erkrankung die Remissionsphase mit erhaltener Restsekretion möglichst lange zu erhalten.

> ❯ Ist eine prädiabetische Phase des Typ-1-Diabetes durch immunologische Tests erkannt, sind regelmäßige Stoffwechselkontrollen im Verlauf und bei Diabetesmanifestation eine frühe Insulintherapie auf der Basis intensivierter Insulintherapie zum Erhalt der Restsekretion angezeigt.

Zurzeit steht kein Konzept zur Immunintervention mit dem Ziel einer sicheren Diabetesverhütung zur Verfügung. Aktuelle Informationen zu Immuninterventionsstudien sind erhältlich über: Type 1 Diabetes Trial Net Res. Group (www.diabetestrialnet.org).

Derzeit steht kein Konzept zur Verfügung, mit dem man das Auftreten des D. m. Typ 1 verhindern kann. Ein weiteres, ohne jeden Zweifel sehr lohnendes Ziel bleibt es jedoch, die Erstmanifestation in einem diabetischen Koma zu verhindern. Ein diabetisches Koma oder auch die Manifestation mit ausgeprägter Hyperglykämie lässt sich durch ein risikoadaptiertes Anwenden der Glukosemessung bei Risikopersonen sicher unterbinden.

Über die Chancen und auch Risiken einer Früherfassung des Diabetesrisikos sollte auf Wunsch mit den Angehörigen offen gesprochen werden. Die möglichen Resultate der Testung sollten diskutiert werden, und erst nach einer spezifischen Aufklärung, d. h. reiflicher Überlegung durch die Angehörigen, sollten diese entscheiden, ob die Antikörpertests und HLA-Bestimmungen auch auf den Weg gebracht werden. Ein Screening bei erstgradig Verwandten, das erst nach Erhalt der Testresultate von solchen Überlegungen gefolgt sein wird, ist nicht zielführend und sollte nicht durchgeführt werden.

Zu einer Autoimmunreaktion kommt es, wenn das Immunsystem auf körperfremdes Antigen reagiert, welches einem körpereigenen Antigen sehr ähnlich ist. Die entstehende Immunantwort richtet sich dann gegen die vorhandenen körpereigenen Eiweiße – hier auf die Inselzellen der Bauchspeicheldrüse (Kreuzreaktivität). Eine Exposition mit Fremdantigenen in den ersten Lebensmonaten induziert eine immunmodulierende Wirkung, die die Entstehung von Typ-1-Diabetes begünstigen kann.

Diabetogen können Viren sein: Coxsackie-B-Viren (besonders B4), intrauterine (in der Gebärmutter während der Schwangerschaft stattfindende) Rötelninfektion mit dem Rubivirus (führt in 50% zum Diabetes), Echoviren, Cytomegalievirus (CMV), Herpesviren.

Kinder, die hohe Vitamin-D-Dosen erhielten, hatten das geringste Erkrankungsrisiko. Seit 1990 hat sich die Diabetes-1-Inzidenz in Industrieländern nahezu verdoppelt. Länder mit niedriger UVB-Sonnenstrahlung haben eine höhere Rate von Neuerkrankungen.

Pathophysiologie und Klinik Diabetes mellitus Typ 2

Im Gegensatz zur Pathophysiologie des Typ-1-Diabetes, welche von einem Insulinmangel bestimmt ist, ist die Pathophysiologie des Diabetes mellitus Typ 2 geprägt von einer Insulinresistenz (v.a. Muskulatur, Leber und Fettzellen) und einer zunehmenden Störung der zeitgerechten Insulinsekretion. Bei gesundem Stoffwechsel folgt auf einen Glukosereiz eine zweiphasige, pulsatile Insulinantwort; diese mit einer ersten schnellen und kurzen Insulinsekretion und dann einer längeren Sekretion zur Feinregulation. Die erste schnelle Antwort fehlt bei Typ-2-Diabetes weitgehend. Die nachfolgende lange Antwort versucht dieses Defizit zu kompensieren. Die Folge ist eine reaktive Hyperinsulinämie.

Zudem gibt es eine vermehrte Freisetzung von Glukagon, eine mangelnde Suppression durch Nahrungsaufnahme und eine gestörte Freisetzung der Inkretinhormone gastric inhibitory peptide (GIP) und glukagon-like-peptide-1 (GLP-1) – dies mit einer verminderten mahlzeitengerechten Insulinfreisetzung und einer mangelnden Suppression des Glukagonspiegels.

> **Zusammenfassung der Pathophysiologie des Typ-2-Diabetes**
> - Verminderte Freisetzung von Inkretinen
> - Gestörte frühe pulsatile Insulinfreisetzung
> - Kompensatorische späte Übersekretion von Insulin
> - Insulinresistenz, v.a. Leber, Muskulatur und Fettzellen
> - Vermehrte Freisetzung von Glukagon und hepatische Glukoneogenese

Das klinische Bild des Typ-2-Diabetes mellitus ist gekennzeichnet durch:
- Adipositas (bei 85% der Typ-2-Diabetiker; eine Gewichtszunahme von 8–10 kg erhöht das relative Diabetesrisiko um das 3-Fache, eine Zunahme von 11–20 kg um das 5-Fache);
- zu lange Ruhephasen (>30 min), Bewegungsarmut;
- arterielle Hypertonie, Dyslipidämie ($\uparrow$ TG, $\downarrow$ HDL), verbunden mit einem erhöhten Risiko für Arteriosklerose, KHK, zerebrovaskulären Insulten bzw. einem bereits stattgefundenen makrovaskulärem Ereignis.

Das metabolische Syndrom umfasst einen gestörten Glukose- und Insulinmetabolismus, Übergewicht, abdominale Fettansammlungen, Dyslipidämie und Hypertonie. Somit ist das metabolische Syndrom nicht nur ein Vorstadium eines D. m., sondern fester Bestandteil eines manifesten Typ 2. Der Krankheitswert dieser Veränderungen, die völlig berechtigt auch als »tödliches Quartett« bezeichnet werden, ergibt sich aus der Tatsache, dass sich bei Vorliegen des metabolischen Syndroms die kardiovaskuläre Sterblichkeit um das 3-Fache erhöht, die Gesamtsterblichkeit um das 2-Fache gesteigert ist. Das metabolische Syndrom ist somit keinesfalls harmlos. Es wird ausführlich in ▶ Kap. 9 besprochen.

Die Prävalenz des Typ-2-Diabetes ist vor allem in Ländern mit hohem Lebensstandard stark zunehmend. Zusammenhänge der Pathogenese mit dem Lebensstil sind zwischenzeitlich unzweifelhaft geklärt. Unser Stoffwechsel funktioniert seit Jahrtausenden unverändert, seit ca. 60 Jahren hat sich aber unsere Lebensweise drastisch verändert. Unsere Vorfahren kannten lange Hungerphasen und eine hohe körperliche Belastung. Gute Kostverwerter, die Fett ansetzten, konnten besser überleben. Dicke Frauen konnten auch in Hungerphasen ihre Kinder noch stillen. Heute ist die Ernährung zu opulent und die Bewegung zu wenig. Lebensstilinterventionen bilden somit die Basis der Therapie des Typ-2-Diabetes.

Die Erstsymptome sind in der Regel milder als beim D.m. Typ 1. Oft ist es eine Zufallsdiagnose im Rahmen einer Routineblutzuckerbestimmung. Die Krankheit wird meist in der Regel in der **zweiten Lebenshälfte** diagnostiziert, gleichwohl wird der D.m. Typ 2 zunehmend bei stark übergewichtigen Jugendlichen gefunden. Nicht selten bringen die **Folgeerkrankungen** einen Patienten erstmals zum Arzt. Sieht man einen Patienten mit arterieller Hypertonie, KHK, Fettstoffwechselstörung, ist die Familienanamnese für einen Diabetes positiv, zeigt sich sonographisch eine Fettleber oder leidet der Patient an rezidivierenden Harnwegsinfekten, sollte man immer einen D. m. ausschließen. Dies gilt in gleicher Weise für Patienten, die einen Myokardinfarkt oder einen Schlaganfall erlitten haben.

❯ Die Pathophysiologie des D.m. Typ 1 wird vom Insulinmangel bestimmt. Die Pathophysiologie des Typ-2-Diabetes wird aus der Kombination von Insulinresistenz und einer zunehmenden Störung der Insulinsekretion vor dem Hintergrund einer diabetogenen Umwelt geprägt (❑ Abb. 8.1).

Es gibt typische metabolische Veränderungen, die bereits in der prädiabetischen Phase anzutreffen sind:

━ gestörte quantitative und qualitative Insulinfreisetzung der β-Zellen, verbunden mit einer verminderten Insulinwirkung an den Zielgeweben (z. B. Leber und Muskulatur),
━ vermehrte Freisetzung von Glukagon, verbunden mit einer verminderten oder fehlenden nahrungsabhängigen Suppression der Glukagonfreisetzung und damit Steigerung der Gluconeogenese,
━ gestörte Freisetzung und/oder Wirkung der Inkretinhormone (»gastric inhibitory peptide« [GIP] und Glukagon-like-Peptid-1 [GLP-1]) mit verminderter mahlzeitengrechter Insulinfreisetzung und gestörter Suppression der Glukagonfreisetzung.

Die **Adipositas** findet sich bei 9 von 10 Typ-2-Diabetikern. Glukose, Nahrungsfett und ein hoher Insulinspiegel führen zur Mast der Fettzellen (Dem stehen der Gewichtsverlust und der Insulinmangel beim jüngeren D.m. Typ 1 gegenüber.)

Die Insulinresistenz betrifft v. a. die Muskulatur, ein Körperorgan, das 20–30 kg schwer ist. Zusätzlich findet sich beim metabolischen Syndrom bzw. D. m. Typ 2 eine reduzierte Thermogenese. Diese Energieeinsparung erlaubt die zusätzliche Anlagerung von 5–10 kg Fettreserven pro Jahr bei westlicher Lebensweise.

Die **Fettleber** des Adipösen mit androider, stammbetonter Fettsucht extrahiert weniger Glukose und auch weniger Insulin. Die Folge ist die sekundäre Verstärkung der Hyperglykämie und Hyperinsulinämie. Zusätzlich ist die Glukoneogenese dieser Leber bereits deutlich aktiviert und trägt zur morgendlichen Nüchternhyperglykämie und zur postprandialen Hyperglykämie bei.

Das **Fettgewebe** ist ein komplexes, endokrin aktives Organ und somit weit mehr als nur ein Fett-

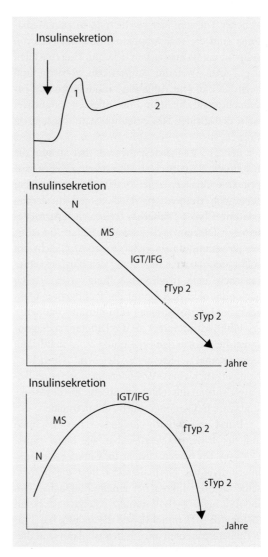

❑ **Abb. 8.1 a–c** Pathophysiologie der Insulinsekretion beim metabolischen Syndrom und Typ-2-Diabetes (Mod. nach Mehnert 2002). **a.** Die physiologische Insulinsekretion auf Glukose und den Nahrungsreiz hat eine frühe, kurze und heftige Insulinantwort (1. »first-phase-insulin«) sowie eine schwächere, lang anhaltende späte Antwort (2. »second-phase-insulin«). **b.** Die frühe Insulinantwort (s. 1 in ❑ Abb. 8.1a) nimmt im Rahmen des MS bzw. D. m. Typ 2 kontinuierlich ab: N = Normalperson, MS = metabolisches Syndrom, IGT = gestörte Glukosetoleranz, IFG = gestörte Nüchternglukose, f = Typ 2 früher D. m. Typ 2, s = Typ 2 später D. m. Typ 2. **c.** Die späte Insulinantwort (s. 2 in ❑ Abb. 8.1a) versucht, diesen Verlust zunächst durch eine kompensatorische Hyperinsulinämie auszugleichen, was ab der IGT/IFG nicht mehr gelingt. Der früh entdeckte Typ-2-Diabetiker ist normo- bis hyperinsulinämisch speicher. Die vom Fettgewebe freigesetzten Mediatoren sind die sog. Adipokine. Eine Vielzahl von Adipokinen ist inzwischen bekannt. Hierzu zählen u.a. Leptin, Visfatin, Adiponectin, Resistin und auch TNF-α. Die Adipokine modulieren die Insulinempfindlichkeit und beeinflussen möglicherweise entscheidend die entzündlichen Vorgänge im Körper.

Bei Typ-2-Diabetespatienten, bei denen die Insulinsekretion rasch abfällt und ein rasches, sog. primäres Versagen einer oralen Therapie zeigen, sollte auch an einen Typ-1-Diabetes gedacht werden (»latenter Typ-1-Diabetes« oder auch »LADA-Diabetes«). Differenzialdiagnostisch helfen Autoantikörperbestimmungen weiter (▶ Kap. 4). Gleichwohl sollte unter strikter Beachtung der Blutzuckertherapieziele eine Insulinbehandlung grundsätzlich auch ohne sichere Kenntnis der Pathogenese frühzeitig bei LADA-Patienten zum Einsatz kommen.

Praktisch wichtiger als die Differenzialdiagnose ist die rechtzeitige Erkennung eines deutlichen Insulinmangels. Klinische Zeichen (Gewichts-, Kraftverlust, mentale Veränderungen etc.) und BZ-Entgleisungen mit fehlender Absenkung des HbA_{1c} sind klare Indikationen zur Insulintherapie.

Durst und **Polyurie** finden sich nur bei einem Teil der Patienten vergleichbar wie beim Typ-1-Diabetes. Die Nierenschwelle für Glukose schwankt interindividuell. Normalerweise liegt die Nierenschwelle für Glukose bei einem Blutzucker von 160–180 mg/dl [~9–10 mmol/l]. Steigt sie z. B. auf 250 mg/dl [~14 mmol/l], wie dies häufig bei Typ-2-Diabetespatienten anzutreffen ist, dann sind diese beiden Symptome sehr diskret. Diese Tatsache schränkt auch den Nutzen der Harnzuckermessung sehr ein.

Es ist meist keine ausgeprägte **Leistungsschwäche** wie beim Typ 1-Diabetiker zu beobachten. Ganz im Gegenteil, die Patienten fühlen sich oft trotz deutlich erhöhtem Blutzuckerspiegel sehr gesund.

Sehverschlechterungen treten bei Spitzenwerten des Blutzuckers auf. Osmotische Veränderungen im Auge können nicht ausgeglichen werden. Dies ist sowohl bei Typ-2-, als auch bei Typ-1-Diabetikern der Fall. Allerdings können Sehverschlechterungen auch die Folge einer besseren Einstellung

sein. Der optische Apparat hat sich osmotisch an hohe Zuckerspiegel adaptiert. Nun wird der Patient eingestellt, und das Auge muss sich an neue osmotische Verhältnisse gewöhnen. Diese Phase dauert bis zu 3–4 Wochen.

Ein ständig **wechselnder Visus** ist ein Hinweis für einen nicht oder schlecht eingestellten Diabetes. Die Patienten klagen dann, dass die Brillenstärke ständig wechselt. Differenzialdiagnostisch seien eine fortgeschrittene Retinopathie mit Makulaödem, das diabetische Katarakt und das Glaukom erwähnt. Selten können auch Mononeuropathien auftreten, dann mit plötzlich auftretenden Doppelbildern. Die Betroffenen bedürfen zwingend einer unmittelbaren Vorstellung beim Augenarzt.

Psychische Veränderungen sollten ebenfalls an einen unerkannten oder schlecht eingestellten Diabetes denken lassen. Eine normnahe BZ-Einstellung bessert nicht nur das körperliche, sondern auch das psychische Wohlbefinden und die geistige Leistungsfähigkeit.

Hypoglykämiesymptome bei normalem oder sogar hohem BZ sind typisch für den Typ-2-Diabetes. Über lange Jahre hat sich der Stoffwechsel, auch der des Gehirns, an die hohen Zuckerspiegel gewöhnt. Jetzt fallen diese Spiegel ab. Das kann z. B. so aussehen: Eine alte Frau ist immer schlecht oder gar nicht eingestellt. Jetzt wird ihr BZ medikamentös und mit Diät von 250–350 mg/dl [~14–20 mmol/l] auf 150 mg/dl [~8 mmol/l] gesenkt. Die Vigilanz der Patientin ist gemindert, ihr wird schlecht, und sie ist schwach. Vielleicht ist sie auch sogar nicht mehr ansprechbar. Es treten zum Teil typische Unterzuckerungszeichen mit Aktivierung der Stresshormone auf, obwohl der Blutzuckerwert formal als nicht zu niedrig anzusehen ist.

Die Anpassung an ein »normnahes« Blutzuckerniveau gelingt nur sehr langsam, sodass zum Teil viele Wochen vergehen, bevor die gewünschten Blutzucker vom Betroffenen toleriert werden. Das Therapieziel muss in solchen Fällen in besonderem Maße eine vorsichtige Blutzuckerabsenkung unter Vermeidung von starken Blutzuckerschwankungen und auch von versteckten Unterzuckerungen (z. B. nächtlichen Unterzuckerungen) sein.

Das **hyperosmolare Koma** tritt eher bei alten Typ-2-Diabetikern auf. (Es wird ausführlich im ▶ Kap. 13 besprochen.) In Kürze läuft der Pathomechanismus so ab: Mangelnde Flüssigkeitszufuhr und erhöhte Diurese bei hohem Blutzucker führen zur Exsikkose und Eintrübung. Es entsteht keine Ketoazidose, weil die Insulinrestsekretion den Abbau von körpereigenem Fett hemmt.

Die **Infektionsneigung** ist ein anderes Symptom. Durch einen schlecht eingestellten Diabetes werden die natürlichen Barrieren (intakte Haut, Schleimhäute) gestört, sodass Erreger besser eindringen können. Die Abwehrzellen des Blutes (Granulozyten, Makrophagen, natürliche Killerzellen) sind in ihrer Funktion gestört. Die Störung betrifft auch die gezielten Abwehrmechanismen des Körpers (B- und T-Lymphozyten). Dies führt zu einer allgemein erhöhten Infektionsneigung, häufig zu eitrigen Hautentzündungen, Pilzbefall der Schleimhäute im Genital- und Analbereich (vor allem bei Frauen) oder auch zu lästigem Hautjucken ohne in der Regel direkt sichtbare Hautveränderungen.

Die **Hyperlipidämie**, besser: die **Dyslipidämie**, ist zwar kein Symptom, aber eine häufige Begleiterscheinung des Diabetes. Insulinresistenz und Adipositas führen zu einer vermehrten Freisetzung von Fettsäuren. Zusammen mit erhöhten Insulinspiegeln entstehen daraus vermehrt VLDL (»very-low-density-lipoproteins«), die in der Leber synthetisiert werden. Die Abbaustörung dieser VLDL und der Chylomikronen bewirkt eine atherogene Risikokonstellation. Sie besteht aus einer kombinierten Hyperlipoproteinämie mit niedrigem HDL-Cholesterin, hohem LDL-Cholesterin und einer Hypertriglyzeridämie. Letztere verstärkt zusätzlich den atherogenen Effekt der pathologischen Cholesterinkonstellation. Lange kursierende Lipoproteine werden glykiert und stimulieren (als Entzündungsreiz) die Atherombildung subendothelial. Somit sind selbst »normwertige« Lipidwerte beim Diabetiker pathologisch und gefäßtoxisch.

Die **Folgeerkrankungen** werden in ▶ Kap. 15 gesondert behandelt. Sie können durchaus auch ein Erstsymptom des Typ-2-Diabetes sein, da dieser im Mittel noch immer 5–8 Jahre zu spät diagnostiziert wird. KHK und AVK entwickeln sich bereits im Rahmen der Vorphasen des Typ-2-Diabetes. Erste Zeichen der Retinopathie und Nephropathie finden sich bei 10–30%. Die Hypertonie ist wahrscheinlich weniger eine Komplikation des Typ-2-Diabetes als vielmehr eine der Adipositas. Eine arterielle Hypertonie wird bei 50% der Patienten bei der Erstdiagnose des D. m. Typ 2 festgestellt.

Metabolisches Syndrom

Das metabolische Syndrom (MSY), auch als tödliches Quartett oder Syndrom X bezeichnet, ist bisher nicht allgemeingültig definiert. In den letzten Jahren wurden wiederholt Vorschläge zu einer solchen Definition unterbreitet. Zurzeit wird sogar diskutiert, ob das metabolische Syndrom als eigenständige Entität existiert (einen ICD-10-Code für das metabolische Syndrom gibt es nicht) und ob dieser Definition überhaupt eine weiter reichende klinisch-therapeutische Bedeutung zukommen kann.

Bei allem Für und Wider zum MSY besticht im klinischen Alltag die Möglichkeit, mithilfe des metabolischen Syndroms nahezu *prima vista* Risikopersonen für das Vorliegen eines metabolisch-vaskulären Symptomkomplexes zu erkennen und diese auch zielgerichtet zu therapieren.

Es existieren eine Vielzahl von Definitionen, die zum Teil sehr aufwändige Voruntersuchungen benötigen. Alle Definitionen fassen im Wesentlichen die Komponenten zentrale Adipositas, Hyperglykämie, Hypertonie, Hypertriglyceridämie und erniedrigtes HDL-Cholesterin zusammen. Wir empfehlen die international anerkannte Definition der International Diabetes Federation (IDF) von 2005, die auch die klinischen Besonderheiten unterschiedlicher Ethnien berücksichtigt und im klinischen Alltag gut handhabbar ist.

Weitere Informationen zur IDF-Definition sind unter http://www.idf.org/webdata/docs/IDF_Meta_def_final.pdf frei verfügbar.

Die Diagnose Metabolisches Syndrom gemäß der IDF-Definition von 2005 liegt vor, wenn der Bauchumfang bei Männern mehr als 94 cm und bei Frauen mehr als 80 cm beträgt sowie mindestens zwei weitere der folgenden Störungen/Bedingungen vorliegen:

= erhöhte Triglyzeridwerte (mindestens 150 mg/dl bzw. 1,7 mmol/l) bzw. eine bereits eingeleitete Behandlung zur Absenkung der Triglyzeride,
= zu niedriges HDL-Cholesterin (Männer: weniger als 40 mg/dl bzw. 1,03 mmol/l; Frauen: weniger als 50 mg/dl bzw. 1,29 mmol/l) bzw. eine bereits eingeleitete Therapie zur Anhebung des HDL-Cholesterins,
= Bluthochdruck (systolisch mehr als 130 mmHg oder diastolisch mehr als 85 mmHg) bzw. eine bereits behandelte Hypertonie,

= erhöhte Nüchtern-Blutglukosespiegel (mehr als 100 mg/dl bzw. 5,6 mmol/l) oder ein bereits diagnostizierter Typ-2-Diabetes,
= Besonderheiten nach Ethnien: bei Asiaten bei Männern Taillenumfang ≥90 cm, bei Frauen ≥80 cm.

Der Begriff metabolisches Syndrom (MSY) erklärt in seiner modernen Prägung, warum der Typ-2-Diabetespatient bei der Erstdiagnose bereits Komplikationen seiner Krankheit entwickelt hat. Der Typ-2-Diabetes ist in Teilen nur die Endstrecke eines komplexen metabolisch-vaskulären Syndroms. Sobald ein Patient ein metabolisches Syndrom ausprägt, beginnen die Schädigungen der Gefäße, Nerven und anderer Organe, die schließlich zu den Symptomen und Folgeerkrankungen des Diabetespatienten führen. Zudem besteht im Verlauf eine zunehmende subklinische Inflammation.

> **Risikofaktoren, ein metabolisches Syndrom und schließlich einen D. m. Typ 2 zu entwickeln**
> — Familiäres Vorkommen von D. m. Typ 2
> — Familiäre Häufung von KHK, AVK, Schlaganfall
> — Bei Frauen eine gestörte Glukosetoleranz in der Schwangerschaft
> — Auftreten einer Störung des Glukosestoffwechsels in Belastungssituationen
> — Höheres Lebensalter
> — Inaktive Lebensweise
> — Hyperalimentation
> — Stammbetonte Fettsucht

Moderne Studien zeigen die Verknüpfung von Hyperurikämie und Hyperglykämie auf.

Die Stoffwechselstörung hat auch eine zentralnervöse Komponente. Im ZNS entwickelt sich eine Regulationsstörung auf der Achse Cortex-Hypothalamus-Vegetativum zu den peripheren Organen, die Energieaufnahme und Energieverteilung im Sinne des metabolischen Syndroms steuert.

Pathogenese und **Pathophysiologie** wurden bereits in ▶ Kap. 5 und ▶ Kap. 8 ausführlich erklärt. Der Pathogenese der Folgeerkrankungen ist ein eigenes Kapitel gewidmet. Einige Punkte seien noch einmal in Kürze angesprochen:

Die bereits bei Vorliegen eines metabolischen Syndroms vermehrt vorliegende **Arteriosklerose** ist letztlich die Folge der komplexen Stoffwechselstörung mit Hyper(pro)insulinämie, Dyslipidämie (LDL [↑]↑, HDL ↓, Triglyzeride ↑ und freie Fettsäuren ↑), mit einer vermehrten Entzündungsreaktion (hochsensitives CRP ist erhöht). Gemeinsames Vielfaches dieser Veränderungen ist u. a. eine gestörte Endothelfunktion.

Die erhöhten **freien Fettsäuren** stehen in Zusammenhang mit der Adipositas, einer androiden, stammbetonten Fettsucht, der Hyperlipidämie und der Insulinresistenz. Die freien Fettsäuren selbst bewirken wiederum eine reduzierte Aufnahme von Glukose in die Leber und in die peripheren Zellen, insbesondere in das Muskelgewebe. Außerdem bewirken erhöhte Fettsäuren und ein hoher Insulinspiegel die vermehrte Bildung von VLDL in der Leber. VLDL ist ein Risikofaktor für die Gefäßsklerose. Erhöhte freie Fettsäuren erhöhen wiederum die kardiovaskuläre Sterblichkeit.

Erhöhte Insulinspiegel finden ihren Ausdruck in einem erhöhten C-Peptid-Spiegel. Falls Insulin nicht zu bestimmen ist, wird das C-Peptid bestimmt. Die β-Zellen im Pankreas synthetisieren das Proinsulin.

❯ **Proinsulin ist das eigentliche Insulin plus die C-Peptid-Kette. Der C-Peptid-Spiegel ist damit ein gutes Maß für die Insulinsekretion. Der Anstieg des Insulin- und des C-Peptid-Spiegels auf eine Glukosebelastung beginnt beim MSY auf hohem Niveau und steigt auf sehr hohe Werte an (Hyper[pro]insulinämie).**

Für das kardiovaskuläre Risiko der Patienten wirken sich besonders nachteilig die Fettdepots im Bauchraum, das sog. viszerale Fett aus. Als kardiometabolische Risiken werden aus diesem Grunde auch das Quartett aus (viszeraler) Adipositas, Fettstoffwechselstörung, Blutdruck und Diabetes bezeichnet.

Zur Risikostratifizierung ist die Messung des Bauchumfangs wichtig: Bei Frauen liegt ein deutlich erhöhtes Risiko bei einem Bauchumfang über 88 cm, bei Männern über 102 cm vor. Eine regelmäßige körperliche Aktivitätssteigerung mit Reduktion der viszeralen Adipositas durch mindestens 30–45 Minuten körperliche Aktivität (50% Ausdauertraining, 50% Krafttraining mit Muskelaufbau) täglich kann hier eine deutliche Risikominimierung der kardiovaskulären Mortalität bewirken.

Muskulatur ist ein ganz wesentlicher protektiver Faktor: Sie verändert die Stoffwechsellage, der Erhalt bedarf viel Energie, und es reguliert den BZ-Spiegel (sog. BZ-Autoregulation durch Muskulatur). Interessanterweise schützt Muskulatur vor Stoffwechsel-, kardialen und vaskulären Erkrankungen und wohl auch vor Krebserkrankungen.

Die **arterielle Hypertonie** ist gehäuft. Eine entscheidende Rolle kommt der gestörten Endothelfunktion mit verminderter Relaxation im Gefäßbett zu. Die Absenkung des Blutdrucks zur Nacht ist meist als frühestes Zeichen vermindert. Im 24-h-RR-Protokoll ist die Absenkung kleiner als 10–15% für die systolischen und kleiner als 15–20% für die diastolischen RR-Werte; man spricht dann von einem »non-dipper«. In diesem Zusammenhang muss man auch an das Schlafapnoe-Syndrom denken, wobei Übergewicht, Schlafapnoe und MSY häufig zusammengehen.

Die **verminderte Glukosetoleranz** erwartet man in der Regel bei einem metabolischen Syndrom. Es ist aber kein Muss für die Diagnose. Selbst wenn keine pathologische Glukosetoleranz im OGTT vorliegt, kann man die Diagnose stellen. Dann müssen die anderen Kriterien erfüllt sein (s. Übersicht »Risikofaktoren, ein metabolisches Syndrom und schließlich einen D. m. Typ 2 zu entwickeln«).

Ein pathologischer OGTT, ein hoher C-Peptid-Spiegel und eine Erhöhung des HbA_{1c} müssen zu Beginn eines metabolischen Syndroms noch nicht vorliegen.

❯ **Gefordert wird die Erkennung des metabolischen Syndroms vor Auftreten des Typ-2-Diabetes, um früh intervenieren zu können (Primärprophylaxe des Typ-2-Diabetes).**

Bei der Therapie des MSY muss jede einzelne Komponente gezielt durch Lifestyle-Intervention und ggf. pharmakologische Therapie behandelt werden. Der Verdacht oder die Diagnose eines metabolischen Syndroms erfordert einige therapeutische und prophylaktische Maßnahmen:

> **Therapeutische und prophylaktische Maßnahmen**
>
> — Eine **Reduktionsdiät** wirkt sich günstig auf die kardiovaskulären Risiken aus. Eine Gewichtsreduktion von 10% bewirkt eine Reduktion des Herzinfarktrisikos bei MSY um 20%.
> — **Tägliche körperliche Aktivität** von ca. 30–45 Minuten Dauer, kurze Unterbrechungen von Phasen körperlicher Immobilität und Gewichtsreduktion reduzieren die Progression zum manifesten Typ-2-Diabetes um 30–50%.
> — **Nikotin** muss als vaskulärer Risikofaktor vermieden werden.
> — **Potentiell diabetogene Pharmaka:** Hochdosierte Thiaziddiuretika, Phenytoin, Azetazolamid und Steroide sollen, falls möglich, vermieden werden oder nur niedrig dosiert eingesetzt werden.
> — **β-Blocker:** Nur kardioselektive Präparate verordnen und eine Gewichtszunahme vermeiden. Die Blutfette sollten überwacht werden. Nach kardiovaskulären Ereignissen, z. B. Z. n. Myokardinfarkt, überwiegen klar die Vorteile einer β-Blocker-Therapie, eventuelle metabolische Veränderungen müssen ggf. in Kauf genommen werden.
> — **Vitamin D** verbessert die Arbeit der β-Zellen in der Bauchspeicheldrüse. Forscher am Tufts Medical Center in Boston konnten in einer klinischen Studie mit Gaben von Vitamin D (Cholecalciferol, 2.000 IE/Tag über 16 Wochen) eine Verbesserung der Insulinsekretion der β-Zellen des Pankreas bei den Probanden in der Vitamin-D-Gruppe feststellen, während sich das Ergebnis in der Placebo-Gruppe verschlechterte. Interessanterweise gibt es auch weniger Diabetes in südlichen Ländern mit viel Sonnentagen.

Prävention des Typ-2-Diabetes mellitus

Der Typ-2-Diabetes mellitus ist durch (Risiko-) Merkmale definiert, die bereits vor einer manifesten Hyperglykämie sehr sicher zu erkennen sind.

Nüchternglukosebestimmungen, ergänzt um einen Zuckerbelastungstest (OGTT), sind die diagnostischen Verfahren, um einen D. m. Typ 2 und seine Vorformen wie eine gestörte Nüchternglukose (IFG) oder eine gestörte Glukosetoleranz (IGT) frühzeitig zu erkennen.

Jeder sollte ab dem 45. Lebensjahr auf Störungen im Glukosestoffwechsel hin mit Hilfe einer Nüchternglukosebestimmung und/oder einem Belastungstest (OGTT) untersucht werden. Erhöhte HbA_{1c}-Werte weisen ebenfalls auf einen gestörten Glukosestoffwechsel hin.

Bei Vorliegen von besonderen Diabetesrisiken sollten frühzeitig Nüchternglukosebestimmung, HbA_{1c}-Bestimmung und/oder OGTT als Screeningtests eingesetzt werden.

Ergeben die Suchtests initial ein regelhaftes Glukoseniveau, sind diese Tests spätestens nach drei Jahren zu wiederholen.

Die Risikoprofilierung und damit die Indikationsstellung zur Anwendung der Zuckerteste gelingt mittels eines einfachen Rasters:

Die **Familienanamnese** zeigt folgende Charakteristika:

- positive Familienanamnese eines Typ-2-Diabetes-mellitus,
- positive Familienanamnese für makrovaskuläre Erkrankungen (pAVK, KHK, Herzinfarkt, Schlaganfall).

Die **Eigenanamnese** zeigt folgende Charakteristika:

- Übergewicht (BMI ≥27 [30]);
- Alter > 45 Lj.;
- Bauchumfang >80 cm bei Frauen und >90 cm bei Männer (Nabelhöhe);
- arterielle Hypertonie (RR systol. >140 mmHg, RR diastol. >85 mmHg oder Einnahme eines Blutdrucksenkers);
- Dyslipoproteinämie (HDL-c niedrig; Triglyzeride hoch);
- hochsensitiver CRP-Test >5 mg/l;
- es bestand ein Gestationsdiabetes;
- Geburtsgewicht eines Kindes betrug mehr als 4000 g;

- Vorliegen von makrovaskulären Erkrankungen wie pAVK, KHK, Herzinfarkt, Schlaganfall;
- Vorliegen einer (Mikro-)Albuminurie;
- frühere IGT/IFG;
- »stressassoziierte« hyperglykämische Phasen, z. B. in einer periinterventionellen Phase (z. B. postoperativ, unter Gabe von Glukokortikoiden) oder bei einem Infekt (z. B. Pneumonie).

Weitere Risikomerkmale sind dabei auch: Nikotinabusus, häufiger TV-Konsum, wenig körperliche Bewegung, einseitige Ernährung mit wenig Obst und Gemüse.

Risikoprobanden können mithilfe von Tests die Erkrankungswahrscheinlichkeit ermitteln (z. B. http://www.diabetes-deutschland.de/risikotest. php oder http://www.diabetes.org/food-nutrition-lifestyle/lifestyle-prevention/risk-test.jsp). Gleichwohl sollten die Selbsttestungen, die u. a. auch auf Labordaten basieren, nur in Kombination mit professioneller Hilfe zur Anwendung kommen, um neben der Risikoabschätzung unmittelbar eine risikoadaptierte Intervention auf den Weg bringen zu können.

Nüchternglukosebestimmungen, HbA_{1c}-Messung, ergänzt um einen Zuckerbelastungstest (OGTT), sollten regelmäßig als Suchtest bei jenen Probanden durchgeführt werden, für die die oben angeführten Risiken zutreffen. Trifft ein Risikomerkmal zu, ist das Screening bereits angezeigt. Wichtig ist, dass das Screening, sollte es initial keinen Diabetes oder einen gestörten Glukosestoffwechsel angezeigt haben, regelmäßig wiederholt werden muss. Dies wird aber leider viel zu häufig vergessen. Da das Alter ebenfalls einen eigenständigen Risikofaktor darstellt, sollten auch bei Fehlen von Risikomerkmalen ab dem 45. Lebensjahr Zuckertests durchgeführt werden, z. B. im Rahmen der häufig wahrgenommenen Vorsorgeuntersuchungen. Von besonderer Wichtigkeit ist eine Vorabinformation der Personen, die solche Vorsorgeuntersuchungen wahrnehmen (▶ Kap. 2), damit die notwendigen Rahmenbedingungen der Testung, wie die Kostform, die körperliche Aktivität sowie eine ausreichende Nüchternphase eingehalten werden. Nur so lassen sich verlässliche Daten gewinnen und unnötige Testwiederholungen und Missinterpretationen vermeiden.

Aus dem oben Gesagten folgt, dass sehr viele Personen einer regelmäßigen Kontrolle des Glukosestoffwechsels unterzogen werden sollten. Die Erklärung für dieses Vorgehen ist dabei sehr einfach: Der Diabetes mellitus ist eine Volkskrankheit. Es mag vor diesem Hintergrund insbesondere überraschen, wie wenig im klinischen Alltag an den Diabetes gedacht wird und wie selten die vorhandenen Suchtests zur Anwendung kommen. Ein Vorwurf, der den eingesetzten Suchtests immer wieder gemacht wird, ist deren nicht ausreichende Sensitivität und Spezifität. Kritisch betrachtet trifft dies ohne jeden Zweifel auch zu. Für das ärztliche Handeln gesehen, relativiert sich dieses Faktum jedoch ganz erheblich. Ein falsch-positives Ergebnis würde zu einer Beratung mit dem Ziel führen, eine gesunde Lebensweise aufzunehmen. Eine solche Form einer »Übertherapie« ist nicht nur unproblematisch, sondern hilft, kardiovaskuläre Risiken zu reduzieren. Ein falsch-negatives Testergebnis mag dagegen viel schwerer wiegen, deshalb ist auch an die konsequente Wiederholung der Suchtests zu denken.

Folgende Szenarien sind nach einem Zuckersuchtest denkbar:

Die Suchtests Nüchternglukose, HbA$_{1c}$ und/ oder OGTT beschreiben ein regelhaftes Glukoseniveau Auf eine Testwiederholung spätestens in drei Jahren ist zu achten. Liegen bekannte Risiken für das Auftreten eines D. m. vor, sollte auch jetzt schon nicht auf eine Intervention mit einer Ernährungsempfehlung und körperlicher Aktivität verzichtet werden.

Suchtests beschreiben eine gestörte Nüchternglukose (IFG) und/oder HbA$_{1c}$-Erhöhung und/oder eine gestörte Glukosetoleranz (IGT) Eine Ernährungsberatung, regelmäßige körperliche Aktivität sollten auf den Weg gebracht werden, eine zusätzliche medikamentöse Intervention mit Metformin und auch Acarbose konnte in klinischen Studien eindeutig die Diabetesmanifestation vermindern.

Ein Diabetes mellitus wird neu diagnostiziert Auf der Basis einer Ernährungsumstellung, konsequenter aerober körperlicher Belastung und dem gezielten Einsatz diabetesspezifischer Medikamente ist ein optimaler Stoffwechsel anzustreben. Suchen Sie

sich, wenn Sie die Lebensstiländerung erfolgreich auf den Weg bringen wollen, Verbündete. So ist die Empfehlung zur Ernährungsumstellung eine Empfehlung zur gesunden Kost für die gesamte Familie und sollte daher nicht nur zu »Sonderrationen« für den Betroffenen führen. In gleicher Weise ist es wichtig, eine Ernährungsberatung zu wiederholen und zu ergänzen. Im Einzelfall können auch Kochkurse bei einer erfolgreichen Umsetzung hilfreich sein. Sportgruppen, ggf. auch von Sportvereinen angebotene Koronarsportgruppen, sind insbesondere für den Betroffenen, der erstmalig oder nach langer Pause wieder an den Sport herangeführt wird, sehr hilfreich. Der Betroffene ist dann mit seinen Problemen nicht allein, es erfolgt eine kompetente Anleitung, und zusätzlich besteht durch die Gruppe eine soziale Kontrolle.

Etwa die Hälfte der Personen mit einer gestörten Glukosetoleranz entwickelt bei Fortführen des bisherigen Lebensstils nach fünf Jahren einen manifesten Diabetes mellitus.

❯ **Durch eine Ernährungsumstellung auf eine gesunde Mischkost mit Meiden von gesättigten und Trans- Fettsäuren, mehr Gemüse und Obst und regelmäßiger körperlicher Aktivität (z. B. an fünf Tagen der Woche jeweils 30 Minuten strammes Gehen), kann das Auftreten eines Diabetes mellitus um etwa 60% reduziert werden.**

Eine Vielzahl von Untersuchungen konnte in den letzten Jahren nachweisen, dass der Übergang von einer gestörten Glukosetoleranz zu einem manifesten Diabetes mellitus nicht schicksalhaft sein muss. Eine gezielte Ernährungsumstellung – verbunden mit körperlicher Aktivität – und zum Teil auch medikamentöse Interventionen konnten die Progressionsrate hin zum manifesten Diabetes um etwa 60% vermindern.

Die größte Untersuchung erfolgte im Rahmen des Diabetes Prevention Program (DPP) in den USA. Ausgehend von einer kumulativen Konversionsrate von 44% innerhalb von vier Jahren (11 von 100 Personen/Jahr entwickeln einen Typ-2-Diabetes), konnte die Konversionsrate mittels einer »Lifestyle-Intervention« um 58% gesenkt werden (4,8 von 100/Jahr). Die medikamentöse Intervention mit Metformin in einer durchschnittlichen Dosis von 1700 mg am Tag reduzierte die Konversionsrate um 31% (7,8 von 100 Personen/Jahr). Im Vergleich zwischen alleiniger medikamentöser Intervention zu nichtmedikamentöser Intervention war die Lifestyle-Änderung somit deutlich effektiver.

Der Einsatz von Acarbose (STOP-NIDDM) in der Dosis von 3-mal 100 mg war sowohl an einer europäischen Population als auch in einer Studie an einer chinesischen Population erfolgreich, und zwar mit einer relativen Risikoreduktion um etwa 25% in 3,3 Jahren. Acarbose führte häufig zu intestinalen Nebenwirkungen, 30% der Probanden beendeten deswegen vorzeitig die Studienteilnahme. Im Vergleich zu Acarbose ist Metformin verträglicher und effektiver in der Diabetesprävention, insbesondere für Personen mit gestörter Glukosetoleranz, die jünger als 60 Jahre sind.

Bekanntermaßen weisen der Diabetes mellitus und die quantitativ für diese Patientengruppe bedeutsamen makrovaskulären Erkrankungen zahlreiche Gemeinsamkeiten in ihrem jeweiligen Risikoprofil auf. So überrascht es nicht, dass sich in der INTERHEART-Beobachtung weltweit folgendes Risikomuster für kardiovaskuläre Erkrankungen wie KHK, Myokardinfarkt und Schlaganfall beschreiben ließ:

- Nikotinabusus,
- Diabetes mellitus,
- arterielle Hypertonie,
- androide Fettverteilung,
- psychosoziale Belastungen,
- zu geringe körperliche Aktivität,
- zu geringer Verzehr von Obst und Gemüse.

Dieses Muster hatte in gleichem Maße eine Bedeutung für Männer und Frauen. Sofort lässt sich an dieser Aufstellung erkennen, dass es sich ausnahmslos um modifizierbare Risikofaktoren handelt. Es ist somit ärztliche Aufgabe, im Beratungsgespräch auf eine notwendige Veränderung zu drängen.

Lifestyle-Änderung ist die unverzichtbare Basistherapie einer Vielzahl von Volkskrankheiten, zu denen die Adipositas, der Bluthochdruck, die Dyslipidämie, die KHK oder auch D. m. zählen. Detaillierte Hinweise zur Lifestyle-Modifikation finden sich u. a. unter http://www.nhlbi.nih.gov/guidelines. Es sollte nicht auf den Versuch verzichtet werden, die Betroffenen zur Veränderung zu bewegen; hierzu zählt selbstverständlich auch der Nikotinabusus.

Ohne jeden Grund haftet einer Lifestyle-Änderung ein negatives Image an. Die oben diskutierten Untersuchungen belegen jedoch deren enorme Effektivität, auf die man als Therapeut nicht verzichten sollte. Es ist in den letzten Jahren durch eine Vielzahl kontrollierter Untersuchungen klargeworden, dass ein konsequenter Hinweis auf eine gesunde Lebensweise sowohl das Auftreten des Diabetes mellitus vermeiden hilft als auch das Risiko für kardiovaskuläre Komplikationen mit oder auch ohne Vorliegen einer Glukosestoffwechselstörung deutlich reduziert. Gleichwohl müssen die Interventionen über viele Jahre konsequent durchgeführt werden. Vor diesem Hintergrund bedarf es keiner Sorgen um eine »Übertherapie«, im Gegenteil: Mithilfe einer professionellen Ernährungsberatung und von Sportgruppen lässt sich für die Betroffenen eine neues, jetzt wieder positives Lebensgefühl zurückgewinnen, das die Reduktion harter klinischer Endpunkte einschließt.

Intervention bei Vorliegen von Risiken für das Auftreten eines D. m. haben somit einen richtungsweisenden Charakter für eine Vielzahl nichtmedikamentöser Interventionen in der klinischen Medizin.

Gestationsdiabetes, Diabetes und Schwangerschaft

11.1   Grundlagen

Der Diabetes der Schwangeren weist zahlreiche Besonderheiten auf. Als Folge der dramatischen Hormonveränderungen in der Schwangerschaft kommt es zu einer erheblichen Veränderung im Metabolismus. Die fetoplazentare Einheit führt über erhöhte Östrogen- und Progesteronwerte, über plazentares Laktogen (hPL), HCG (»human chorionic gonadotropine«), Prolaktin (PRL), Kortisol und insbesondere auch über das proinflammatorische Zytokin TNF-α zur Ausprägung einer deutlichen Insulinresistenz und damit zu einer deutlichen **Stimulation der endogenen Insulinsekretion**.

Im Zusammenhang mit der gesteigerten peripheren Glukoseutilisation liegen die BZ-Werte häufig am Anfang der Schwangerschaft auf niedrigem Niveau vor. Fettsäuren, Triglyzeride und Ketonkörper sind erhöht, während Aminosäuren und Blutzucker erniedrigt sind. Fastenperioden führen innerhalb von 8–12 Stunden zu niedrigen BZ-Werten mit ausgeprägter Azetonurie. In der Frühschwangerschaft ist die Insulinwirkung zunächst verbessert, d. h. der Insulinbedarf einer Typ-1-Diabetikerin kann sinken, und Hypoglykämien können die Folge sein. Ab der zweiten Hälfte der Schwangerschaft dominiert die Insulinresistenz.

Man unterscheidet die **Schwangerschaft einer Patientin mit bekanntem Diabetes**, sowohl Typ 1 als auch Typ 2, und den **Gestationsdiabetes (GDM)**.

Gestationsdiabetes – Unter dem Gestationsdiabetes wird eine erstmalig in der Schwangerschaft aufgetretene und/oder diagnostizierte Störung des Glukosestoffwechsels verstanden.

Gestationsdiabetes-Screening – Ein Gestationsdiabetes mellitus ist ein erstmals in der Schwangerschaft mittels eines 75-g-OGTT unter Standardbedingungen und qualitätsgesicherten Glukosemessungen aus dem venösen Plasma diagnostizierte Glukosetoleranzstörung. Er ist abzugrenzen von einem vorbekannten manifesten Diabetes mellitus, dessen Definition unabhängig vom Bestehen einer Schwangerschaft ist.

Bei schlanken Frauen sollte man auch die seltene Möglichkeit einer Erstmanifestation eines Typ-1-Diabetes bedenken. Weitaus häufiger ist die Möglichkeit der Manifestation eines Typ-2-Diabetes. Zusätzlich kann sich hinter einem Gestationsdiabetes ein bereits präkonzeptionell manifester, aber noch nicht diagnostizierter Typ-2-Diabetes verbergen. Klinisch bedeutsam ist dabei insbesondere eine Manifestation des Diabetes im ersten Trimenon, dies ist oft ein präkonzeptionell vorhandener unerkannter Diabetes. Grundsätzlich hat der Gestationsdiabetes prognostische Bedeutung für weitere Schwangerschaften (Wiederauftreten der Stoffwechselstörung) und bezüglich einer zukünftigen, deutlich erhöhten Diabetesgefährdung.

Trat ein Gestationsdiabetes in der ersten Schwangerschaft auf, so liegt das Risiko in der nächsten Schwangerschaft bei 40%, erneut einen Gestationsdiabetes zu entwickeln; für die dritte dann bei 50%.

Bei einer schwanger gewordenen Diabetikerin handelte es sich früher in der Regel um einen vorbestehenden D. m. Typ 1. Heute sieht man auch zunehmend junge adipöse schwangere Frauen mit vorbekanntem Typ-2-Diabetes. Der Anteil eines Diabetes mellitus Typ 2 liegt bei ca. 20% mit steigender Tendenz. Der Gestationsdiabetes ist eher eine frühe Manifestationsform des Typ-2-Diabetes und mit der Geburt in der Regel aber zunächst beendet. Ein Gestationsdiabetes wird bei bis zu 5% aller Schwangerschaften diagnostiziert, der Manifestationsgipfel liegt im 4. bis zum 8. Schwangerschaftsmonat. Die physiologische Insulinresistenz und der gesteigerte Insulinbedarf überschreiten bei Patientinnen mit Gestationsdiabetes die Kompensationsmöglichkeiten und damit die Produktionskapazität der β-Zellen. Durch eine spezielle Kostform (s. u.) kann man die Insulinsensitivität meist wieder verbessern. Sind die BZ-Spiegel trotzdem erhöht, wird sofort eine intensivierte Insulintherapie eingeleitet.

Der Hungerstoffwechsel und der erhöhte Insulinbedarf bringen die Gefahren der Hyperglykämie und einer Ketoazidose für die schwangere Diabetikerin mit sich. Schon BZ-Werte um 200 mg/dl [11 mmol/l] sind bereits mit einer Ketonbildung assoziiert. Eine intensivierte Insulintherapie mit normoglykämischer Stoffwechseleinstellung kann die Morbidität und Mortalität für Mutter und Kind nachweislich und deutlich absenken. 4–6 BZ-Kontrollen sind hierzu pro Tag erforderlich.

Gesunde Schwangere haben physiologisch niedrigere BZ-Normwerte:

> **BZ-Werte gesunder Schwangerer**
> - Nüchtern: 3,3–4,4 mmol/l (60–80 mg/dl)
> - 1h postprandial: < 7,0 mmol/l (< 126 mg/dl)
> - 2h postprandial: 4,8–5,8 mmol/l (86–105 mg/dl)

11.2   Folgen für Mutter und Kind

Nach den Ergebnissen der HAPO-Studie (Hyperglycemia Adverse Pregnancy Outcome) besteht eine direkte kontinuierliche Beziehung zwischen ansteigenden Glukosewerten im 75-g-OGTT mit 24–32 SSW und mütterlichen sowie kindlichen Komplikationen; diese Zusammenhänge gelten unabhängig voneinander jeweils für die Nüchternglukose, den 1-h-Wert und den 2-h-Wert. Ein Schwellenwert für jeden der gemessenen Glukosewerte im 75-g-OGTT existiert dabei nicht. So findet man bereits bei eingeschränkter Glukosetoleranz (IGT, Synonyme: Gestations-IGT – GIGT, Borderline-GDM, milde Gestationshyperglykämie – MGH), d. h. nur einem erhöhten Wert im Glukosetoleranztest, eine dem GDM vergleichbare fetale Morbidität.

Akute Folgen für die Mutter Schwangere mit GDM haben im Vergleich zu Schwangeren mit normaler Glukosetoleranz ein erhöhtes Risiko für Harnwegsinfekte, schwangerschaftsinduzierte Hypertonie und Präeklampsie/Eklampsie.

Bei der Geburt stehen eine erhöhte Rate an Kaiserschnitt-Entbindungen und an vaginal-operativen Entbindungen im Vordergrund – als Folge der Makrosomie des Kindes.

Ebenso muss die Geburt bei GDM häufiger eingeleitet werden, das Risiko für einen schweren Dammriss steigt an, und es werden häufiger Bluttransfusionen bei postpartalen Blutungen notwendig.

Langzeitfolgen für die Mutter Nach Schwangerschaften mit GDM besteht ein hohes Risiko (etwa 50%) für das erneute Auftreten einer Glukosetoleranzstörung in der folgenden Schwangerschaft.

Frauen mit durchgemachtem GDM haben zehn Jahre postpartal ein Risiko von 40–50%, einen manifesten Diabetes mellitus – meist handelt es sich um einen Typ 2 – zu entwickeln. Das Risiko nach Schwangerschaften mit GDM, einen manifesten Diabetes mellitus zu entwickeln, ist erhöht, wenn folgende Veränderungen in der Schwangerschaft vorlagen:
- Blutglukose-Nüchternwert >95 mg/dl (>5,3 mmol/l) kapillär/>105 mg/dl (>5,8 mmol/l) im venösen Plasma während der Schwangerschaft,
- Notwendigkeit zur Insulintherapie,
- Diagnose des GDM vor 24. SSW,
- GDM in einer früheren Schwangerschaft,
- eingeschränkter Glukosetoleranz im postpartalen OGTT,
- Übergewicht der Mutter mit einem BMI > 30 präkonzeptionell,
- bei Gewichtszunahme nach einer Schwangerschaft,
- Abstand von unter 24 Monaten zwischen den Schwangerschaften,
- HbA1c war > 5,7% bei Diagnosestellung des GDM.

Akute Folgen für das Kind Das erhöhte transplazentare Glukoseangebot der Mutter an den Feten fördert eine gesteigerte fetale Insulinproduktion mit der Folge einer β-Zellhypertrophie/β-Hyperplasie. Der fetale Hyperinsulinismus fördert die Makrosomie mit Zunahme des Bauchumfangs. Dies ist assoziiert mit verschiedenen Gefahren: Schulterdystokie, neonatale Hypoglykämie, Hypokalzämie, Polyglobulie, Hyperbilirubinämie und des Atemnotsyndroms; Letzteres bedingt durch die verminderte Surfactantbildung. Bei unbehandeltem GDM kann es zum intrauterinen Fruchttod kommen. Es besteht eine deutliche Frühgeburtlichkeit.

Langzeitfolgen für das Kind Intrauterin chronisch erhöhte Glukosewerte steigern im Laufe der ersten oder zweiten Lebensdekade die Wahrscheinlichkeit, übergewichtig oder adipös zu werden. Später begünstigt die intrauterine Prägung ein metabolisches Syndrom und die Entstehung eines Diabetes

Typ 2. Bereits durch den intrauterin gestörten Stoffwechsel wird die Grundlage für später manifeste Stoffwechselstörungen gelegt. So haben Kinder von Müttern mit unzureichend behandeltem GDM ein erhöhtes Risiko, bereits in der Pubertät oder dem frühen Erwachsenenalter Übergewicht und/oder eine Glukosetoleranzstörung bzw. einen D. m. zu entwickeln. Gerade bei diesen Kindern muss man also präventiv tätig werden.

Vorbestehende Folgeerkrankungen Vorbestehende Folgeerkrankungen können in der Schwangerschaft rascher fortschreiten. Bei guter Einstellung und Überwachung durch einen erfahrenen Arzt ist dies keine absolute Indikation zum Schwangerschaftsabbruch. Eine fortgeschrittene Retinopathie, Nephropathie und Angiopathie bergen jedoch ein hohes Risiko für Mutter und Kind, sodass man einen Abbruch auf Wunsch der Mutter erwägen kann. Regelmäßige Verlaufskontrollen der Retinopathie und Nephropathie durch einen Spezialisten gelten unter diesen Voraussetzungen als Standard. Ein stattgefundener Herzinfarkt wird als Kontraindikation für eine Schwangerschaft erachtet.

Vor einer geplanten Schwangerschaft einer Diabetikerin wird die Stoffwechseleinstellung optimiert. Hat diese Patientin bereits eine proliferative Retinopathie bei schlechter BZ-Ausgangslage, so wird der BZ langsam über 3–6 Monate gesenkt. Vor allem Hypoglykämien werden vermieden, wegen der Gefahr von Netzhautblutungen. Sollte eine Patientin mit schlechter BZ-Einstellung und proliferativer Retinopathie schwanger geworden sein, wird ein Kompromiss mit einer Senkung innerhalb von 2–4 Wochen angestrebt. Die Patientin entscheidet mit und weiß über die Abwägung der kindlichen Risiken und der Komplikationen bei proliferativer Retinopathie Bescheid. Idealerweise bleibt die Patientin stationär, um Hypoglykämien durch eine engmaschige Überwachung ganz sicher zu vermeiden (► Kap. 14 und ► Kap. 16). Eine intensive augenärztliche Begleitung sollte dringlich erfolgen.

Fehlbildungen und Reifungsstörungen des Kindes Fehlbildungen des Kindes, bevorzugt am Herzen, der Wirbelsäule bzw. dem Rückenmark und

Gastrointestinaltrakt, sind Folge gehäufter oder anhaltender Hyperglykämien in der Phase der Organogenese, also im 1. Trimenon. (Ein Diabetes im 1. Trimenon ist meist ein vorbestehender Diabetes, selten manifestiert sich ein Gestationsdiabetes so früh). Derzeit liegt das mittlere Risiko für derartige Missbildungen noch 100% über dem Durchschnitt. Es lässt sich jedoch durch eine konsequente, ggf. schon präkonzeptionelle BZ-Einstellung der Diabetikerin deutlich senken.

Reifungsstörungen des Neugeborenen sind ebenfalls eine Folge gehäufter oder anhaltender Hyperglykämien der Mutter. Gefährdet sind auch Kinder von Müttern mit einem Gestationsdiabetes, dessen Manifestationsgipfel im 4.–8. Monat liegt. Die Hyperglykämie der Mutter bewirkt beim Kind eine reaktive β-Zell-Hypertrophie und Hyperinsulinämie. Insulin wirkt auf den fetalen Organismus anabol und induziert ein überschießendes Wachstum (Makrosomie) sowie Reifungsstörungen. Es finden sich bei diesen Kindern die Zeichen der Unreife, Atemnotsyndrome, Hyperbilirubinämien, Polyglobulien, Hypomagnesiämien und Hypokalziämien mit Krämpfen, Hyperexzitabilität und Apnoeanfällen. Nach der Geburt, v. a. wenn die Mutter nie normoglykämisch war, neigt das Neugeborene mit β-Zell-Hypertrophie und Hyperinsulinämie zu lange anhaltenden Hypoglykämien. Das Risiko der Plazentainsuffizienz und des intrauterinen Fruchttodes ist erhöht. Die perinatale Mortalität dieser Kinder ist deutlich erhöht und liegt bei 2–5%. Zudem ist die Nierenvenenthrombose des Neugeborenen eine schwerwiegende Komplikation.

> **Besonderheiten bei Schwangeren mit vorbestehendem D. m. Typ 1**
> Folgeerkrankungen: Das Ausmaß der bereits bestehenden diabetischen Komplikationen muss mit Beginn der Schwangerschaft vollständig erfasst werden.
> Retinopathie: Bei fortgeschrittener Retinopathie prophylaktische Laserbehandlung entsprechend augenärztlichem Konsil. Ansonsten Verlaufskontrollen, je nach augenärztlicher Beurteilung alle 1–3 Monate. 1/3 verschlechtert sich, 2/3 bleiben gleich.

Nephropathie: Die vorbestehende Nephropathie erfordert alle 2–4 Wochen die Bestimmung von Urinstatus, Mikroalbuminurie, Körpergewicht und Blutdruck, um eine Verschlechterung oder EPH-Gestose zu erfassen. Hohen Blutdruck versucht man initial mit körperlicher Ruhe zu behandeln. Falls sich kein Erfolg einstellt (RR >140/90 mmHg) wird mit Methyldopa (Dosis einschleichend bis 2- bis 3-mal 250 mg p.o). in erster Linie behandelt; β-1-selektive β-Blocker sind weitere Möglichkeiten.

Eine wichtige Forderung ist, dass Schwangere mit vorbestehendem Diabetes mellitus vom Spezialisten betreut werden und eine Therapieoptimierung idealerweise präkonzeptionell stattfindet. Neben seiner Fachkenntnis verfügt der Spezialist auch über einen Stab von Mitarbeitern, die mit den speziellen Problemen dieser Patientinnen vertraut sind.

Diabetes und Gestationsdiabetes: Die wichtigsten diabetesabhängigen Komplikationen

Mütterliches Risiko
- Instabilität und/oder Verschlechterung der diabetischen Stoffwechsellage
- Hypoglykämiegefahr bei Hyperemesis gravidarum
- Harnwegsinfekte
- Schwangerschaftsinduzierte Hypertonie, Eklampsie
- Abortneigung
- Progression vorbestehender diabetischer Komplikationen

Kindliches Risiko
- Erhöhte Frühgeburtenrate
- Makrosomie
- Missbildungen
- Plazentainsuffizienz
- Hydramnion
- Postnatales Atemnotsyndrom
- Neonatale Hypoglykämien
- Hyperbilirubinämie
- Erhöhte perinatale Mortalität

◘ Tab. 11.1 Normwerte des Blutzuckers in der Schwangerschaft

	BZ [mg/dl]	BZ [mmol/l]
Normale Nüchternglukose	<90	<5,0
Gestörte Nüchternglukose (sog. präpathologischer Nü-BZ)	91–99	5,1–5,5
Pathologischer Nü-BZ	>100	>5,6
HbA$_{1c}$	Normalwerte!	

11.3 Diagnostik des Gestationsdiabetes

Zwei Drittel aller Frauen mit Gestationsdiabetes weisen Risikofaktoren auf (▸ Übersicht »Indikation zum Screening im 1. Trimenon«). Bei diesen Frauen wird ein OGTT sofort und wiederholt alle 4–8 Wochen bis zum 9. Monat durchgeführt. Allerdings meinen die meisten Diabetologen, dass sie nach gesichertem Diabetes keinen weiteren OGTT im Verlauf mehr brauchen. Die Normwerte des Blutzuckers sind in der Schwangerschaft niedriger anzusetzen (◘ Tab. 11.1). Störungen des Glukosestoffwechsels sind in der Gestationsphase häufig. Bei hohem Risiko für einen Diabetes mellitus sollte bereits im 1. Trimenon ein Screening mit Glukosebestimmung und/oder ein OGTT (75 g) durchgeführt werden.

Indikation zum Screening im 1. Trimenon
- Übergewicht (BMI >27 kg/m² KOF)
- Positive Familienanamnese eines Diabetes
- Gestationsdiabetes in vorangehender Schwangerschaft
- Gewichtszunahme nach vorangehender Schwangerschaft
- Geburt eines Kindes mit Makrosomie (>4000 g)
- Totgeburt
- Schwere kongenitale Missbildungen in einer vorangehenden Schwangerschaft
- Habituelle Abortneigung (≥3 Fehlgeburten hintereinander)

◼ **Tab. 11.2** Pathologische Glukosewerte in der Schwangerschaft

Messzeitpunkt	Venöses Plasma (mg/dl)/ (mmol/l)
Nüchtern	>92/5,1
Nach 1 h	>180/10,0
Nach 2 h	>153/8,5

Hinweis: Die DDG formulierte für Kapilläres Vollblut einen Nüchterngrenzwert von 85 mg/dl bzw. 4,7 mmol/l.

Bei unauffälligem Ergebnis in dieser Risikogruppe ist der OGTT zwischen der 24. und 28. SSW angezeigt. Bei erneut unauffälligem Resultat soll der OGTT letztmalig zwischen der 32. und 34. SSW wiederholt werden.

Bei jeder Schwangeren soll eine Untersuchung auf GDM durchgeführt werden. Dazu bieten sich zwei Vorgehensweisen an: Bei allen Schwangeren erfolgt vorzugsweise eine **einzeitige Untersuchung** mit einem 75-g-OGTT zwischen der 24. und 28. SSW. Oder: Es wird bei allen Schwangeren zwischen der 24. und 28. SSW zunächst ein Screeningtest mit 50 g Glukose durchgeführt, der bei pathologischem Ausfall durch einen 75-g-OGTT komplettiert werden muss (**zweizeitige Untersuchung**).

Oraler 50-g-Glukose-Screeningtest Der Test kann zu jeder Tageszeit und unabhängig von der vorausgegangenen Nahrungszufuhr durchgeführt werden. Die Testlösung (50 g wasserfreie Glukose gelöst in 200 ml Wasser oder 200 ml eines entsprechenden Oligosaccharidgemisches) wird innerhalb von 3–5 Minuten getrunken. Bei stärkerer Schwangerschaftsübelkeit ist eine Verschiebung des Tests um einige Tage ratsam. Die Schwangere soll während des Tests in der Praxis/Ambulanz sitzen und nicht rauchen.

Das Blutglukose-Ergebnis eine Stunde nach Ende des Trinkens der Testlösung wird bewertet: Bei einem Blutglukosewert im kapillären Vollblut oder venösen Plasma >135 mg/dl (≥7,5 mmol/l) besteht der Verdacht auf GDM, ein 75-g-OGTT muss angeschlossen werden. Ab einem Screeningwert von >200 mg/dl (≥11,1 mmol/l) soll vor Durchführung des diagnostischen OGTT ein Nüchtern-Blut-glukosewert bestimmt werden. Bei einem Nüchtern-Blutglukosewert >90 mg/dl (>5,0 mmol/l) im kapillären Vollblut oder >92 mg/dl (>5,1 mmol/l) im venösen Plasma kann auf den OGTT verzichtet und bereits die Diagnose GDM gestellt werden.

Diagnostischer 75-g oraler Glukosetoleranztest (OGTT) Der Test soll morgens nach einer mindestens 8-stündigen Nahrungskarenz beginnen. Mindestens drei Tage vor dem Test darf keine Einschränkung der Kohlenhydrataufnahme erfolgen.

Bei einem Nüchtern-Blutglukosewert von >126 mg/dl (≥7,0 mmol/l) im venösen Plasma soll kein Test durchgeführt und die Schwangere zu einer Diabetes-Schwerpunkteinrichtung zur weiteren Diagnostik und Betreuung überwiesen werden.

Die Testlösung (75 g wasserfreie Glukose gelöst in 300 ml Wasser oder 300 ml eines entsprechenden Oligosaccharidgemisches) wird innerhalb von 3–5 Minuten getrunken. Die Schwangere soll während des Tests in der Praxis/Ambulanz sitzen und nicht rauchen. Bei stärkerer Schwangerschaftsübelkeit ist eine Verschiebung des Tests um einige Tage ratsam.

Die Blutzuckermessungen werden aus dem venösen Plasma direkt oder aus dem venösen Vollblut gemessen, in letzterem Fall umgerechnet auf venöse Plasmawerte mit dem Faktor 1,11. Das Gerät zur Blutzuckermessung muss hinsichtlich der Messqualität den Richtlinien der Bundesärztekammer (RiLiBÄK) entsprechen. Messungen mit einem Handmessgerät zur Therapiesteuerung sind zu ungenau und daher für die Diagnostik ungeeignet.

Bewertet werden die Blutglukosemessergebnisse vor dem Test (nüchtern) sowie eine und zwei Stunden nach Ende des Trinkens der Testlösung. Ein GDM liegt bereits vor, wenn bereits einer der in ◼ Tab. 11.2 genannten drei Grenzwerte erreicht oder überschritten wurde.

Erreicht oder überschreitet nur ein Wert die angegebenen Grenzen, so liegt definitionsgemäß eine eingeschränkte Glukosetoleranz (IGT) vor – diese wird, bezogen auf die Behandlungsbedürftigkeit, wie ein diagnostizierter GDM gewertet. Ein Nüchtern-Blutglukosewert, der größer als der Einstundenwert ist, kann darauf hindeuten, dass die Schwangere nicht nüchtern war. Im Zweifel sollte frühestens nach drei Tagen eine Testwiederholung durchgeführt werden.

Stoffwechselkontrollen Nach Diagnosestelllung eines Gestationsdiabetes wird die Patientin sofort in der Handhabung eines Blutzuckerhandmessgerätes unterrichtet und eingewiesen und erhält eine Ernährungsberatung. Für eine Bewegungstherapie muss man sich mit dem betreuenden Gynäkologen absprechen.

Man kann 4-Punkte-BZ-Profile erstellen mit einem Nüchternwert und dann eine Stunde postprandial jeweils nach den Hauptmahlzeiten. Alle 1–2 Wochen kann man auch ein 6-Punkte-BZ-Profil erstellen, mit drei Werten präprandial und 3-mal postprandial. Daraus errechnet man den Tagesmittelwert.

Wenn die Hälfte der Werte trotz Ernährungsumstellung und Bewegungstherapie überhöht sind, so erwägt man eine Insulintherapie. Dies kann man in den folgenden Wochen nochmals kritisch prüfen, und zwar unter Berücksichtigung einiger Parameter: BMI der Mutter, Biometrik des Feten (Bauchumfang, Verhältnis Bauch-Kopf-Umfang, Fruchtwassermenge). Zudem ist es wichtig zu prüfen, ob eine Bewegungs- und Ernährungstherapie ausreichend umgesetzt und fortgesetzt wird.

Liegen die BZ-Werte unter Ernährungs- und Bewegungstherapie im Zielbereich, so kann die BZ-Messung immer wieder mal einen Tag auf 1-mal reduziert werden. Bei einer Umstellung auf eine Insulintherapie sind 4–6 BZ-Messungen pro Tag erforderlich; es handelt sich in der Regel um eine ICT oder zumindest eine supplementäre Insulintherapie.

Die Bestimmung von Ketonkörpern im Urin ist unter der Ernährungstherapie sinnvoll. Eine Hungerketose soll erkannt werden, da diese ebenfalls ungünstig für die fetale Entwicklung sein kann. Diese Gefahr besteht insbesondere dann, wenn die Schwangere unbedingt eine Insulintherapie vermeiden will. Auch bei übergewichtigen Schwangeren besteht diese Gefahr.

11.4 Therapie

Für die Therapie des Gestationsdiabetes und der schwangeren Diabetikerin sind folgende Gesichtspunkte zu beachten:

Der Blutzucker wird im unteren Normbereich gehalten. Die präprandialen Blutzucker sollen zwischen 65–95 mg/dl (3,6–5,3 mmol/l) gehalten werden; eine Stunde nach Beginn der Mahlzeit sollten die BZ-Werte unter 140 mg/dl (<7,8 mmol/l) zu liegen kommen, zwei Stunden nach Beginn der Mahlzeit unter 120 mg/dl (<6,7 mmol/l). Ein Tagesmittelwert – ermittelt aus drei prä- und drei postprandial gemessenen Blutzuckerwerten – sollte zwischen 90 und 110 mg/dl (5,0–6,1 mmol/l) liegen, wenn die postprandialen Werte nach einer Stunde gemessen wurden, bzw. zwischen 80 und 100 mg/dl (4,4–5,6 mmol/l) bei einer zwei Stunden nach dem Essen stattfindenden Messung.

HbA_{1c} kann zur Beurteilung der Stoffwechseleinstellung wegen der zu langsamen Ansprechbarkeit als retrospektiver Parameter nur eingeschränkt herangezogen werden, soll aber bei Verdacht auf eine länger bestehende Stoffwechselstörung neben den Blutglukoseselbstkontrollwerten der Patientin als patientenunabhängiger Parameter, mindestens bei Diagnosestellung, bestimmt werden. Die aktuelle Einstellung muss nach den Blutglukoseselbstkontrollwerten erfolgen.

Hypoglykämien sollten möglichst vermieden werden. Leichte Hypoglykämien der Mutter ohne Ketose schaden dem Kind nicht. Frühgeborene kommen erst ab 20 mg/dl (1,1 mmol/l) und Neugeborene erst ab 30 mg/dl (1,7 mmol/l) in den Unterzucker. Leichte Hypoglykämien sollen auch Erwachsenen nicht schaden. Schwere Hypoglykämien sind durch strukturierte Schulung zu reduzieren.

Statistisch bekommen schwangere Typ-1-Diabetikerinnen mindestens einmal ein hypoglykämisches Koma (insbesondere Vorsicht bei der aktiven Teilnahme im Straßenverkehr).

Werden obige Werte bei Gestationsdiabetes durch eine **Diabeteskost** nicht erreicht, muss **Insulin** injiziert werden. Die optimale Therapie ist die intensivierte Insulintherapie der geschulten Patientin, die selbst in der Lage ist, den Blutzucker zu kontrollieren. 4–6 BZ-Selbstkontrollen pro Tag sind erforderlich. Zunächst werden die Mahlzeiten mit Normalinsulin abgedeckt, im weiteren Verlauf wird ggf. ein nächtliches Verzögerungsinsulin ergänzt, falls der Nüchternblutzucker erhöht ist.

◻ **Tab. 11.3** Gewichtszunahme in der Schwangerschaft in Abhängigkeit vom präkonzeptionellen BMI

BMI	Zunahme gesamte SS	Zunahme/Wo. 2 u. 3. Trimenon
< 18,5	12–18 kg	0,5–0,6 kg
18–25	11–16 kg	0,4–0,5 kg
25–30	7–12 kg	0,2–0,3 kg
> 30	5–9 kg	0,2–0,3 kg

Durch einschleichende Dosierung wird der Bedarf ermittelt. Grundsätzlich entspricht die Schulung der Gestationsdiabetikerin der Typ-1-Schulung. Die Schulung muss ohne Zeitverzögerung durchgeführt werden.

Bei **diätetischer Therapie** des Gestationsdiabetes sind folgende Punkte zu beachten:

- Die Kohlenhydrate werden auf drei kleinere Hauptmahlzeiten und drei kleinere Zwischenmahlzeiten inklusive einer Spätmahlzeit verteilt.
- Die Nährstoffe sollten sich zusammensetzen aus 40–50% Kohlenhydrate, 20% Protein und 30–35% Fett.
- Komplexen Kohlenhydraten sollte der Vorzug gegeben werden.
- Ballaststoffe verzögern günstigerweise die Glukoseresorption.
- Der Proteinbedarf liegt bei 1,5–2 g/kgKG.
- Der Bedarf an Kohlenhydraten steigt im 2. Trimenon um 25%.
- Der tägliche Kalorienbedarf liegt bei 30–35 kcal/kgKG, bezogen auf das errechnete Idealgewicht (~18–22 BE), und richtet sich nach dem präkonzeptionellen BMI, der Gewichtszunahme in der Schwangerschaft und der körperlichen Aktivität. Bei bestehendem Untergewicht (BMI < 18,5) liegt der Bedarf bei ca. 35–40 kcal/kgKG, bei Normalgewicht (BMI 18–25) bei etwa 30–35 kcal/kgKG und bei Übergewicht (BMI 25–30) bei ca. 25–30 kcal/kgKG.
- Adipöse Frauen können in der Schwangerschaft bis zu 7 kg zunehmen.
- Untergewichtige Frauen dürfen sogar 10–15 kg zunehmen.

- Die Gewichtszunahme in der SS richtet sich ebenfalls nach dem präkonzeptionellen BMI (◻ Tab. 11.3).
- Eine übermäßige Gewichtszunahme führt zu einer erhöhten Rate an Schwangerschaftskomplikationen. Eine zu geringe Zunahme ist mit dem Risiko einer fetalen Wachstumsretardierung verbunden.
- Regelmäßig sollte der Urin auf Glukose und Ketone gestixt werden.
- Ketone gelten als teratogen.
- Bei Ketoseneigung fettarme und kohlenhydratreiche Kost.
- Eine Hungerketose wird vermieden durch 3 Haupt- und 3 Zwischenmahlzeiten.
- Eine Glukosurie spricht für eine schlechte Einstellung.
- Eine Ketoazidose ist für Mutter und Kind sehr gefährlich, für den Fetus oft fatal.
- 15% der Frauen müssen zum Erreichen der Therapieziele mit Insulin behandelt werden

Eine Schwangerschaft mit Gestationsdiabetes ist eine Risikoschwangerschaft mit erhöhter Komplikationsrate. Eine Geburtsklinik mit Neonatologie gewährt eine optimale Versorgung.

Initiierung der Lungenreifung mit Glukokortikoid oder Wehenhemmung mit Fenoterol steigern den Insulinbedarf bzw. können passager Insulin bei diätetisch eingestellten Gestationsdiabetikerinnen erfordern.

Die Hyperinsulinämie hemmt die Surfactantproduktion der Alveolen. Deshalb treten gehäuft Atemnotsyndrome bei Kindern diabetischer Mütter auf, ggf. besteht die Notwendigkeit der Surfactantgabe. Das Kind hat für 48 h postpartum ein hohes Hypoglykämierisiko. Die Glukoseinfusionen wird man entsprechend dem Blutzuckerverlauf geben. Oft brauchen die Neugeborenen direkt nach der Geburt Glukose-Infusionen. Die BZ-Bestimmung erfolgt initial nach 30, 60 und 180 min. Der Sollwert ist 50–60 mg/dl (2,8–3,3 mmol/l). Die Glukoseinfusion ist indiziert ab einem BZ <30 mg/dl (<1,7 mmol/l) oder bei Hypoglykämiesymptomen. Prophylaktisch ist die frühe und häufige Fütterung.

Verlaufskontrollen der Mutter: Postpartal wird überprüft, ob sich ein definitiver Diabetes entwickelt. 6–12 Wochen nach der Entbindung erfolgt ein erneuter 75-g-OGTT. Bei Normalbefund folgt alle 2–3 Jahre eine Kontrolle, bei gestörter Glukosetoleranz jährlich. 50% der Frauen mit Gestationsdiabetes entwickeln nach 5–25 Jahren eine pathologische Glukosetoleranz, in den ersten 10 Jahren nach der Entbindung ein hohes Risiko für einen Typ-2-Diabetes.

11.4.1 Insulintherapie

Diabetikerinnen können mit Beginn der Schwangerschaft einen niedrigeren **Insulinbedarf** haben. Im 2. Trimenon steigt der Bedarf an Insulin und Kohlenhydraten deutlich an. Der Bedarf liegt häufig über 1 E Insulin/kg KG. Postpartal fällt der exogene Insulinbedarf plötzlich deutlich ab, beim Gestationsdiabetes auf null. Bei vorbestehendem Diabetes fällt der Bedarf auf deutlich niedrigere Dosen, wobei sich dieser Trend bereits 1–2 Wochen vor der Geburt abzeichnen kann. Ein vorzeitiger Abfall des Insulins sollte aber auch den Verdacht auf eine Plazentainsuffizienz lenken.

Die Indikation zur Insulintherapie beim Gestationsdiabetes wird normalerweise zwei Wochen nach Diagnosestellung und Durchführung einer Ernährungstherapie anhand der gemessenen BZ-Werte und der biometrischen Daten des Feten und der Mutter geprüft. Liegen die Hälfte oder mehr der gemessenen BZ-Werte oberhalb des Zielbereichs, wird schon früher begonnen. In der Regel wird eine ICT mit einem Normalinsulin als Bolusinsulin und einem NPH als Verzögerungs- bzw. Basalinsulin durchgeführt. Begonnen wird mit einer Dosis von 0,3–0,5 IE/kgKG. Die weitere Therapieanpassung erfolgt in kurzfristigen Abständen nach den Tagesprofilen. Hilfreich ist die Steuerung mit einem 6-Punkte-BZ-Profil. Liegt der Mittelwert zu hoch, muss die Dosis gesteigert werden; bei postprandialen Werten nach einer Stunde und einem Tagesmittelwert über 110 mg/dl und bei postprandialen BZ-Werten nach zwei Stunden und einem Tagesmittelwert über 100 mg/dl. Umgekehrt drohen eine Hypoglykämiegefahr und eine Wachstumsretardierung des Feten bei Werten unter 90 mg/dl (1 h pp) bzw. unter 80 mg/dl (2 h pp).

Bei der Durchführung der Insulintherapie können sich oben genannte BZ-Zielwerte verschieben, wenn der Abdominalumfang des Fetus unterhalb der 10. Perzentile (V.a. Wachstumsretardierung) ist oder wenn dieser über der 75. Perzentile (V.a. beg. Makrosomie) liegt. Im ersten Fall sollen die BZ-Zielwerte höher erlaubt sein, also nüchtern <105 mg/dl und 1 h pp <160 mg/dl. Im zweiten Fall will man die BZ-Zielwerte tiefer haben, also BZ-nüchtern <85 mg/dl und 1 h pp <120 mg/dl. Die Kooperation Diabetologe und Gynäkologe ist also mandatorisch.

Als Bolusinsulin sind auch schnell wirksame Insuilinanaloga akzeptabel (Humalog®, Liprolog®, NovoRapid®). Neben NPH-Insulin als Goldstandard kann Levenir® während der Schwangerschaft in Betracht gezogen werden. Lantus® kann nach EMA-Vorschlag ebenfalls erwogen werden. Auch orale Antidiabetika werden nicht eingesetzt.

Bei **Zwillingsschwangerschaften** liegt der Insulinbedarf bei mehr als 70 E Normalinsulin pro Tag, oft sogar bei 2 E Insulin/kgKG.

Bei Hyperemesis gravidarum kann die Patientin Insulin gespritzt haben und erbricht die Nahrung. Die Folge kann eine anhaltende, schwere Hypoglykämie sein. Diese Frauen injizieren vor dem Frühstück nur wenig Normalinsulin zum Basalinsulin. Falls sie das Essen behalten, müssen sie mit Insulin nachkorrigieren. Grundsätzlich wird der Bedarf an Basisinsulin immer substituiert. Diese Patientinnen stellt man beim Spezialisten vor. Die Indikation zum Einsatz einer Insulinpumpe sollte geprüft werden.

11.4.2 Antihypertensive Therapie

Bei präkonzeptionell bstehender Hypertonie und bei hypertonen Blutdruckwerten vor der 20. Schwangerschaftswoche liegt das Therapieziel bei Blutdruckwerten von unter 140/90 mmHg. Treten erhöhte Blutdruckwerte erst nach der 20. SS-Woche auf, spricht man von einer **Gestationshypertonie** (schwangerschaftsinduzierte Hypertonie) mit drohender Entwicklung einer Präeklampsie. Bei der Gestationshypertonie wird eine antihypertensive Therapie erst bei Werten über 160–170 mmHg

◘ **Tab. 11.4**   Geeignete Antihypertensiva in der Schwangerschaft

Medikament	Dosierung	Nebenwirkungen
α-Methyldopa	250–1000 mg/Tag (s. gynäkologische Fachliteratur)	Nicht vor der 16.–20. SSW geben – wegen gehäuften Auftretens von verminderten Kopfumfängen und Tremor des Neugeborenen bei zu frühzeitigem Einsatz
$β_1$-selektive β-Blocker	Beispielsweise: Atenolol, 50–100 mg/Tag Metoprolol, 50–200 mg/Tag Acebutolol, bis 400 mg/Tag	Bradykardie des Neugeborenen, deswegen zwei Tage vor der Entbindung absetzen und durch Methyldopa ersetzen

systolisch und 100–110 mmHg diastolisch eingeleitet; ansonsten droht eine Wachstumsretardierung des Fetus. Treten allerdings Symptome einer Präeklampsie auf, so muss bereits früher interveniert werden.

Präeklampsie
— Hypertonie: 140/90 mmHg nach der 20. SSW oder Anstieg um 30 mmHg systolisch, bzw. mehr als 15 mmHg diastolisch
— Proteinurie: >3 g/l im 24-h-Urin

Schwere Präeklampsie
— Blutdruck >160 mmHg systolisch oder >100 mmHg diastolisch
— Proteinurie >5 g/24 h
— Oligurie
— Zerebrale und visuelle Störungen
— Epigastrische Schmerzen
— Lungenödem und Zyanose
— Leberfunktionsstörungen unklarer Ätiologie
— Thrombozytopenie

Eklampsie
— Auftreten von Krampfanfällen oder Koma bei Schwangerschaften mit Präeklampsie

Diese Patientinnen werden fachärztlich betreut. Die Progredienz der Nephropathie und das Risiko einer Propfgestose werden damit vermindert. Die Medikation sollte auf geeignete Antihypertensiva für Schwangere umgestellt werden. Man spricht bei erhöhtem Blutdruck von der **schwangerschaftsinduzierten Hypertonie (SIH)**. Ödeme und eine Proteinurie kündigen bereits das Folgestadium, die Präeklampsie, an.

Geeignete Antihypertensiva in der Schwangerschaft sind in ◘ Tab. 11.4 aufgeführt. Dies sind

◘ **Tab. 11.5**   Ungeeignete Antihypertensiva in der Schwangerschaft

Medikament	Nebenwirkungen
ACE-Hemmer AT_1-Antagonisten	Akutes Nierenversagen des Neugeborenen Entwicklungsstörung von Niere und Schädelkalotte
CA-Antagonisten	Teratogene Wirkung im Tierversuch
Atenolol	Wachstumsretardierungen
Dihydralazin	Ist kontraindiziert Im hypertensiven Notfall sind Urapidil und Nifedipin möglich

das Methydopa, selektive Betablocker und im Akutfall Urapidil und Nifedipin. Ungeeignete Antihypertensiva sind in ◘ Tab. 11.5 aufgelistet.

Diuretika sollen in der Schwangerschaft nicht eingesetzt werden; eine vorbestehende Gabe kann weitergeführt werden.

Allgemeinmaßnahmen bei SIH
— Kochsalzreduktion auf 6 g/Tag (mittlere Kochsalzzufuhr in Deutschland bei 15 g/Tag, obwohl 3 g ausreichen)
— Körperliche und psychische Ruhe
— ASS 60 mg bei SIH; absetzen, falls eine Präeklampsie entsteht (wegen einer etwaigen Notsektion)
— Magnesiumgabe: 100–300 mmol/Tag; der Serumspiegel sollte bei 2–4 mmol/l liegen

Eine Kochsalzrestriktion ist umstritten. Bei SIH bzw. EPH-Gestose ist die Plazenta mangelperfundiert mit reaktiver systemischer Hypertonie. Eine weitere Volumenkonstriktion würde diesen Regelkreis in Richtung Hypertonie fördern. Die Flüssigkeitszufuhr wird deshalb auch nicht eingeschränkt, Diuretika werden nur bei Linksherzinsuffizienz gegeben. Körperliche Ruhe, Linksseitenlage zur Dekompression der V. cava und leichte Sedierung verbessern die Plazentadurchblutung.

Diabetische Ketoazidose

12.1   Grundlagen

Das ketoazidotische Coma diabeticum ist heute bei hohem medizinischen Standard ein seltenes Krankheitsbild. Die Letalität hingegen beträgt auch heute noch ca. 10%. Die diabetische Ketoazidose (DKA) tritt vergleichsweise häufig auf. Das Spektrum reicht von einer leichten ketoazidotischen Stoffwechselentgleisung bis zur schwersten diabetischen Ketoazidose. Ein Patient mit einem Koma unklarer Genese muss immer auf seinen Blutzucker überprüft werden. Sollte man zwischen einem hypoglykämischen und hyperglykämischen Koma nicht differenzieren können, so gibt man trotzdem Glukose (z. B. bis zu 50 ml Glukose 40% i.v.), um Schäden durch eine schwere Hypoglykämie zu vermeiden und um ein hypo- von einem hyperglykämischen Koma zu differenzieren. Selbst wenn ein hyperglykämisches, ketoazidotisches Koma vorliegt, wird obige Glukosezufuhr keinen weiteren Schaden anrichten.

Die Ursache der diabetischen Ketoazidose ist der Insulinmangel:

Absoluter Insulinmangel Beim absoluten Insulinmangel ist ein Insulinsekretionsabfall des Pankreas beobachtbar, und zwar
— als Erstmanifestation des D. m. Typ 1,
— bei fortgeschrittenem D. m. Typ 2 (sehr selten),
— bei mangelnder Substitution als Therapiefehler, z. B. Weglassen des Basisinsulins bei Diarrhoe und Erbrechen, Versagen der Insulinzufuhr bei Insulinpumpentherapie.

Relativer Insulinmangel (seltene Ursache) Er findet sich bei deutlichem Überwiegen der antagonistischen Hormone, also von Glukagon, Kortisol, Adrenalin, Östrogen, der plazentaren Hormone, der Schilddrüsenhormone und des Wachstumhormons. Perioperativ oder noch 1–2 Wochen nach großen Eingriffen muss das Verhältnis Aggressionsstoffwechsel, Stresshormone, Nährstoffbedarf und kontinuierliche Insulinabdeckung gesteuert werden.

> **Diabetische Ketoazidose**
>
> Nach den Kriterien der amerikanischen Diabetesassoziation (ADA) müssen für eine diabetische Ketoazidose folgende Werte bestehen: BZ: >250 mg/dl (13,9 mmol/l) und arterieller pH: <7,35, venöser pH: <7,3, Serumbikarbonat: <15 meq/l und Ketonurie/Ketonämie.

Ketoazidotische Entgleisungen entstehen hierunter v. a. beim D. m. Typ 1. Der relative Insulinmangel bei Insulinresistenz, also die Konstellation des insulinproduzierenden Typ-2-Diabetespatienten, führt zur BZ-Entgleisung, jedoch nicht zur Ketoazidose (▶ Kap. 13). Mögliche Ausnahme: lang bestehender Typ-2-Diabetes mit nur sehr geringer Restsekretionskapazität der β-Zellen.

Ursachen des relativen Insulinmangels und Auslöser einer Ketoazidose
— Infektionen
  – Magen-Darm-Erkrankung
  – Harnwegsinfekte
  – Pneumonien
  – infizierte Nekrosen bei Angiopathie
  – intraabdominelle Infektionen
  – okkulte Infekte, wie Osteomyelitiden
  – Abort
— Myokardinfarkt: Er ist beim Diabetiker in 10% der Fälle stumm.
— Schwangerschaft: Typisch ist ein plötzlich ansteigender Insulinbedarf und Insulinresistenz.
— Postaggressionsstoffwechsel: z. B. nach Schock, Sepsis, Trauma und Operationen.
— Zerebraler Insult: Er kann Ursache und Folge des Insulinmangels sein.
— Endokrine Veränderungen: z. B. Hyperthyreose, Cushing-Syndrom, Akromegalie, Schwangerschaft.
— Medikamente: Sie sind meist nicht als einzige Ursache zu betrachten. Glukokortikoide, die zum Teil dem Patienten nicht bewusst als »Schmerzmedikation« oder als »antientzündliches Prinzip« parenteral

> verabreicht wurden. Phenytoin und Azeta-
> zolamid wirken begünstigend.

Einige Auslöser der diabetischen Ketoazidose können sowohl Ursache als auch Folge der Entgleisung
sein. Der Myokardinfarkt, die Nekrose bei AVK,
zerebraler Insult und Schock sind Folgeerkrankungen der Exsikkose und der Mangelperfusion.
Die Aspirationspneumonie ist eine Komplikation
der Ketoazidose, bedingt durch eine funktionelle
Gastroparese (manifestiert sich ab BZ 200 mg/dl
[11,1 mmol/l]). Dies hat nichts mit der Gastroparese
als diabetische Folgeerkrankung zu tun. Tiefe Beinvenenthrombosen und Lungenembolien treten als
Folge der prinzipiell beim Diabetespatienten verstärkt aktivierten Gerinnung und der Hyperviskosität bei Dehydratation auf. Diese Krankheitsbilder
können allerdings auch eine Entgleisung des Diabetes verursachen.

**Absoluter Insulinmangel und abfallende Insulin-
eigensekretion** Ein noch nicht diagnostizierter
D. m. Typ 1 führt zur Ketoazidose bei abfallender
Eigensekretion.

**Relativer Insulinmangel und körperliche Belastun-
gen** Zur Bewältigung körperlicher Belastungen,
wie Traumen oder Infektionen, werden Stresshormone freigesetzt. Dabei werden die Insulinwirkung supprimiert und gleichzeitig die Insulinantagonisten aktiviert. Der sonst Gesunde hat in
dieser Situation einen hohen Blutzucker. Der noch
nicht erkannte Typ-1-Diabetiker dekompensiert. Er
kann die nötige Restsekretion nicht mehr aufrecht-
erhalten. Er »rutscht« in die Ketoazidose. Der Typ-
1-Diabetespatient hat unter diesen Bedingungen
einen wesentlich höheren Insulinbedarf. Um eine
Ketoazidose zu vermeiden, wird die Insulindosis
angepasst.

❯ Beim bereits diagnostizierten Diabetiker
sind es oft okkulte Infekte, die zur Entgleisung führen. Hier nehmen Infektionen wie
Harnwegsinfekte, Pneumonien oder auch
Osteomyelitiden eine Spitzenposition ein.

Im Rahmen der Angiopathie führen Infektionen
des Fußes zu unerkannten und lange schwelen-

den Osteomyelitiden. Häufig werden Infektionen
im Rahmen des diabetischen Fußsyndroms (DFS)
falsch eingeschätzt, eine Infektion wird als Gicht-
anfall fehlinterpretiert. Magen-Darm-Infekte sind
sehr häufige und differenzialdiagnostisch schwer
erkennbare Ursachen. Da eine Therapie beim Typ-
1-Diabetiker ambulant schwierig ist, wird eine sta-
tionäre Einweisung empfohlen. Um eine Ketoazidose zu vermeiden oder auszugleichen, wird die
Insulindosis angepasst. Bereits vor der klinischen
Manifestation eines Infekts (z. B. viral) und je nach
Schwere der Erkrankung steigt der Insulinbedarf
um 10–100% an. Häufigere BZ-Kontrollen werden
nötig. Bei Brechdurchfällen wird das Verzögerungsinsulin beibehalten, Bolusinsulin kommt als
Korrekturinsulin zum Einsatz.

Bei jungen Frauen mit ketoazidotischer Entgleisung ist auch an eine **Schwangerschaft** zu denken, die den Insulinbedarf steigen lässt.

Zum quantitativen Verständnis der insulinant-
agonistischen Wirkung von Adrenalin und Glukagon ist folgendes Beispiel wertvoll: Bei sportlicher
Betätigung über 60% der maximalen Leistungsfähigkeit werden die Insulinantagonisten dominant.
Glukoneogenese, Lipolyse und Proteolyse sind die
Folge. Beim Diabetiker führt dies auch zur Hyperglykämie. Sportliche Überlastungen und eine unzureichende Insulinzufuhr können zur Ketoazidose führen.

Medikamente Vor allem Glukokortikoide oder
auch andere Steroidhormone, hoch dosierte Diuretika, β-Blocker, Phenytoin und Azetazolamid
können eine grenzwertig ausreichende Insulinsekretion oder -substitution ungünstig beeinflussen.

Pathophysiologie des ketoazidotischen Komas Sie
beruht auf der Freisetzung von Ketonkörpern aus
dem Fettabbau und der Dehydratation bei Hyperglykämie.

Ketonkörper Insulinmangel führt zur Freisetzung
von Fettsäuren aus dem Fettgewebe. Der Grund ist
einfach: Normalerweise würde Insulin den Fettabbau hemmen. Glukagon fördert die Freisetzung
von Fettsäuren aus dem Fettgewebe und die Bildung von Ketonkörpern in der Leber. Nun steht
bei Insulinmangel, trotz Hyperglykämie, keine

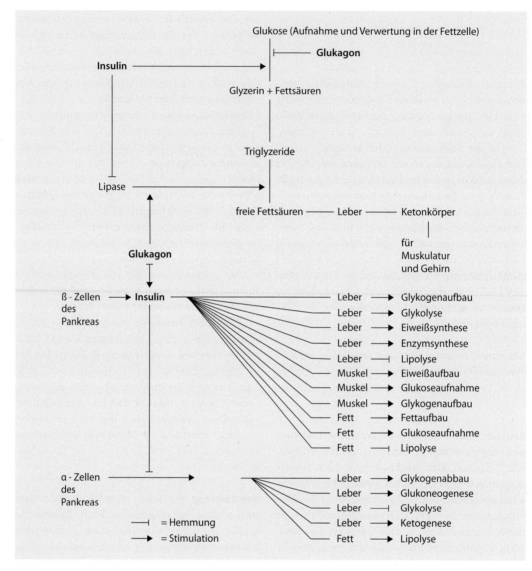

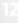 **Abb. 12.1**   Insulin- und Glukagonwirkung auf Muskel-, Leber- und Fettzellen

Glukose für das Zellinnere insulinsensitiver Zellen zur Verfügung. Diese Zellen können ohne Insulin keine Glukose aufnehmen. Gleichzeitig werden aus den Fettzellen die Fettsäuren freigesetzt. Diese werden nun ersatzweise zur Energiegewinnung zu Ketonkörpern abgebaut. Diese Ketonkörper sind saure Stoffwechselprodukte, die zur Ketoazidose führen. Ketonkörper sind Azeton, Azetessigsäure und β-Hydroxybuttersäure. Zum Teil können die-se Ketonkörper selbst noch zur Energiegewinnung verstoffwechselt werden. Bei Insulinmangel wird jedoch die Ketogenese weit über den Bedarf an derartigen Energieträgern betrieben. Zudem ver-stärken freie Fettsäuren die Glukoneogenese und Ketonkörperbildung in der Leber (■ Abb. 12.1).

Metabolische Azidose Die Bildung von Ketonkör-pern führt zur metabolischen Azidose, diese metabolische Azidose muss respiratorisch kompensiert werden. Daraus folgt die sog. Kussmaul-Atmung. Der Patient ringt um Luft. Die Ausatemluft riecht nach Azeton, dem typischen, fruchtigen Geruch bei der Ketoazidose. Der Kohlendioxidpartialdruck der Blutgasanalyse fällt ab bis auf 15 mmHg (1,99 kPa), um eine Azidose mit pH-Werten von 7,1 und weniger zu kompensieren.

Differenzialdiagnostisch denkt man bei einer kompensatorischen Hyperventilation auch an die Laktatazidose, die Urämie und an Salizylat-, Methanol- und Ethanolintoxikationen.

Dehydratation bei Hyperglykämie Sie ist bedingt durch die mangelnde tubuläre Rückresorption der hohen Glukosekonzentration im Primärharn. Die osmotische Diurese (bis zu 100–200 g Glukose/Tag!) führt zu einem deutlichen Flüssigkeitsverlust. Hinzu kommt ein Flüssigkeitsverlust über die Lunge bei Hyperventilation. Außerdem müssen die Ketonkörper als Natrium-, Kalium- oder alkalische Salze ausgeschieden werden. Damit gehen Elektrolyte zur Flüssigkeitsrückresorption und Puffer für die metabolische Azidose verloren.

Mikrozirkulationsstörungen Bei Flüssigkeitsverlust und Hyperviskosität führen diese Störungen zusätzlich zur Einschwemmung saurer Valenzen, wie z. B. dem Laktat. Vorbestehende Angiopathien können zu symptomatischen Mangelperfusionen und Nekrosen führen. Die Hyperviskosität führt nicht selten zu tiefen Beinvenenthrombosen. Es können jedoch auch andere Folgen von Zirkulationsstörungen, wie Myokardinfarkt, zerebraler Insult oder Nekorosen bei pAVK auftreten.

Intrazellulärer Energiestoffwechsel Der intrazelluläre Energiestoffwechsel ist dauerhaft an die Glukose und an energiereiche Phosphate (Adenosintriphosphat, ATP) gekoppelt. Die Zellfunktion erschöpft sich in einem Mangel an Energie liefernden 2,3-Diphosphoglyzcerat (2,3-DPG) und der Mangelperfusion.

Koma Das Koma ist ein Produkt aus Exsikkose, der Azidose, der Hyperventilation, der Mangelperfusion und dem Mangel an intrazellulären Energieträgern. Übelkeit, Erbrechen und Müdigkeit mit zunehmender Eintrübung gehen dem Koma voraus.

Konsequenzen des Insulinmangels in der Pathophysiologie der Ketoazidose Insulinmangel führt zum intrazellulären Glukosemangel mit
- Mangel an intrazellulären Energieträgern,
- Verlust energiereicher Phosphate,
- Abbau körpereigener Proteine und Glukoneogenese in der Leber.

Der Insulinmangel führt zur Hyperglykämie und damit zur osmotischen Diurese mit
- Dehydratation und u. U. massiver Exsikkose,
- Elektrolytverlusten,
- Hyperviskosität und Mangelperfusion.

Er führt zur ungehemmten Sekretion von Glukagon und damit zur ungehemmten Lipolyse mit
- Freisetzung von Fettsäuren,
- Ketogenese in der Leber und
- teilweise Verstoffwechselung der Ketone in Muskel und Gehirn.

Diese Ketogenese ist überschießend mit folgender
- metabolischer Azidose,
- renalen Elektrolyt- und Bikarbonatverlusten und
- Peritonealreizung.

Der Insulinmangel führt schließlich auch zur ungehemmten Wirkung der katabolen Insulinantagonisten Glukagon (s. o.), Adrenalin, Kortisol und Wachstumshormon.

12.2 Symptome

Wesentlich ist die **Symptomatik**. Sie beginnt mit Appetitlosigkeit, Übelkeit, Erbrechen und Hypotension. Ähnlich diagnostisch unspezifisch ist eine beginnende Dyspnoe bei Hyperventilation. Bauchschmerzen mit der sog. Pseudoperitonitis führen oft erstmals zum Arzt. Bestehen zusätzlich eine Sehverschlechterung und eine Eintrübung, so denkt man bereits an eine dekompensierte diabetische Stoffwechsellage.

Wird die Hyperventilation mit einem Ringen um Luft und fruchtigem Atemgeruch deutlich, liegen bereits spezifische Symptome der diabetischen Ketoazidose vor. Zusammen mit einer massiven Exsikkose stellt man die Diagnose aus dem klinischen Bild.

Abgrenzung zwischen diabetischer Ketoazidose und hyperosmolarem Koma anhand klinischer Zeichen

Diabetische Ketoazidose
- Entwicklung meist innerhalb von 24–36 h
- Übelkeit, Erbrechen
- Hypotension
- Bauchschmerzen!
- Rasche/langsame Atmung (Kussmaul)
- Muskuläre Schwäche
- Azidose
- Azetongeruch (Nagellackentferner)
- Bewusstlosigkeit (ca. 20%)
- Fieber

Hyperosmolares Koma
- Schleichender Beginn, oft einige Tage
- Polyurie
- Polydipsie
- Gewichtsverlust
- Müdigkeit (Hypotonie)
- Sehstörungen
- Tachykardie
- Konzentrationsschwäche
- Häufiger Bewusstseinsverlust als bei DKA
- Fieber

Subjektive Symptome sind:
- Polydipsie,
- Polyurie, Nykturie
- Inappetenz,
- Erbrechen,
- Schwäche, Müdigkeit,
- unbestimmte Oberbauchschmerzen,
- Sehstörungen.

Objektive Symptome sind:
- Exsikkose,
- Gewichtsverlust,

- ausgetrocknete Schleimhäute,
- Hypotonie,
- marmorierte Haut (Mikrozirkulation),
- Tachykardie,
- Schwäche,
- Apathie, Sopor bis Koma
- Schläfrigkeit,
- tiefe Atmung (Kussmaul-Atmung),
- Azetongeruch,
- Krämpfe.

> ❯ Unspezifische Befunde sind eine Leukozytose, eine Hypothermie, eine Tachykardie und ein schwacher Puls. Die Körpertemperatur ist erniedrigt oder normal. Fieber ist immer ein Infektzeichen. Dieser Infekt kann Folge oder Ursache der Entgleisung sein. Der Infektionsherd ist zu suchen.

Das **akute Abdomen** ist schmerzhaft gespannt. Hinweise für eine Peritonitis liegen vor, und die Darmgeräusche sind aufgehoben. Vor der Operation unklarer hochakuter Abdomen sollen der Blutzucker gemessen und der Urin auf Ketone gestixt werden. Außerdem ist oft ein intraabdomineller Prozess Auslöser für eine Entgleisung des Diabetes. Fieber ist ein Hinweis für die schwierige Differenzialdiagnose. Die reine Ketoazidose bewirkt kein Fieber.

Die Symptome und Komplikationen erklären sich aus der **Pathophysiologie**:

Pathophysiologische Komplikationen und Symptome der Ketoazidose
- Hyperventilation: metabolische Azidose (Kussmaul-Atmung)
- Fruchtiger Geruch der Atemluft: Azetonabatmung
- Polyurie, Durst, Exsikkose, Schock: osmotische Diurese und Flüssigkeitsverlust
- Schwäche, Müdigkeit und Koma: Mangel an Energieträgern u. a.
- Herzversagen: Azidose und Volumenmangel
- Übelkeit, Erbrechen und Bauchschmerz: Reizung des Bauchfells durch Ketoazidose
- Aspirationspneumonie: Gastroparese bei Ketoazidose

- Paralytischer Ileus: Azidose
- Muskelkrämpfe: z. B. Bauch und Waden, bedingt durch Exsikkose, Phosphat- und Magnesiummangel
- Herzinfarkte, zerebrale Insulte, Nekrosen: Mangelperfusion und DIC (»disseminated intravasal coagulation«)
- Nierenversagen: Mangelperfusion
- Tiefe Venenthrombose oder Lungenembolie: Hyperviskosität und DIC
- Sehstörungen: osmotische Veränderungen der Linse
- Gesichtsrötung: oberflächliche Vasodilatation

12.3 Diagnose und Differenzialdiagnostik

Die erste Maßnahme bei Verdacht ist die Messung des Blutzuckers und der Ketonkörper im Urin. Wenn der Patient anurisch ist, kann man die Ketose auch mit einem Tropfen unverdünntem Serum mittels Streifentest nachweisen. Die Diagnose wird dann durch die Blutgasanalyse und weitere Laborparameter bestätigt.

Die Diagnosebestätigung erfolgt durch die Blutgasanalyse und den Blutzuckerspiegel. Der BZ-Wert kann durchaus bei nur 300 mg/dl (16,6 mmol/l) liegen (◘ Tab. 12.1).

12.3.1 Differenzialdiagnose

Differenzialdiagnostisch denkt man bei Ketonkörpern im Urin an folgende Ursachen:

Hungerketose beim Nichtdiabetiker Ketonkörper sind auch bei langer Nahrungskarenz im Urin nachweisbar. Nach ungefähr zwölf Stunden Nahrungskarenz finden sich im Urin von gesunden Probanden bereits Ketonkörper. Der Nichtdiabetiker hat immer ein physiologisches Gleichgewicht zwischen Insulin- und Glukagonsekretion. Es wird also nur so viel Fett in Hungerperioden abgebaut und nur so viel Ketone werden zur Verfügung gestellt, wie Gehirn und Muskulatur verstoffwechseln können. Es entsteht in der Regel keine Azidose.

Alkoholketose Der Alkohol hemmt die Glukoneogenese in der Leber. Beim Gesunden spielt das in der Regel keine Rolle. Hochprozentige Alkoholika und kurze Nahrungskarenz »verschleißen« die Reserven aus dem Glykogen. Damit müssen bei Alkoholabusus Fettsäuren verstoffwechselt werden, mit einer konsekutiven Ketonkörperbildung. Wegen der Hemmung der Glukoneogenese und einer mangelnden Nahrungszufuhr findet sich beim Alkoholiker die Ketoazidose kombiniert mit einem Unterzucker. Die Therapie besteht aus der Infusion von Glukoselösungen. Immer muss man einen Thiaminmangel beachten.

Falsch-negative Urinstixe auf Ketonkörper Schock mit Mangelperfusion führt bei Ketoazidose zusätzlich zur Laktatazidose. Zudem bildet die Leber ab einem pH-Wert <7,0 das Laktat selbst. Nun hemmen die hohen Laktatspiegel die Bildung von Azetoazetat. Es werden nur noch Azeton und β-Hydroxybutyrat gebildet. Der Urinstix misst bei herkömmlichen Tests Acetessigsäure und Aceton, β-Hydroxybutyrat wird in der Regel nicht erfasst. ASS, L-Dopa und Vitamin C können falsch-negative Urinstixe bewirken. Offene Packungen verfallen schnell, die Teststreifen haben eine kurze Haltbarkeit. Positive Urinstixe finden sich auch bei der Hungerketose (Test jedoch meist nicht hoch-positiv) und der alkoholischen Ketoazidose.

Differenzialdiagnostisch muss man bei Coma diabeticum an andere Ursachen der Eintrübung und Bewusstlosigkeit denken, wie Schlaganfall, toxische oder endokrine Urachen. Diese können natürlich auch gleichzeitig vorliegen!

12.4 Therapie

Folgende Aufstellung gibt die Maßnahmen nach ihrer Reihenfolge des Vorgehens wieder. Ausführliche Schemata zur Vorgehensweise bei den einzelnen Therapieschritten werden danach beschrieben

Tab. 12.1 Maßgebende Laborbefunde		
Laborparameter	Veränderung	Anmerkung
Blutzucker	>250 mg/dl (14,0 mmol/l)	
Kalium	Meist erhöht	Obwohl absolut ein Defizit von 300–1000 mmol (70 kg KG) bestehen kann, die Azidose bewirkt normale bis erhöhte Serumkaliumspiegel. Mit der Insulingabe und der Flüssigkeitsinfusion stürzt der Serumkaliumspiegel ab
Amylase	Erhöht	Die Lipase ist im Normbereich
Leukozyten	Erhöht	Auch wenn kein Infekt vorliegt (Stress)
Blutgasanalyse (BGA)		Mit metabolischer Azidose und teilweise respiratorischer Kompensation. Denkbar sind Werte um pH 6,8 (Anionenlücke?) und pCO_2 bis 15 mmHg (2,0 kPa). Bei Ateminsuffizienz findet sich kein pCO_2-Abfall. Gefährlich ist ein pCO_2 unter 25 mmHg (3,3 kPa), denn er bewirkt eine zerebrale Vasokonstriktion
Phosphat	Erhöht	Phosphat vermittelt den intrazellulären Energietransfer; energiereiche Phosphate (ATP) sind v. a. an die Glykolyse und Insulin geknüpft. Der Verlauf entspricht dem des Kaliums
Laktat	Erhöht	Die Mangelperfusion führt zur Laktatazidose im Gewebe; ein pH <7,0 führt zur Laktatproduktion in der Leber (▶ Kap. 13)
Ketone i. U.	Erhöht	Die Serumwerte muss man nicht heranziehen. Bei sicherer Diagnose ist dies zu aufwändig
CPK, GOT	Erhöht	Als Zeichen der Proteolyse

(**Tab. 12.2**). Sie gelten insbesondere für schwere ketoazidotische Stoffwechselentgleisungen.

Die wichtigsten Therapiemaßnahmen bei Ketoazidose sind:

- Flüssigkeitssubstitution,
- Insulingabe,
- Elektrolytgaben (vor allem K⁺-Verlauf beachten),
- nur in Ausnahmefällen Gabe von Bikarbonat,
- intensivmedizinische Überwachung (zumindest initial).

12.4.1 Stabilisierung der Vitalfunktionen

Meist hyperventiliert der Patient, und eine Beatmung steht nicht zur Debatte. Falls der Patient sehr spät zum Arzt kommt, kann aber eine Atemdepression im Rahmen der zerebralen Mangelperfusion vorliegen. Schock und Azidose bewirken ein Lungenödem und können zur Ausbildung einer Schocklunge (ARDS = »adult respiratory distress syndrome«) führen. Die Beatmung ist dann die erste Maßnahme. Parallel hierzu wird der Volumenmangel ausgeglichen. Von den Elektrolytlösungen ist die physiologische Kochsalzlösung am kreislaufwirksamsten und am besten untersucht.

12.4.2 Flüssigkeitssubstitution

Die Flüssigkeitssubstitution ist in der Regel die erste und wichtigste Maßnahme. Hier unterscheidet sich die keotazidotische Entgleisung nicht von der hyperosmolaren Entgleisung. In der ersten Stunde gibt man 1–2 l 0,9%ige NaCl-Lösung. Der gesamte Bedarf liegt bei 5–10 l oder ca. 15% des Körpergewichts, mitunter auch mehr.

Ab der zweiten Stunde wird die Substitution vom ZVD, der Ausscheidung und der kardialen Funktion abhängig gemacht (**Tab. 12.3**).

Zunächst verwendet man die physiologische Kochsalzlösung, denn sie hat den besten

◘ **Tab. 12.2**   Therapie der schweren diabetischen Ketoazidose und die Reihenfolge des Vorgehens

1. Stabilisierung der Vital-funktionen	Falls erforderlich Beatmung, denn ein protrahiertes Koma kann zur Atemdepression führen. Sofort Legen eines peripheren Zugangs und ggf. Volumengabe. Die Sauerstoff-nasensonde läuft mit 2–3 l/min
2. Flüssigkeitssubstitution	Dies ist meist die erste und die wichtigste Maßnahme
3. Dauerkatheter	Die Urinmenge ist für die Bilanzierung und die Kaliumgabe wichtig
4. Blutabnahme	Man bestimmt Elektrolyte, BZ, Blutbild, Kreatinin, Leberwerte, BGA, Amylase und Lipase, CPK und CK-MB sowie die Gerinnung
5. Kaliumsubstitution	Sie hängt von der Nierenfunktion und vom Ausgangswert ab. Deswegen vorher der Dauerkatheter und die Blutabnahme
6. Insulingabe	In der Reihenfolge erst nach obigen Vorbereitungen injizieren. Man gibt 10 E Normalin-sulin als Bolus i.v., dann niedrige Dosen kontinuierlich über den Perfusor (0,1 E/kg KG/h)
7. Magensonde	Es besteht Aspirationsgefahr bei Gastroparese (Legen vor der Kopftieflage für Subkla-viakatheter)
8. ZVK und arterieller Zugang	Am einfachsten geht ein Subklaviakatheter bei Exsikkose; die V. subclavia ist bei Volumenmangel am leichtesten zu punktieren, da sie aufgespannt ist. Bei Verdacht auf Herzinfarkt, Thrombose oder Embolie verwendet man den Basilikakatheter, um sich eine Lyse oder Antikoagulation nicht zu versperren. Der ZVD wird zur Verlaufskontrolle der Herzleistung und der Flüssigkeitssubstitution herangezogen
9. Natriumbikarbonat	Kritische Risiko-Nutzen-Abwägung notwendig; in der Regel wird bis zum pH 7,1 ge-puffert. Die Hypernatriämie ist zu vermeiden
10. Thromboseprophylaxe	Sie ist wichtig bei hohem Thrombose- und Lungenembolierisiko
11. Antibiotika	Fieber bei Ketoazidose spricht für einen Infekt, breite antibiotische Therapie angezeigt
12. Andere Elektrolyte	Bei Magnesiumgabe ist eine Niereninsuffizienz auszuschließen. Natrium wird meist mit Natriumbikarbonat sogar überschießend ersetzt. Phosphat ist wie das Kalium initial erhöht, und nach obiger Therapie ist ein rascher Absturz zu erwarten
13. Ursache suchen	Infektionen, abdomineller Prozess u. a. (s. o.)

◘ **Tab. 12.3**   Flüssigkeitshaushalt und kardiale Komplikationen

ZVD	Verdacht auf Herz- oder Nierenversagen rechtfertigen einen frühen zentralvenösen Katheter (ZVK). Absolute Werte und, wichtiger, der Verlauf steuern die stündliche Infusionsmenge. In etwa gilt Folgendes ab der zweiten Stunde:	
	ZVD <4	1,0 l/h
	ZVD 5–12	Prüfe, ob es Hinweise für eine Herzschwäche oder ein Nierenversagen gibt 0,25–0,5 l/h
	ZVD >12	0,1–0,25 l/h
Herzversagen	Die Diagnose wird gestellt mittels: – Puls, RR, ZVD, Auskultation (Lungenödem, Galopp) – Biomarker: NT-pro BNP – Röntgen-Thorax – Echokardiographie: Herzleistung, Vitien, Motilitätsstörungen – Vorgeschichte, Fremdanamnese	
Herzinfarkt	Die Herzenzyme sind erhöht und infolge der Proteolyse schwer zu interpretieren; Enzymverlauf, EKG, Echokardiographie und Anamnese führen zur Diagnose. Dann bedarf es einer Antikoagula-tion, ASS und evtl. einer Rekanalisation. Der Kreislauf wird unter »Nitratschutz« aufgefüllt	

Volumeneffekt unter den Elektrolytlösungen. Zudem wird bei initialer Hyperkaliämie und unbekannter Nierenfunktion kein Kalium zugeführt, und man vermeidet auf diese Weise ein Hirnödem (s. u.).

Hypotone Elektrolytlösungen bergen die Gefahr eines Hirnödems. Es liegen eine hypertone Dehydratation und meist auch eine Hypernatriämie vor. Im Rahmen der Dehydratation sind die Gehirnzellen hyperosmolar. Eine stabilisierende Membranfunktion ist bei Energiemangel (ATP) kaum noch tätig. Wird nun das intravasale Volumen absolut oder auch nur relativ hypoton, so saugen die Gehirnzellen freies Wasser an – mit konsekutivem Hirnödem und seinen Folgen. Dies gilt v. a. für Kinder und Frauen. Deren Blut-Hirn-Schranke ist besonders durchlässig. Die ersten 1–2 l sollten 0,9%ige NaCl-Lösung sein. Um keine Hypernatriämie und/oder hyperchlorämische Azidose zu erzeugen, gibt man dann 0,45%ige NaCl-Lösung und erzeugt in etwa die Isotonie durch Zugabe von Kalium, Magnesium und Glukosephosphat, in Abhängigkeit von Serumelektrolyten und Serumosmolalität. Denn gerade bei Exsikkose und Hyperaldosteronismus sowie bei der Zugabe von Natriumbikarbonat kann man das Gegenteil des Hirnödems bewirken, nämlich eine weitere Dehydratation der Hirnzellen durch Hypernatriämie. Empfohlen werden auch 3/4-normale Elektrolytlösungen. Natrium ist reduziert auf 100 mmol und ersetzt durch 25 mmol Kalium und andere Elektrolyte. Das Chlorid ist deutlich reduziert auf 65 mmol und wird z. B. ersetzt durch Malat. Dieser negative Ladungsträger hilft, eine hyperchlorämische Azidose zu vermeiden, und bindet zudem H^+-Ionen. Die Gabe von Natriumbikarbonat kann damit oft vermieden werden. Die Isotonie wird in etwa gewahrt durch die begleitende Gabe von 0,9%iger NaCl-Lösung und den Kaliumperfusor.

Der Wasserverlust (Glukosurie!) übersteigt den Natriumverlust von 5–13 mmol/kgKG. Wichtig ist es, durch die Auswahl der geeigneten Elektrolytlösung überschießende Natriumschwankungen zu vermeiden.

Folgende Regeln gelten bei Hypernatriämie und Volumenmangel:

- Hypernatriämie langsam senken (ca. um 1 mmol Natrium/l/h senken, ca. halber Ausgleich in den ersten 24 Stunden, den Rest in 1–2 Tagen)
- Zuerst Kreislaufstabilisierung: Sobald der Patient hämodynamisch stabil ist, wird dieses Defizit zur Hälfte ausgeglichen, z. B. mit 0,45%igem NaCl
- Flüssigkeitsdefizit bzgl. Natrium

Beim letzten Punkt gilt die Formel:

$$\frac{\text{Natrium i. S.}}{\text{Natrium Soll}} \times \text{Körperwasser}$$
$$(\text{Körperwasser} = 0{,}4 - 0{,}6 \text{ kg KG})$$

Die Auffüllung des Kreislaufs bewirkt vier wesentliche Veränderungen:

- die Katecholaminausschüttung geht zurück;
- die periphere Mangelperfusion und periphere Laktatbildung gehen zurück, die Mikrozirkulation wird gefördert;
- die Gehirnperfusion verbessert sich;
- die Urinproduktion springt wieder an, Kalium und saure Metabolite werden ausgeschieden.

Dies hat zur Folge, dass

- die Insulinantagonisten an Wirkung verlieren,
- der Blut-pH wieder steigt,
- der Patient wacher wird,
- der Kaliumspiegel fällt.

Kaliumsubstitution

Einfluss und Folgen der Flüssigkeitszufuhr auf den Kaliumspiegel sind: Das »verdickte« Blut wird verdünnt, und damit fällt der Kaliumspiegel. Die Nierenperfusion springt wieder an, und Kalium wird ausgeschieden. Mit der verbesserten Organ- und Nierenperfusion klingt die Übersäuerung ab; der pH steigt also wieder. Wasserstoffionen können die Zellen wieder verlassen, und das Kalium wird wieder in die Zellen aufgenommen.

❯ **Die Flüssigkeitssubstitution allein kann bereits zu einem dramatischen Abfall des Kaliums führen und damit Kammerflimmern verursachen. Gibt man Insulin und/oder Natriumbikarbonat, wird der Kaliumabfall noch weiter beschleunigt.**

◘ Tab. 12.4	Empfehlungen zur Kaliumgabe
Kalium >5,5 mmol/l	Keine Kaliumgabe
Kalium zwischen 5,5 und >3,5 mmol/l	Kaliumgabe 20–30 mmol/h
Kalium <3,5 mmol/h	Gabe von 40 mmol/h

◘ Tab. 12.5 Kaliumsubstitution		
Serumkalium (mmol/l)	Kaliumsubstitution	
	pH < 7,2	pH > 7,2
>5,5	0 mmol/h	0 mmol/h
5,0–5,5	0–20 mmol/h	0-10 mmol/h
4,0–5,0	25 mmol/h	15 mmol/h
3,0–4,0	35 mmol/h	25 mmol/h
2,0–3,0	45 mmol/h	35 mmol/h

Insulin und Bikarbonat senken den Kaliumspiegel. Mit Insulin wird die Glukose in die Zelle aufgenommen. Die Aufnahme und Verwertung von Glukose durch die Zelle erfordert Kalium. Der Kaliumspiegel fällt.

Mit Natriumbikarbonat werden Wasserstoffionen gebunden. Es strömen Wasserstoffionen aus dem intrazellulären Raum nach. Zum Ladungsausgleich verlagert sich Kalium in die Zellen. Die Geschwindigkeit des Abfalls des Kaliumspiegels wird potenziert.

Deswegen und zur Kontrolle der Zufuhr sind mit Beginn der Therapie Kaliumkontrollen halb- bis einstündlich erforderlich. Am EKG-Monitor kann man bei Hyperkaliämie zunehmend überhöhte T-Wellen und bei Hypokaliämie ST-Senkungen und die U-Welle beobachten.

Die Kaliumsubstitution richtet sich nach folgendem Schema: Kaliumersatz über Perfusor, sobald der Urinfluss beginnt (◘ Tab. 12.4).

Solange noch kein Insulin oder Bikarbonat gegeben wurde, ist die Kaliumsubstitution problemlos. Mit der Gabe von Insulin kann Kalium so rasch fallen, dass man mit der Substitution nicht nachkommt. Man sollte den Insulinperfusor stoppen, bis sich das Kalium wieder im hochnormalen Bereich befindet. 30 mmol/h gelten als maximale stündliche Zufuhr. Manche Autoren geben auch 40–60 mmol/h als Möglichkeit bei einem Kaliumspiegel kleiner als 3 mmol/l an.

Die Kaliumsubstitution erfolgt unter Berücksichtigung des Blut-pH. Ein niedriger pH lässt einen höheren Influx des Kaliums in die Zellen erwarten, und man wird den Kaliumperfusor höher einstellen. Prinzipiell ist die Gabe von Natriumbikarbonat sehr restriktiv zu sehen. Eine Indikation zur Gabe besteht nur dann, wenn der pH <7,0 ist, eine Nachkorrektur mit einer zweiten Gabe von Bikarbonat sollte ebenfalls zurückhaltend, frühes-tens nach zwei Stunden erfolgen. Ziel ist eine Anhebung des pH auf etwa 7,1. Um diesen raschen Wasserstoff-Kalium-Austausch nicht noch zu sehr zu beschleunigen, gilt, dass die Gabe von 8,4%igem Natriumbikarbonat mit 50 mmol über eine Stunde bei einem pH zwischen 6,9–7,0 erfolgen sollte, eine Gabe von 100 mmol Bikarbonat ist ab einem pH-Wert unter 6,9 angezeigt. Obige und unten aufgeführte Angaben sind Richtwerte, die im Einzelnen vom Verlauf abhängen. Das in ◘ Tab. 12.5 Zusammengefasste findet sich in Abwandlungen in der gängigen Literatur wieder.

Der Gesamtbedarf kann 300–1000 mmol Kalium betragen. Im Allgemeinen sollte man pro Tag nicht mehr als 250 mmol ersetzen. Dies ist bei der Ketoazidose nicht immer machbar. Trotzdem sollte dieser Richtwert im Auge behalten werden. Der Verlust beträgt ca. 4–10 mmol/kg KG. Vermeidet man die zu schnelle Senkung des Blutzuckerspiegels und eine zu schnelle Bikarbonatzufuhr, so wird sich eine unnötig schnelle und hohe Kaliumsubstitution umgehen lassen.

Insulingabe

Die Insulingabe ist in der Reihenfolge des Vorgehens ein späterer Schritt. Die Insulindosis hängt auch vom Kaliumspiegel ab. Ist Kalium noch nicht im Normbereich, wartet man mit der Insulininjektion und hebt vorher den Kaliumspiegel an. Manche Autoren empfehlen bereits die Insulingabe durch den Notarzt. Die Zeitspanne bis zur Aufnahme ins Krankenhaus ist gering, sodass u. E. die Bestimmung des Kaliumspiegels abgewartet werden kann.

Das Risiko letaler Herzrhythmusstörungen wird dadurch vermieden.

Regeln für die Insulintherapie beim ketoazidotischen Koma
- Die Insulingabe erfolgt wegen der Störungen der Mikrozirkulation immer intravenös, zuerst als Bolus, dann über Perfusor.
- Bei Serumkalium <4 mmol/l erfolgt die Insulingabe zusammen mit der Kaliumgabe. Ab einem Serumkalium <3,3 mmol/l ist eine Insulinpause einzuhalten.
- Bei Serumkalium >4 mmol/l injiziert man einen Bolus von 10 E Normalinsulin und gibt dann 0,1 E/kg KG/h über den Perfusor.
- Halb- bis einstündliche Kalium- und BZ-Messungen sind erforderlich.
- Fällt der Blutzucker um weniger als 10% vom Ausgangswert nach einer Stunde, so kann die Insulinmenge auf 0,2 E/kg KG/h gesteigert werden.

Die Insulinwirkung kann bei der Ketoazidose deutlich reduziert sein. Diese Insulinresistenz ist Folge einer Hypokaliämie, einer Hypomagnesiämie und einer anhaltenden Mangelperfusion mit Katecholaminausschüttung und protrahierter Azidose.

Für die ersten 24 Stunden gelten folgende Zielwerte bezüglich der Blutzuckersenkung:
- Abfall des Blutzuckers pro Stunde um weniger als 50 mg/dl (3,0 mmol/l) und nicht tiefer als auf 250 mg/dl (14,0 mmol/l) senken, um ein Hirnödem zu vermeiden (dies gilt besonders bei schweren Ketoazidosen).
- Ab 300 mg/dl (16,6 mmol/l) infundiert man Glukose 10% (aus oben genanntem Grund und wegen des intrazellulären Glukosebedarfs).
- Die Infusionsgeschwindigkeit richtet sich nach dem Blutzucker.

Eine zu schnelle Blutzuckersenkung hat keinen klinischen Nutzen. Entscheidend ist die Flüssigkeitszufuhr, ferner reicht zunächst die niedrig dosierte Gabe von Insulin (0,1 E/kg KG/h), um Lipolyse und Glukoneogenese zu hemmen. Mit der niedrigen Initialdosis wird die Aufnahme von Kalium, Phosphat und Glukose in die Zellen kaum gesteigert.

Die frühzeitige Gabe von Glukose ist eine wichtige **Nährstoffzufuhr** und verhindert, dass die Serumosmolarität zu schnell abfällt. Ein zu schnelles Abfallen der Serumosmolarität führt zum **Hirnödem**. Es handelt sich um denselben Pathomechanismus wie bei der Hypernatriämie und der Exsikkose. Im Krankheitsverlauf haben sich das intra- und extrazelluläre Milieu osmotisch angeglichen. Fällt nun die extrazelluläre Osmolalität zu schnell ab, so entsteht ein Ungleichgewicht. Wasser diffundiert in die exsikkierte Zelle. Die Folge ist ein Anschwellen des Gehirns bis zum Hirnödem mit Einklemmungen. Wie bei der Hypernatriämie sind auch bei der Hyperglykämie Kinder und Frauen besonders gefährdet.

Die sechs Vorteile der niedrig dosierten Insulingabe
- Die Vermeidung eines Hirnödems; ein BZ von 250 mg/dl (14,0 mmol/l) gilt als kritische Grenze.
- Der Blutzucker bleibt besser steuerbar.
- Späthypoglykämien werden vermieden.
- Der Kaliumspiegel bleibt besser steuerbar.
- Das Risiko des Kammerflimmerns und eines paralytischen Ileus bei Hypokaliämie ist geringer.
- Eine Hypophosphatämie entsteht langsamer.

Natriumbikarbonatgabe

Natriumbikarbonat wird bei Aufnahme bei einem pH-Wert <7,0 infundiert. Eine Azidose mit einem pH-Wert >7,0 wird ohne Natriumbikarbonat spontan ausgeglichen, es sei denn, die kardiale Situation erfordert eine Korrektur. Eine überschießende Pufferung ist ungünstig, da hiermit eine therapeutisch wesentlich schlechter zu beeinflussende metabolische Alkalose entstehen kann. Mit der Hemmung der Lipolyse durch Insulingabe und der Rehydrierung wird die Produktion saurer Valenzen eingestellt. Die metabolische Azidose ist negativ inotrop am Herzen, vermindert die Sauerstoffdissoziation vom Hämoglobin und ist atemdepressiv.

Ein pH <7,1 hat folgende **Auswirkungen**:
- negativ inotrope Wirkung am Herzen,

=== verminderte Ansprechbarkeit der Blutgefäße auf Katecholamine,

=== Laktatproduktion in der Leber,

=== Insulinresistenz,

=== Atemdepression bei pH <6,8.

Die Infusion von Natriumbikarbonat hat folgende **Risiken:**

=== Hypokaliämie,

=== Hypernatriämie (1 ml Natriumbikarbonat=1 mmol Natrium) mit Dehydratation der Gehirnzellen,

=== intrazellulär zunehmende Azidose mit Sauerstoffmangelversorgung des Gehirns,

=== ungünstige Sauerstoff-Hämoglobin-Dissoziation mit verminderter peripherer Sauerstoffversorgung,

=== überschießende Pufferung mit metabolischer Alkalose.

Eine **paradoxe ZNS-Azidose** bewirkt eine Sauerstoffmangelversorgung im Gehirn. Die zunehmende intrazelluläre Azidose nach Bikarbonatgabe erklärt sich aus dem Membrantransport. Natriumbikarbonat dissoziiert zu Kohlendioxid und Natronlauge. Die Natronlauge kann die Zellmembran nicht passieren; sie bindet ein extrazelluläres Wasserstoffion. Das Kohlendioxid diffundiert passiv durch die Zellmembran; intrazellulär bindet dieses CO_2 an ein H_2O-Molekül, und es bildet sich, vereinfacht ausgedrückt, Kohlensäure. Trotz des pH-Anstiegs im Blut werden die Zellen auf diese Weise intrazellulär saurer. Der pH-Wert wird, auch deshalb, langsam angehoben.

Die extra- und intrazelluläre Azidose beeinflussen die **Sauerstoffbindungskurve** des Hämoglobins. Bei Mangelperfusion unter Azidose ist die Sauerstoffabgabe vom Erythrozyten an das periphere Gewebe erleichtert. Hebt man die Azidose auf, ohne die Mangelperfusion vorher beseitigt zu haben, resultiert eine mangelnde Sauerstoffversorgung der Organe.

Deswegen gilt bei Ketoazidose Folgendes:

> **Regeln für die Gabe von Natriumbikarbonat**
> - Pufferung erst ab pH <7,0
> - 50 mmol Bikarbonat pro Stunde, nur ausnahmsweise höher bei schwerster Azidose
> - Pufferung bis pH 7,1 oder maximal 7,2
> - Halb- bis einstündliche Kontrolle der Blutgase, des Kaliums und des Natriums
> - Die bekannte Substitutionsformel wird leicht modifiziert: Natriumbikarbonat in mmol = (negativer Baseexzess × kg KG × 0,3) × 0,3 über mindestens 2 h kontinuierlich i.v.

Phosphatsubstitution

Die Phosphatsubstitution ist kein akutes Problem. Jedoch ist die Rekonvaleszenz bei der Hypophosphatämie verlängert. Zunächst ist das Phosphat, wie das Kalium, normal bis erhöht. Mit der Gabe von Insulin werden Glukose, Kalium und Phosphat in die Zelle aufgenommen, um energiereiche Phosphatverbindungen herzustellen (ATP, NADPH etc.). Nun fällt der Phosphatspiegel innerhalb weniger Stunden nach Insulingabe auf Werte <1 mg/dl (<0,3 mmol/l) ab. Damit steht den Erythrozyten zu wenig Phosphat zur Generierung des 2,3-DPG zur Verfügung. 2,3-DPG schützt über die Gluthation- und NADPH-Synthese das Hämoglobin vor Oxidation und gewährleistet somit die Abgabe von Sauerstoff an das periphere Gewebe. Bei Hypophosphatämie sind die Organe mangelversorgt, und kompensatorisch muss das Herzminutenvolumen um ein Mehrfaches gesteigert werden. Der Phosphatverlust beträgt 0,5–4 mmol/kg KG.

Folgende Symptome und Befunde treten auf bei einer Hypophosphatämie bei Serumphosphor (SP) <1 mg/dl (<0,3 mmol/l):

=== Muskelschwäche, insbesondere Zwerchfellschwäche und mechanisches Lungenversagen,

=== Herzversagen, »high-output-failure«,

=== neurologische Veränderungen mit Eintrübung bis Koma, periphere Neuropathien,

=== Rhabdomyolyse, Thrombozytenfunktionsstörungen und metabolische Azidose (selten).

Echte Komplikationen durch die Hypophosphatämie allein sind selten. Studien konnten keine Verminderung der Mortalität beim ketoazidotischen Koma durch Phosphatgabe belegen.

Regeln für die Phosphatsubstitution

- Der Gesamtbedarf liegt etwa bei 50–100 mmol.
- Substitutiert werden sollte ab einem Serumphosphat (SP) <1,5 mg/dl (<0,5 mmol/l).
- Man substitutiert bis zu maximal 4 mg/dl SP (1,3 mmol/l).
- Die Maximaldosis ist 5 mmol Phosphat/h. Vorsichtigere Stimmen empfehlen 1 mmol Phosphat/h über 24–36 h.
- Die Dosierung richtet sich nach dem Ausgangswert: Bei SP <0,5 mg/dl (0,16 mmol/l) infundiert man 0,50 mmol/kg KG über 8 h einmal pro Tag; bei SP <1,0 mg/dl (0,3 mmol/l) infundiert man 0,25 mmol/kg KG über 8 h einmal pro Tag.
- Stündlich Kalzium und Phosphor im Serum messen bei einer Infusionsgeschwindigkeit >2 mmol/h, bei einer Infusionsgeschwindigkeit von 1 mmol/h erfolgt die Laborkontrolle alle 6–12 h.
- Gleichzeitig werden Kalium und Magnesium substitutiert.
- Nierenversagen sollte vor der Substitution sicher ausgeschlossen sein.
- Wegen der Gelatbildung sollten Kalzium, Magnesium und Phosphor nicht gleichzeitig über ein System oder eine Vene gegeben werden.

Nebenwirkungen einer unkontrolliert hohen Phosphatsubstitution und Hyperphosphatämie sind:
- eine Hypokalziämie und daraus resultierende Tetanie,
- ektopische Kalzifikationen (Kalziumphosphatgelate),
- Nierenversagen (als Ursache und Folge einer Übersubstitution),
- Hypotonie, besonders bei zu schneller Infusion.

Andere Elektrolyte

Die **Magnesiumsubstitution** ist beim ketoazidotischen Koma weder etabliert noch geprüft worden. Trotzdem spricht Einiges dafür, im Rahmen der fortgeschrittenen Therapie an das Magnesium zu denken. Die osmotische Diurese bewirkte einen Magnesiumverlust bis 100 mmol. Insulinresistenz, zentrale Eintrübungen und Herzrhythmusstörungen können auch die Folgen eines Magnesiummangels sein.

Bei der Magnesiumsubstitution ist zu beachten:
- maximal 8 mmol Magnesium über 10–30 min,
- maximal 64 mmol über 24 h,
- bei Nierenversagen Dosis reduzieren,
- Sehnenreflexe vor und im Laufe der Substitution prüfen,
- eine Hyporeflexie spricht für eine überschießende Substitution.

Ein **Kalziummangel** (50–100 mmol) stellt meist kein Problem dar. Falls man Kalzium gibt, sollte nicht gleichzeitig Kaliumphosphat laufen. Bei Hypokalziämie das Phosphat messen. **Chlorid** wird ausreichend durch die initialen Kochsalzinfusionen substitutiert. Der Bedarf liegt bei bis zu 350 mmol. Bei überschießender Substitution droht eine hyperchlorämische Azidose.

Intensivmedizinische Überwachung

☐ Tab. 12.6 zeigt, was die Überwachung während des ersten Tages beinhaltet.

Die Überwachung und Therapie erfordern die volle Aufmerksamkeit eines Arztes und einer Pflegekraft, da häufige Anpassungen notwendig sind.

Ist die Ursache der Entgleisung noch nicht klar, wird man jetzt mit der Diagnostik beginnen. Intraabdominelle Prozesse müssen ausgeschlossen werden. Anamnese, Fremdanamnese, Routinelabordiagnostik, körperliche Untersuchung, Sonographie, UKG und Röntgen führen zur Diagnose.

12.5   Komplikationen im Therapieverlauf

Komplikationen der Ketoazidose, wie tiefe Thrombosen, Aspirationspneumonien etc., müssen bedacht werden (☐ Tab. 12.7) Als Besonderheit erinnern wir uns an eine massive gastrointestinale Blutung bei ischämischer Kolitis.

◻ Tab. 12.6 Monitoring bei Ketoazidose

Parameter	Kontrollintervall
Puls, Blutdruck, Atmung	Kontinuierlich auf der Intensivstation; u. a. erkennt man am EKG-Monitor schwerwiegende Kaliumentgleisungen
Kalium, Natrium, Blutzucker	Alle 30–60 min
Einfuhr/Ausfuhr	Stündlich bilanzieren
ZVD, BGA	Initial alle 2 h, bei stabilisierten Patienten alle 4 h
Phosphat, Kalzium, Laktat, Chlorid	Alle 6–12 h
Ketone i. U., EKG	1-mal/Tag
Temperatur	2-mal/Tag

◻ Tab. 12.7 Mögliche Komplikationen im Therapieverlauf

Erkrankung/Symptom	Gefahr/Handlungsempfehlung
Hirnödem	Zu schneller Natriumabfall mit hypotonen Lösungen und freiem Wasser, Kinder und Frauen besonders gefährdet Zu schneller BZ-Abfall bei Insulinüberdosierung und verspäteter Glukoseinfusion
Lungenödem	Bei Flüssigkeitszufuhr ohne Berücksichtigung der kardialen, pulmonalen und renalen Situation
Protrahiertes Koma	Paradoxe ZNS-Azidose bei zu schneller Bikarbonatinfusion Dehydrierte Hirnzellen bei Hypernatriämie
Arrhythmie	Kaliumabfall bei zu früher Insulinzufuhr, zu schneller Bikarbonatgabe und unzureichender Kaliumsubstitution
Protrahierter Verlauf	Phosphat- und Magnesiumsubstitution nachholen
Krämpfe	Hirnödem, Hypernatriämie oder protrahierte Exsikkose abklären Kalziummangel bei Hyperphosphatämie

12.5.1 Das Hirnödem

Das **Hirnödem** ist beim Patienten mit ketoazidotischem Koma schwer zu erkennen. Eine erneute Eintrübung ist ein Hinweis. Das sich entwickelnde Hirnödem muss rasch erkannt werden. Differenzialdiagnostisch muss eine Hypernatriämie ausgeschlossen werden.

Die wichtigsten Zeichen sind in ◻ Tab. 12.8 aufgeführt.

Diagnostik des Hirnödems

In der klinischen Untersuchung sollten folgende Maßnahmen vorrangig sein:

= fortlaufend Erhebung des neurologischen Status,
= Elektroenzephalographie (EEG),
= kraniale Computertomographie (CCT) mit Hypodensität des Hirngewebes oder MRT mit Hyperintensität im T2-Bild.

Therapie des Hirnödems

Therapiemaßnahmen bei Vorliegen eines Hirnödems sind in ◻ Tab. 12.9 zusammengefasst.

Eine Barbiturattherapie gilt als letztes Mittel in der Hirnödemtherapie. Bedingt durch die schweren Nebenwirkungen der Barbiturattherapie (z. B. Thiopental), wie Kardiodepression und gehäufte

◘ Tab. 12.8 Symptome und Befunde bei Hirnödem

Allgemein	Kopfschmerz, Übelkeit, Erbrechen, RR-Anstieg, Frequenzabfall, Papillenödem, Lähmung des 6. Hirnnervs, Sehstörungen, Eintrübung
Symmetrische Einklemmung	Cheyne-Stoke-Atmung, kleine, aber reaktive Pupillen, Lähmung des Aufwärtssehens
Asymmetrische Einklemmung	Einseitig dilatierte areaktive Pupille, Hemiparese
Hirnstammeinklemmung	Irreguläre Atmung bis Apnoe, RR-Abfall, Herzfrequenzanstieg

◘ Tab. 12.9 Therapiemaßnahmen beim Hirnödem

Therapiemaßnahme	Praktisches Vorgehen
Mannitol 20%	0,5–1 g/kg KG im »Schuss«. Die langsame Infusion verstärkt das Hirnödem. Wiederholung alle 3–6 h bei Bedarf
Dexamethason	Initial injiziert man i.v. 1–2 mg/kg KG, dann 8 mg/8 h. Die Vigilanz wird verbessert, die Prognose nicht. Therapiedauer über ca. 1 Woche
Lagerung	Der Oberkörper sollte im Winkel von 30° hochgelagert werden, Kopf und Hals gerade zur Erleichterung des venösen Abstroms
Hyperventilation	Der Ziel-pCO$_2$ liegt bei 28–32 mmHg (3,70–4,25 kPa) unter Beatmung. Ein pCO$_2$ <25 mmHg (<3,30 kPa) kann zu zerebralen Vasospasmen führen. Hohe Atemzugvolumina sind zu vermeiden. Die Beatmungsfrequenz sollte bei 20/min liegen. Beatmung langsam und schrittweise normalisieren, um ein reaktives Reboundphänomen zu vermeiden
Furosemid	Nur als letzte Maßnahme, wahrscheinlich keine Wirkung auf das Hirnödem
Barbiturate	Die Indikation ist umstritten

Infektionsrate, und bedingt durch das Fehlen eines gesicherten therapeutischen Nutzens, wird diese Therapieform sehr reserviert gesehen.

Die **Mortalität** im Koma lag bei 25%. Gesenkt wurde sie mit der Entwicklung der differenzierten Therapie auf 5–15%. Bei Patienten über dem 65. Lebensjahr liegt die Sterblichkeit immer noch bei bis zu 20%. 10% der Todesursachen entfallen auf den Herzinfarkt, 33% auf den zerebralen Insult. Andere Todesursachen sind der Schock bei Exsikkose, schwere Aspirationspneumonien, Aspirationen mit Verlegung der Atemwege, Schocklunge (ARDS), Lungenembolien und das Hirnödem. Letzteres gilt besonders bei Kindern und Frauen.

Hyperosmolares Koma

Das hyperosmolare Koma (auch hyperosmolares Dehydratationssyndrom genannt) findet sich typischerweise beim älteren Typ-2-Diabetespatienten. Es entwickelt sich langsamer als das ketoazidotische Koma, und die Dehydratation steht im Vordergrund. Durch die geringe Restsekretion von Insulin kommt es nicht zur Ketoazidose. Bei relativem Insulinmangel und ausgeprägten Hyperglykämien sieht man bei der Diagnosestellung sehr hohe BZ-Werte (1000 mg/dl und mehr!). In den meisten Fällen handelt es sich um einen bisher nicht adäquat behandelten oder nicht bekannten Typ-2-Diabetes. Weniger als 1% der Patienten mit einem Typ-2-Diabetes müssen wegen eines hyperosmolaren Komas stationär behandelt werden. Diese Entgleisung ist eine schwerwiegende Störung mit einer Mortalität zwischen 5 und 15%, wobei neben der Altersstruktur die meist erhebliche Komorbidität beachtet werden muss. Oft ist der Patient alleinstehend, schlecht versorgt, hat die Kontrolle über seinen Diabetes verloren und nimmt zu wenig Flüssigkeit zu sich. Zur Dekompensation führen oft Infekte, ein Myokardinfarkt oder zerebrale Insulte. Diabetogene Medikationen begünstigen diese Entgleisung ebenfalls.

Das Alter des Patienten, fehlende Hyperventilation, fehlender Azetongeruch in der Atemluft und keine Ketonkörper im Urin weisen bei hohem Blutzucker differenzialdiagnostisch auf das hyperosmolare Koma hin. Da geringe Insulinspiegel ausreichen, um eine Lipolyse zu verhindern, haben diese Patienten keine Ketoazidose. Sie weisen aber zum Teil eine leichte Azidose bei Mangelperfusion mit erhöhten Laktatspiegeln auf.

Das **klinische Bild** ist geprägt von:
- einer massiven Exsikkose nach anhaltender Polyurie bei Hyperglykämie,
- fokalen oder generalisierten Krämpfen,
- Nackensteifigkeit bei meningealer Reizung,
- einem zunehmend eintrübenden Patienten, der zuletzt im Stadium des Komas ist,
- allen Zeichen und Komplikationen einer Exsikkose und Mangelperfusion, wie Durst, trockene Schleimhäute, Tachykardie, Hypotonie, Schwindel, Schwäche, bis zum Schock und mit Blutungen bei DIC,
- tiefen Venenthrombosen.

Gehäuft finden sich Pneumonien, Harnwegsinfekte oder kardiovaskuläre Ereignisse.

Erklärungen für den Pathomechanismus des hyperosmolaren Komas
- Hyperglykämie und osmotische Diurese mit massiver Exsikkose.
- Hyperglykämie und Dehydratation, die zur Hyperosmolarität des Serums führen.
- Der Liquor hat dabei dieselbe Osmolalität wie das Serum, bei niedrigerem Glukosegehalt.
- Um das osmolare Gleichgewicht zu wahren, muss also das Natrium im Liquor erhöht werden.
- Dieses Natrium stammt aus den Gehirnzellen, die kompensatorisch das Kalium aufnehmen.
- Damit ist das Membranpotenzial zusammengebrochen.
- Es folgt die Eintrübung mit Koma und/oder Krämpfen.

Typische **Laborwerte** sind ◘ Tab. 13.1 aufgelistet.

Nicht jedes Labor kann die Osmolalität sofort bestimmen. Man kann sie dann annäherungsweise aus dem Natrium-, Kalium- und BZ-Spiegel sowie dem Serumharnstoff berechnen:

$$\text{mosm/l} = 2 \times (\text{Na+} + \text{Ka+})\ \text{mmol} + \text{BZ mg/dl}/18 + \text{BUN mg/dl}/2{,}8$$

Eine Eintrübung tritt ab 320 mOsmol/l ein, das Koma ist ab 350 mOsmol/l zu erwarten. Die **Mortalität** des hyperosmolaren Komas in seiner vollen Ausprägung liegt bei bis zu 20–30%.

Therapie und **Monitoring** entsprechen, mit kleinen Abweichungen, dem Vorgehen bei der ketoazidotischen Form des Coma diabeticum. Die in ◘ Tab. 13.2 angeführten **Unterschiede** sind zu beachten.

◘ Tab. 13.1 Typische Laborwerte

Laborparameter	Veränderung
Blutzucker	600–1000 mg/dl [33–56 mmol/l], selten über 1000 mg/dl
Natrium und Kalium	Normal, erhöht oder erniedigt (trotz absoluten Mangels)
Blutgasanalyse	Geringe bis mäßige Azidose, meist pH >7,3
Laktat	Zum Teil deutlich erhöht bei peripherer Mangelperfusion und Schock
Ketone	Normal, allenfalls leicht erhöht
LDH, AST, ALT	Zum Teil massiv erhöht
CK-MB und CPK	Bei Myolyse durch Zentralisation und Mangelperfusion erhöht
Gerinnungsstörungen	Hyperviskosität und Mangelperfusion führen zur DIC
Hoher Hämatokrit	Als Zeichen der massiven Dehydratation
Triglyzeride	Zum Teil massiv erhöht, im Labor »Pseudohyponaträmie« möglich

◘ Tab. 13.2 Therapie und Monitoring beim hyperosmolaren Koma im Vergleich zur ketoazidotischen Form des Coma diabeticum

Beobachtungen	Anmerkungen
Der Flüssigkeitsbedarf ist höher	10 l und mehr
Initial oft höhere Infusionsmengen	Bis 3 l 0,9%ige NaCl-Lösung in der ersten Stunde, ZVD-gesteuert
Überwachung der Serumosmolalität	1/2-normale Lösungen entsprechend Verlauf
Höherer Kaliumbedarf	Zufuhr in Abhängigkeit zur Nierenfunktion
Meist kein Bedarf an Bikarbonat	Die Laktatazidose spricht auf Rehydratation an; nekrotisierende Entzündungen, eine Sepsis und ein anhaltender pH-Wert von <7,1, evtl. auch schon ein pH von 7,2, bedürfen der Bikarbonatgabe. Der pH-Wert ist in der Regel >7,3
Insulingabe nachrangig	Da das noch in niedrigen Mengen vorhandene Insulin meist ausreicht, um einen katabolen Stoffwechsel mit Ketogenese zu verhindern, ist die Therapie des Flüssigkeits- und Elektrolythaushalts vorrangig. Initial ist der Insulinbedarf sehr niedrig, und es sollte zu Beginn darauf geachtet werden, dass die Osmolarität um nicht mehr als 10 mosmol/ l/h abfällt und der Blutzuckerspiegel um nicht mehr als 100 mg /dl/h. Auch sollte der zentrale Venendruck bei diesen kreislaufinstabilen Patienten bei intensiven Infusionstherapie auf einer IMC überwacht werden. Gezielte Therapie der zur Entgleisung führenden Ursachen, wie z. B. Infektionen oder kardiovaskuläre Ereignisse Therapie auslösender Faktoren
Infekte	Pneumonieanteil bis zu 40–60%, Harnwegsinfekte bis zu 15% ursächlich, deshalb ist eine breite antibiotische Abschirmung im Rahmen der intensivmedizinischen Betreuung immer angezeigt
Öfter kardiovaskuläre Komplikationen	Es sind meist ältere Patienten, deshalb Suche nach kardiovaskulären Ereignissen (MI, Schlaganfall)

Hypoglykämie

14.1   Grundlagen

Jede Form der Diabetestherapie steht vor dem Dilemma, einerseits eine normnahe Blutzuckereinstellung mit dem Ziel zu erreichen, Folgeerkrankungen zu verhindern, und andererseits das Auftreten der gravierenden Akutkomplikation Hypoglykämie zu vermeiden.

Das Therapieziel einer normnahen Blutzuckereinstellung, insbesondere durch den Einsatz medikamentöser Prinzipien (insulinotrope OAD oder auch Insulin), erfährt durch ein erhöhtes Risiko für Hypoglykämien seine natürlichen Grenzen. Vor diesem Hintergrund sind das Vermeiden eines Überzuckers wie auch die konsequente Erkennung von Hypoglykämien gleichwertige Ziele jeder Diabetestherapie.

Die klassische Definition der Hypoglykämie beim Nichtdiabetiker erfolgt über die Wipple-Trias:
1. typische Symptome einer Hypoglykämie,
2. gleichzeitig Nachweis eines niedrigen Blutglukose-Spiegels,
3. Beseitigung der Symptome durch Glukosezufuhr.

Beim Diabetespatienten werden Hypoglykämien durch festgelegte Blutzuckergrenzen definiert. Manche Patienten haben sich durch Übertherapie an recht niedrige BZ-Werte bis zu 40 mg/dl adaptiert ohne darauf zu reagieren; dies ist eine sog. Hypoglykämie-Wahrnehmungsstörung. Andere sind durch eine langjährige schlechte Einstellung an hohe BZ-Werte über 200 mg/dl adaptiert und werden schon symptomatisch bei einem raschen Abfall von 200 auf 100 mg/dl. Der Vorschlag der amerikanischen Diabetesassoziation (ADA), einen Grenzwert von 3,9 mmol/l (70 mg/dl) zu definieren, wird von anderen Fachgesellschaften kontrovers diskutiert, hier eher mit niedrigeren Grenzwerten. Sinnvoll und international üblich ist jedoch die Einteilung anhand des Schweregrades der Symptomatik und im Hinblick auf die Fähigkeit zur Selbsttherapie:
— Milde Hypoglykämie: Sie kann durch selbstständige Kohlenhydrateinnahme durch den betroffenen selbst therapiert werden.
— Schwere Hypoglykämie: Die Therapie ist nur durch Fremdhilfe möglich.

Eine schwere Hypoglykämie ist ein Ereignis mit Krampfanfall, Bewusstlosigkeit, Verwirrtheit, irrationalem oder unkontrolliertem Verhalten oder anderen mit einer Hypoglykämie vereinbaren Symptomen (z. B. Schwitzen, Zittern, Heißhunger oder Sehstörungen) mit
1. Blutzucker meist <50 mg/dl (2,8 mmol/l) (Selbstkontrollmessung oder Laborwerte),
2. Besserung durch blutzuckeranhebende Maßnahmen oder
3. Auftreten kurz nach Hypoglykämieprodromi (z. B. Schwitzen, Zittern, Heißhunger oder Sehstörungen).

Bei Glukosewerten unter 80 mg/dl erfolgt bei Stoffwechselgesunden eine Hemmung der endogenen Insulinsekretion. Erste leichte Hypoglykämiesymptome können bei Werten unter 70 mg/dl auftreten, wie leichte Unruhe, Reizbarkeit. Durch Gegenregulation fallen Gesunde nicht unter 50 mg/dl ab.

Bei Werten unter 50 mg/dl treten ausgeprägte Symptome auf, unter 30 mg/dl muss mit Bewusstlosigkeit gerechnet werden. Frühgeborene sind hypoglykämisch mit Werten unter 30 mg/dl (1,7 mmol/l), Neugeborene unter 40 mg/dl (2,2 mmol/l). Bei Diabetespatienten mit **langjähriger Hyperglykämie** kann auch ein Blutzucker zwischen 100 und 150 mg/dl (5,7–8,3 mmol/l) zu Unterzuckerungssymptomen führen. Der Stoffwechsel und seine Regulationsmechanismen sind an höhere Werte »gewöhnt«. Gerade ein rascher Abfall von einem langjährig hohen Niveau wirkt wie eine Hypoglykämie.

> **Praxistipp**
>
> Patienten mit langjähriger Hyperglykämie müssen langsam an ein normoglykämisches Niveau herangeführt werden. Das heißt, dass Hypoglykämiesymptome in weiten Bereichen, unabhängig vom aktuellen Blutzuckerwert, auftreten können.

Andererseits findet sich **beim Gesunden** unter Nahrungskarenz häufig ein Blutzucker um 50 mg/dl (2,8 mmol/l). Eine Hypoglykämiesymptomatik tritt nicht auf. Der Stoffwechsel und seine Regulationsmechanismen sind an solche Blutzuckerspiegel gut adaptiert. Der Gesunde kann über eine lange Fastenperiode den Blutzucker im Normbereich halten.

> ❯ Der wesentliche Unterschied zwischen Diabetespatienten und Nichtdiabetikern besteht im Wechselspiel der Antagonisten Insulin und Glukose-Gegenregulatoren.

Die Glukose-Gegenregulationsmechanismen des Gesunden kann man wie folgt umschreiben:
- Suppression der Insulinfreisetzung,
- Aktivierung gegenregulatorischer Hormone (Glukagon, Katecholamine, Wachstumshormon, Kortisol),
- Aktivierung des autonomen Nervensystems,
- Glukose-Autoregulation.

Die Aktivierung der hormonellen Gegenregulation ist beim Diabetespatienten reduziert und inadäquat, insbesondere beim Typ-1-Diabetiker. Da hier eine Insulintherapie durchgeführt wird, kommt es nicht zur physiologischen Insulinsuppression. Die Gegenregulation mit Ausschüttung der kontrainsulinären Hormone, vor allem des Glukagons ist reduziert. Daher sind Typ-1-Diabetiker in höherem Maße gefährdet als Typ-2-Diabetiker. Mit zunehmender Krankheitsdauer und Insulintherapie bei Diabetes mellitus Typ 2 gleicht sich jedoch das Risiko an. Die Blutzuckerwerte, bei denen die Gegenregulation aktiviert wird, sind bei den verschiedenen Diabetespatienten unterschiedlich, sowohl im Vergleich zum Gesunden als auch untereinander.

Beim **Typ-2-Diabetespatienten** werden **früher** Glukose-Gegenregulationsmechanismen aktiviert – eine Situation, die besonders deutlich bei schlecht eingestellten Patienten werden kann. Beim **Typ-1-Diabetespatienten**, insbesondere bei langer Diabetesdauer, werden die Gegenregulationsmechanismen häufig **später** aktiviert. Hier gilt aber, dass dies kein schicksalhaftes Ereignis ist: Je häufiger Unterzuckerungen bereits aufgetreten sind, desto häufiger werden weitere Hypoglykämien folgen. Daraus folgt für die Therapieüberwachung, dass BZ-Werte unter 70 mg/dl (4,0 mmol/l) konsequent verhindert werden sollten, um die Gegenregulation wieder besser aktivieren zu können. Punktuelle Blutzuckerbestimmungen aus der Fingerbeere geben nicht bei allen Patienten ausreichende Informationen über den Zeitpunkt von Änderungen der

Glukosespiegel. Die inzwischen verfügbaren Systeme zur kontinuierlichen Glukoseaufzeichnung detektieren starke Schwankungen, die man zuvor bei Einzelmessungen nicht sah.

Beim D. m. Typ 1 bestehen häufig anhaltend hohe Insulinspiegel durch die Insulininjektionen. Beim D. m. Typ 2 liegt in der Regel eine protrahierte Insulinsekretion vor oder wird durch z. B. Sulfonylharnstoffderivate verstärkt. Das Wechselspiel der Antagonisten wird nur noch grob gesteuert. Unter einer Insulinämie kann das Glukagon die Gegenreaktion, also die Glukoneogenese, nicht ausreichend induzieren. Hinzu kommt, dass die **Katecholamine** erst spät und unzureichend reagieren. Die Gegenregulation ist bei manchen Diabetikern besonders schwach. Diese Diabetiker neigen vermehrt zu Hypoglykämien.

14.2 Ursachen

Die Ursachen für die Hypoglykämie beim Diabetiker sind in ◘ Tab. 14.1 zusammengestellt.

Aus der Liste der Ursachen einer Hypoglykämie sollen zwei Konstellationen hervorgehoben werden, da sie zwar oft zu beobachten sind, aber immer wieder verkannt werden:

Chronische Unterzuckerungszustände finden sich insbesondere bei jungen Diabetikern unter intensivierter Insulintherapie oder mit Insulinpumpen, die ihren BZ fast schon neurotisch zwischen 50–80 mg/dl (3,0–4,5 mmol/l) halten. Sie adaptieren an diese Grenzbereiche und nehmen die Warnzeichen schwerster Hypoglykämien nicht mehr wahr. Das Wechselspiel der Antagonisten normalisiert sich durch die Reduktion der Insulindosierung und BZ-Schwankungen (Bereich 80–160 mg/dl [4,5–9,0 mmol/l]) in 2–4 Wochen wieder.

Eine andere häufige Ursache für postprandiale Unterzuckerungen ist die **Missachtung des Spritz-Ess-Abstandes**. Im ungünstigsten Fall werden große Depots eines Mischinsulins 15 Minuten vor dem Essen tief in das Fettgewebe des Oberschenkels injiziert, wo die Resorption langsamer abläuft. Nach zwei Stunden ist der Patient hyperglykämisch, da das Insulin zu spät anflutet. Er verzichtet deshalb auf die Zwischenmahlzeit. Nach drei Stunden ist die Glukoseresorption abgeschlossen, da der Patient

◘ Tab. 14.1 Ursachen für die Hypoglykämie bei Diabetikern

Unzureichende Nahrungsaufnahme	Beispielsweise zu wenig BE pro Insulininjektion und Ausgangswert oder eine Mahlzeit ausgelassen
Überhöhte physische Aktivität	Beispielsweise plötzlicher Entschluss zu einem Fußballspiel nach einer normal dosierten Insulininjektion und ohne BE-Ausgleich
Medikamentenüberdosierung	Beispielsweise konstante Sufonylharnstoffdosis trotz Gewichtsreduktion, Kumulation der Medikation bei Nierenversagen oder normale Insulindosis trotz Diarrhoe, Wirkungsüberlappung bei mehrfachen Insulininjektionen
Verbesserte Insulinwirksamkeit	In der frühen Schwangerschaft, der Remissionsphase oder nach Überwindung einer sekundären Insulinresistenz
Autonome Neuropathie	Gastroparese und/oder gestörte adrenerge Gegenregulation
Beschleunigte Resorption	Beispielsweise Sonnenbad nach Insulininjektion oder versehentliche i.m.-Injektion, besonders am Oberarm
Kumulation von Insulin und oralen Antidiabetika	Vor allem bei Niereninsuffizienz
Kumulation und verzögerte Freisetzung aus lipodystrophen Gewebe
Spritz-Ess-Abstand	Zu kurz mit postprandialer Hypoglykämie
oder
zu lang mit präprandialer Hypoglykämie

v. a. schnell resorbierbare Kohlenhydrate gegessen hat. Das Insulin entwickelt jetzt sein Wirkmaximum. Der Patient kommt in den Unterzucker. Oft erkennen diese Patienten das, bekommen Heißhunger und werden bei konstant überhöhter Insulindosierung immer dicker. In ähnlicher Weise kann bei Vorliegen einer Gastroparese die Insulinanflutung bei Verwendung schnell wirkender Analoginsuline zu stark sein, mit Entwicklung einer Hypoglykämie. Hier wäre an eine postprandiale Insulininjektion zu denken. Dies gilt in gleicher Weise für Diabetespatienten, die einen stark wechselnden Appetit zeigen (Kinder, ältere Menschen), sodass die dann aufgenommene Kohlenhydratmenge nicht mehr zu der zuvor injizierten Insulinmenge passt (◘ Tab. 14.2).

14.3   Symptomatik

Die Symptome der Hypoglykämie können individuell sehr unterschiedlich ausgeprägt sein. Der eine Patient wirkt lediglich etwas forsch, sehr selbstbewusst oder aggressiv, der andere Patient schwitzt und krampft. Neben der interindividuell variablen Reaktionsweise spielen auch das Ausmaß und die Dauer der Hypoglykämie eine Rolle. Das hypoglykämische Koma stellt das Endstadium dar.

Adrenerge bzw. **autonome** Hypoglykämiesymptome sind:

- Tachykardie, weite Pupillen,
- Unruhe, Überaktivität, Aggressivität,
- Zittern, kalter Schweiß,
- Übelkeit, Heißhunger, Speichelfluss,
- Stuhl- und Harndrang.

Zerebrale bzw. **neuroglykopenische** Hypoglykämiesymptome sind:

- Angst, Verwirrtheit, Desorientiertheit, Konzentrationsschwäche, Halluzinationen, psychotische Veränderungen, Clownerie, Kopfschmerzen, Koordinationsstörungen.
- Müdigkeit, Verlangsamung, Koma,
- Krämpfe, Hyperreflexie,

◼ **Tab. 14.2** Ursachen für die Hypoglykämie beim Diabetiker und Nichtdiabetiker	
Leberinsuffizienz	Gestörte Glukoneogenese und fehlende Glykogenspeicher; die gesunde Leber setzt pro Stunde 5–10 g Glukose frei
Alkoholintoxikation	Gestörte Glukoneogenese
Nebennierenrindeninsuffizienz (NNRI)	Bewirkt eine erhöhte Insulinempfindlichkeit und mangelnde Gegenregulation bei BZ-Abfall
Hypothyreose	Wie NNRI
STH-Mangel	Wie NNRI
Insulinom	▶ Abschn. 14.6
Reaktive postprandiale Hypoglykämie	Als Dumping-Syndrom 1–2 h postprandial oder funktionell, ohne Gastrektomie, 3–5 h postprandial (▶ Abschn. 14.6)
Niereninsuffizienz	Gestörte Glukoneogenese, Kumulation der Antidiabetika

- Gedächtnis-, Sprach- und Sehstörungen, Doppelbilder, Lähmungen,
- Bild des zerebralen Insults bis zur Dezerebrationsstarre.

Kardiale Nebenwirkungen sind Herzrhythmusstörungen, vermehrt während und Tage nach einer Hypoglykämie.

Diese verschiedenen Symptome sollte man mit einem Diabetespatienten besprechen und das individuelle Muster gemeinsam herausarbeiten. Gerade bei Neueinstellungen oder bei einer Umstellung der Medikation ist dies wichtig. Empfehlenswert ist auch, dass unter kontrollierten Bedingungen, z. B. im Krankenhaus, eine Hypoglykämie und deren Selbstmanagement erlebt wird.

❯ Bei mangelnder adrenerger Gegenregulation durch wiederholte Unterzuckerungen und/oder wegen einer autonomen Neuropathie können die ersten Anzeichen fehlen oder kaschiert sein (»hypoglycemic unawareness«).

Die **Hypoglykämiewahrnehmungsstörung** ist Folge einer verzögerten und verminderten Aktivierung der sympathoadrenalen Gegenregulation. Bei ca. einem Fünftel der Diabetiker liegt dies unterschiedlich stark ausgeprägt vor. Autonome Symptome treten erst bei Werten unter 50 mg/dl und abgeschwächt auf, sodass der Betroffene die Hypoglykämie erst bemerkt, wenn zusätzlich bereits Beeinträchtigungen der Gehirnfunktion auftreten, die ein Selbstmanagement der Hypoglykämie dann möglicherweise verhindern. Hypoglykämiewahrnehmungsstörungen können deshalb zu bedrohlichen Ereignissen führen. Erforderlich sind dann eine passagere weniger strenge Stoffwechselführung und ein BZ-Zielwert um 150 mg/dl sowie die Vermeidung von Hypoglykämien. Bereits nach einigen Wochen verbessert sich dann die Wahrnehmung wieder; nach ca. drei Monaten kann dann wieder eine nornmahe Strategie gewählt werden. Darüber hinaus werden die Patienten in speziellen Schulungen (z.B. HYPOS-Schulungsprogramm, www.hypos.de) bezüglich der individuellen Hypoglykämiesymptomatik und Wahrnehmung trainiert.

Nächtliche Hypoglykämien werden häufig nicht bemerkt. Nachtschweiß, Albträume, schlechter Schlaf und ein morgendlicher Kopfschmerz mit Abgeschlagenheit sind Hinweise. An nächtliche Hypoglykämien denkt man auch bei überschießendem BZ-Anstieg nach dem Frühstück (Somogyi-Phänomen, ▶ Abschn. 20.5). Die Anzahl nächtlicher Hypoglykämien ist weitaus häufiger als vermutet und findet sich unter Insulinbehandlung bei Typ-1- und Typ-2-Patienten. Somit sind nächtliche BZ-Messungen ein unverzichtbarer Bestandteil einer Therapiekontrolle. Etwa 20% der Typ-1-Diabetes-Kinder sollen nächtliche Hypoglykämien erleben. Ein BZ <100 mg/dl (5,5 mmol/l) vor dem Schlafengehen soll in 50% der Fälle zu nächtlichen Hypoglykämien führen. Deshalb gilt ein BZ von 120–180 mg/dl (6,7–10,0 mmol/l) vor dem Schlafengehen als gute Einstellung. Im Rahmen der Autoregulation (▶ Abschn. 20.5) reguliert sich ein BZ von 180 mg/dl über Nacht vergleichbar wie ein BZ von 120 mg/dl (6,7 mmol/l).

Die schwierigste Phase in der BZ-Selbstkontrolle ist die nächtliche Phase. Regelmäßige BZ-Bestimmungen zur Nacht, etwa zwischen 3.00 und 4.00 Uhr, sind selten in den BZ-Aufzeichnungen zu finden, und es sollte daher regelmäßig an BZ-Messungen zu dieser Zeit erinnert werden. Dies gilt insbesondere dann, wenn die abendliche Verzögerungsinsulindosis aufgrund hoher morgendlicher Nüchternwerte erhöht werden soll. Idealerweise eignen sich BZ-Messungen, wenn am späten Abend keine BZ-Korrekturen durch vermehrte Zufuhr von BE oder zusätzliche Gabe von Insulin erfolgen musste. Dann kann das Wirkprofil des abendlichen Verzögerungsinsulins besser abgeschätzt werden.

14.4 Risiko und Prävention

Rezidivierende **leichte Hypoglykämien** und asymptomatische **nächtliche Hypoglykämien** scheinen, nach dem jetzigen Stand des Wissens, keinen bleibenden Schaden anzurichten, erhöhen jedoch die Wahrscheinlichkeit einer Hypoglykämiewahrnehmungsstörung. Ferner können schwere Unterzuckerungen für mehrere Tage eine typische Symptomatik für eine erneute Unterzuckerung blockieren. Gerade bei einer guten **intensivierten Insulintherapie** sind leichte Hypoglykämiesymptome nicht immer vermeidbar. Deshalb ist es wichtig, die Erkennung und Vermeidung von Hypoglykämien zu einem zentralen Thema in der Patientenschulung zu machen. Die Betroffenen sollten immer einige Blättchen Traubenzucker direkt verfügbar haben. Unterzuckerungen sind per se kein Kriterium für eine gute Einstellung, da sie auch gehäuft bei BZ-Tagesprofilen mit großen Ausschlägen vorkommen. Im Rahmen der intensivierten Insulin-

therapie muss man statistisch mit mindestens einer schweren Hypoglykämie pro Jahr rechnen. Manche Diabetiker haben eine besonders schwache adrenerge Gegenregulation bei einer Hypoglykämie. Diese Patienten werden gerade bei einer normoglykämischen Einstellung gehäuft symptomatisch. Die kurze Spanne bis zur Hypoglykämie und eine Insulinämie verhindern eine ausreichende Gegenregulation. Das Abwägen zwischen dem Wert einer guten Einstellung und den Risiken, die mit einer Hypoglykämie assoziiert sind, erfolgt in Absprache zwischen Arzt und Patient. Berufliche Aspekte müssen berücksichtigt werden. Die Kombination einer Hypoglykämie mit einer schweren KHK birgt ein besonders hohes Risiko.

Die Therapie des Typ-2-Diabetikers mit oraler Gabe von Metformin, Glitazonen, DPP4-Inhibitoren, Acarbose oder GLP-1-Analoga führt nicht zu Hypoglykämien. Die **Therapie mit Sulfonylharnstoffen (SH)** führt bei Nahrungskarenz zu Hypoglykämien. Lang wirksame Präparate, wie das Glibenclamid/Glimipirid, haben eine Halbwertszeit von bis zu 36 Stunden; hier sehr protrahierte Hypoglykämien mit stationärer Überwachung und Blutzucker-Therapie. Aus der UKPDS-Untersuchung liegen wertvolle Hinweise zur Häufigkeit von Unterzuckerungen für den Sulfonylharnstoff Glibenclamid vor. Die Rate von Unterzuckerungen stieg nach mehr als 9-jähriger Diabetesdauer deutlich an. Im Durchschnitt berichteten 18% der Patienten über Unterzuckerungen. Zur Rate von schweren Unterzuckerungen unter verschiedenen Sulfonylharnstoffen und den kürzer wirksamen Gliniden liegen folgende Zahlen vor: Für lang wirksame Substanzen werden 0,9–1,23 Ereignisse pro 100 Patientenjahre, für die kurz wirksamen Substanzen im Mittel 0,24 Ereignisse pro 100 Patientenjahre berichtet. Entscheidend ist es, eine Überdosierung der SH-Derivate zu vermeiden (▶ Kap. 20). Eine entsprechende Unterweisung zur Vermeidung von Unterzuckerungen ist deshalb auch beim Patienten mit SH-Therapie angezeigt.

> **❯** Beim protrahierten hypoglykämen Koma sind zerebrale Schäden möglich. Trotz Therapie und Normoglykämie liegen diese Patienten noch stunden- bis tagelang in Koma und Stupor bis zum Erwachen. Dann

sind dauerhafte Schäden mit zerebralen Funktionsstörungen möglich (u. a. erhöhte Demenzwahrscheinlichkeit). Langzeitschäden beim Typ-2-Diabetiker erhöhte Rate an Demenzerkrankungen.

Kardiale Auswirkung und Mortalität Während einer Hypoglykämie kommt es zu einem Anstieg der Katecholamine mit

- Blutdruckanstieg,
- Herzfrequenzanstieg,
- erhöhtem Sauerstoffbedarf des Herzens,
- Thrombophilie,
- Hemmung der Thrombolyse.

Jede Unterzuckerung führt zu einer QTc-Verlängerung mit Risikoerhöhung für Herzrhythmusstörungen. Bei bestehender kritischer KHK besteht ein erhöhtes Infarktrisiko. Darüber hinaus werden auch vermehrt Arrhythmien beobachtet. Das sog. »Dead-in bed-Syndrom« beschreibt das auffällig häufige Auffinden plötzlich verstorbener junger Typ-1-Diabetiker morgens im Bett. Der Zusammenhang zwischen Unterzuckerung und bedrohlichen kardialen Ereignissen besteht auch bei älteren Diabetikern. Aufgrund der Ergebnisse zweier großer Studien (ACCORD, VADT), bei denen es bei sehr akkurat, normnah und intensiv behandelten Diabetikern zu vermehrten Todesunfällen und Hypoglykämien gekommen war, wurden die Therapieziele überarbeitet; dies gilt insbesondere für ältere und langjährige Diabetiker. Der Hypoglykämievermeidung wurde mehr Gewicht beigemessen.

Prävention Der junge Typ-1-Diabetiker wird schnell lernen, mit einer akkuraten Einstellung und gelegentlich leichteren Hypoglykämien umzugehen. Eine schwere Hypoglykämie liegt vor bei Bewusstseinsverlust und/oder Hilfsbedürftigkeit. Grundsätzlich muss bei schwereren und protrahierten Hypoglykämien, also mit Bewusstseinsveränderungen, die Insulintherapie im Zusammenhang mit den körperlichen Aktivitäten und der Nahrungszufuhr neu überdacht werden.

Fastenperioden sollten bei Leber-, Nieren- und Nebenniereninsuffizienz sowie Hypothyreose vermieden werden. Bei einem Kreatinin >5 mg/dl (442 µmol/l) ist der Organismus katabol, und es

bestehen kaum noch Glykogenreserven. Bei Leberinsuffizienz sind die Gluconeogenese und die Glykogenreserven für eine Gegenregulation unzureichend. Ein Mangel an Nebennieren- und Schilddrüsenhormonen verlangsamt eine hormonelle Gegenregulation bei Unterzuckerung.

Häufig wird eine **Hypoglykaemia factitia** nicht als solche erkannt. Vor allem bei Kindern in der Pubertät ist diese zu beobachten.

β-Blocker und Hypoglykämie Unter kardioselektiven β_1-Blockern (z. B. Metoprolol) konnten keine abgeschwächte Hypoglykämiewahrnehmung, keine verlängerte Hypoglykämiedauer oder gar gehäufte Hypoglykämien beobachtet werden. Der hypoglykämieinduzierte Tremor und Pulsanstieg werden abgeschwächt; dies wird jedoch durch eine ausgeprägte Verstärkung des Frühsymptoms Schwitzen unter β-Blocker-Therapie kompensiert.

Unselektive β-Blocker (z. B. Propranolol) hemmen die β_2-vermittelte hepatische Glykogenolyse und Gluconeogenese. Dadurch wird eine Hypoglykämie im Verlauf verlängert. Ebenso wird eine Hypoglykämie erst bei niedrigeren Werten wahrgenommen. Damit sollte auf unselektive β-Blocker verzichtet und die Dosierung der kardioselektiven β-Blocker nicht zu hoch gewählt werden, da sie sonst ihre Selektivität verlieren.

14.5 Therapie

Therapie der leichten Hypoglykämie (Patient ist noch ansprechbar, kooperativ und orientiert) Kombination aus schnell wirksamen Kohlenhydraten und langsam wirksamen Kohlenhydraten.

Zuerst werden **schnell wirksame Kohlenhydrate** gegeben, um einen raschen BZ-Anstieg zu erreichen, also etwa ein Glas Limonade, Cola, Fruchtsaft (keine Diätsäfte!) oder 10–20 g Traubenzucker (2 Dextroenergen-Plättchen sind ca. 10 g KH), kombiniert mit **langsamer wirksamen Kohlenhydraten**, um erneutes Auftreten einer Unterzuckerung zu vermeiden, etwa Kräcker, ein Stück Brot oder 1–2 Tassen Milch.

1–2 schnelle BE oder 10–20 g Traubenzucker steigern den BZ um etwa 40–80 mg/dl (2,2–4,4 mmol/l). Um eine Überkorrektur zu vermeiden, was leider zu oft geschieht, wartet man die Wirkung ab. Bei Verdacht auf eine Gastroparese ist viel Flüssigkeit zur schnelleren Magenpassage nötig. Alternativ kann Traubenzucker auch aus den Backentaschen und der Rektumschleimhaut resorbiert werden.

Diese Maßnahmen müssen bis zur Verbesserung der Symptome und Anheben eines Blutzuckers auf > 60 mg/dl engmaschig (initial Kontrolle alle 10–15 min) wiederholt werden. Es kommt initial zu schnellen und dramatischen erneuten BZ-Abfällen, man darf sich also von einem hohen Blutzucker nicht in Sicherheit wiegen lassen. Ist die Reaktion auf obige Maßnahmen unzureichend, eine massive Insulinüberdosierung möglich oder hat der Patient eine Gastroparese, gibt man zuerst glukosehaltige Getränke.

Therapie der mittelschweren Hypoglykämie (Patient kann noch schlucken)
- Limonade, Cola, Fruchtsaft: Dies entspricht einer Glukose 10%, 0,2 l = 20 g Zucker; falls die Glykogenspeicher leer sind, werden die 20 g Zucker gleich verbraucht, und es folgt ein erneuter Unterzucker; also gleich eine Scheibe Brot nachessen.
- 4 Dextroenergen mit Wasser: Sie sind besser als 8 Würfelzucker, weil reine Glukose schneller resorbiert wird.

Dem unkooperativen Patienten mit zentralen Ausfällen bis zum Koma sowie bei Verdacht auf eine Insulinüberdosis und bei protrahierter Hypoglykämie wird man gleich **Glukose i.v.** geben.

Therapie der schweren Hypoglykämie Unter **ambulanten** Bedingungen:
- 50 ml Glukose 40% im Bolus, selten zweizeitig bis 100 ml: Nach 10 ml ohne Effekt eine Hypoglykämie auszuschließen ist falsch. Eine periphere Phlebitis muss man oft in Kauf nehmen.

Unter **stationären** Bedingungen können entsprechende Volumina einer 10%-Glukoselösung bevorzugt werden, um das Risiko einer chemischen Phlebitis nach peripher venöser Gabe zu reduzieren.
- Glukose 5–10%: Eine Dauerinfusion ist nach der Bolusgabe wichtig. Der Blutzucker sollte

über 150 mg/dl (8,0 mmol/l) gehalten werden, und es kann Stunden dauern, bis die Speicher aufgefüllt sind oder die Wirkung von Sulfonylharnstoffen nachlässt. Dabei sollte man die Kaliumspiegel bestimmen.

Oder:
- Glukagon i.m. oder s.c.: Diese Maßnahme dauert wenige Minuten bis zum Blutzuckeranstieg durch Induktion der Glykogenolyse. Der Erfolg ist nicht immer sicher, denn:
  - Bei erhöhtem Insulinspiegel ist Glukagon kaum wirksam,
  - bei Alkoholismus oder Leberschaden wurde kein Glykogen aufgebaut, das zur schnellen Gegenregulation nötig wäre,
  - die Gegenregulation reicht bei protrahierten Verläufen nicht aus,
  - die Halbwertszeit von Glukagon ist kürzer als die des Insulins.

Erbrechen mit Aspirationsgefahr ist eine Nebenwirkung. Grundsätzlich ist eine Glukagongabe bei rezidivierenden schweren Hypoglykämien bei jedem Typ-1-Diabetiker indiziert. Die Angehörigen sollten zur Glukagoninjektion angewiesen werden.
- Gastroparese: Sie bewirkt bei autonomer Neuropathie häufig schwere Hypoglykämien. Als Gegenmaßnahme besteht die Möglichkeit der Insulingabe nach der Mahlzeit, alternativ trinkt der Patient vor jeder Mahlzeit rasch resorbierbare flüssige Kohlenhydrate, z. B. Limonade (ca. 1 BE).

Prophylaktische Maßnahmen in Bezug auf die nächtliche Hypoglykämie sind in ◻ Tab. 14.3 aufgeführt.

14.6   Weitere Ursachen für eine Hypoglykämie

Gastrektomie Nach Gastrektomie entwickeln v. a. **Diabetespatienten** ein **Spät-Dumping-Syndrom** mit Unterzuckerung. Glukose flutet sehr schnell an. Die Darmpassage ist so schnell, dass die Resorptionsphase entsprechend kurz ist. Der Typ-1-Diabetiker kann dieses schnelle Anfluten kaum

◨ **Tab. 14.3** Prophylaxe der nächtlichen Hypoglykämie	
Lang wirksame Kohlenhydrate	Zur Spätmahlzeit Vollkornprodukte mit Resorptionsverzögerung durch Eiweiß oder Fett, z. B. Vollkornkeks mit Quark, Vollkornbrot mit Butter und Käse oder Schokolade 1–2 BE extra, falls um ~22.00 Uhr der BZ <120 mg/dl (6,7 mmol/l)
NPH-Insulin spätabends (~22.00 Uhr)	Wenn Nü-BZ niedrig, dann Dosis reduzieren Wenn Nü-BZ normal und BZ nach Frühstück überhöht (Somogyi), dann Dosis reduzieren und möglichst später injizieren
NPH-Insulin abends (~18.00 Uhr)	Eine etwaige Wirkungskumulation des NPH-Insulins vor dem Abendessen mit dem spätabendlichen NPH-Insulin um ~2.00 Uhr sollte bedacht werden
Lang wirksame Analoga oder Insulinpumpe	Wenn nächtliche Hypoglykämien mit einem hohen Nü-BZ einhergehen (NPH-Wirkdauer zu kurz)
Körperliche Aktivität	Ab drei Stunden Aktivität Reduktion des Verzögerungsinsulins zur Nacht um ca. 30%, BZ-Kontrolle, evtl. Zusatz-BEs

mit Insulin abdecken. Nach der kurzen Resorptionsphase von 1–2 Stunden hat er einen hohen Insulinspiegel über mindestens 4 Stunden und kein Kohlenhydratangebot mehr. Der Typ-2-Diabetiker erfährt durch den BZ-Anstieg eine überschießende Stimulation der Insulinsekretion. Diese Reaktion kommt allerdings zu spät, da die frühe enterale Stimulation der β-Zellen durch gastroduodenopankreatische Transmitter wegfällt. Nun liegen auch beim Typ-2-Diabetiker 2 Stunden nach der Mahlzeit hohe Insulinspiegel vor, und er hat keine Kohlenhydrate mehr zur Verfügung. Es kommt 1–2 Stunden postprandial zur Hypoglykämie.

Die **Prävention** des Dumping-Syndroms ist diätetisch:

— mehrere kleine Mahlzeiten: ca. 6- bis 8-mal/ Tag;
— komplexe Kohlenhydrate, keine gezuckerten Limonaden oder Säfte;
— Kohlenhydrate reduzieren, kompensatorisch Eiweiß und Fett erhöhen;
— Ballaststoffe vermindern die Resorptionsgeschwindigkeit;
— Acarbose und Guar (wirken wie Ballaststoffe).

Funktionelle postprandiale Unterzuckerungen Diese sog. reaktiven Hypoglykämien nach 3–5 Stunden kommen nicht so selten vor, auch mal bei Stoffwechselgesunden. Es gelten die gleichen Grundsätze wie oben. Eine pathologische Glukosetoleranz mit Hyperinsulinämie und einer unterdrückten Glukagonsekretion soll ausgeschlossen werden.

Insulinom

❯ Das Insulinom ist eine sehr seltene Ursache. Erhöhte Proinsulin-, Insulinspiegel und ein hohes C-Peptid sowie wiederholte Nüchtern-Hypoglykämien sind richtungsweisend.

Meist sind es benigne solitäre Neoplasien. Da Proinsulin nicht immer vollständig gespalten wird, sagt ein normaler Nüchtern-C-Peptid-Spiegel nichts aus. Ein Hungerversuch über 24–72 Stunden mit Bestimmung von Proinsulin, Insulin und C-Peptid ab einem BZ-Niveau von 50 mg/dl (2,8 mmol/l) ist der entscheidende diagnostische Schritt. Beim Insulinom zeigt sich im Hungerversuch eine autonome, d. h. nicht geregelte Freisetzung von Proinsulin, Insulin oder auch C-Peptid trotz niedrigem Blutzucker. Ist eine Operation aus verschiedenen Gründen nicht möglich oder sinnvoll oder muss man die Phase bis zur Operation überbrücken, so stehen folgende Maßnahmen zur Prävention rezi-

◫ Tab. 14.4 Konservative Therapie des Insulinoms	
Diazoxid, initial 3-mal 50 mg p.o.	Dies ist der erste Schritt. Eine Steigerung auf 3-mal 100 mg und höher ist unter Blutdrucküberwachung mitunter nötig. Häufig entwickeln sich Ödeme. Erfolg in 50% der Fälle
Thiaziddiuretika	Sie wirken gegen die Ödeme und haben eine diabetogene Wirkung. Thiazide potenzieren den hyperglykämischen Effekt des Diazoxids. Die Dosierung erfolgt nach Blutdruck und Volumenstatus
Lang wirksame Somatostatin-Analoga	Versuch kann erfolgreich sein. Es hemmt die Insulinsekretion, insbesondere das Analogon Pasireotid
Zytostatika	Sie sind indiziert bei metastasierendem Insulinom. Streptozotoxin ist β-zytotoxisch

divierender Hypoglykämien zur Verfügung: Bildgebung mit Sonografie, CT, Endosonografie und Radionuklidmethoden. Eine operative Sanierung ist auch bei multiplen und multilokulären Insulinomen anzustreben.

Konservative Therapieformen des Insulinoms zeigt ◫ Tab. 14.4.

14

Laktatazidose

Die Laktatazidose ist eine Form der metabolischen Azidose, bei der die Laktatkonzentration erhöht ist (>5 mmol/l) und gleichzeitig ein erniedrigter ph-Wert (<7,36) vorliegt. Die Laktatazidose ist eine häufige Form der metabolischen Azidose.

Eine Laktatazidose kann in etwa 15% der Fälle einer ketoazidotischen Entgleisung auftreten und nach heutigem Kenntnisstand extrem selten im Zusammenhang mit einer Biguanidtherapie.

Es werden zwei grundsätzliche Typen von Laktatazidosen unterschieden:

- **Typ-A-Laktatazidosen** mit verminderter Sauerstoffversorgung des Gewebes bei gestörter Gewebeperfusion infolge eines hypovolämischen, septischen oder kardiogenen Schocks oder einer schweren Hypoxämie anderer Genese, z. B. einer CO-Intoxikation oder Darmischämie.
- **Typ-B-Laktatazidosen** ohne eine primär gestörte Sauerstoffversorgung, jedoch vermehrter Laktatproduktion oder gestörter Laktatverwertung. Eine **Biguanid-induzierte Laktatazidose** ist als Typ-B-Laktatazidose zu klassifizieren.

Symptome der Laktatazidose

- Gastrointestinal: Übelkeit, Erbrechen, Inappetenz, akutes Abdomen
- Respiratorisch: kompensatorische Hyperventilation
- Kardiovaskulär: eine Schocksymptomatik kann sowohl Ursache als auch Folge sein
- Zentralnervös: Unruhe, Verwirrtheit, Müdigkeit bis zum Koma

Biguanid-induzierte Laktatazidosen sind extrem selten; etwa drei Laktatazidosen pro 100.000 Patientenjahre werden berichtet. Biguanidassoziierte Lakatazidosen finden sich bei Nichtbeachten der Kontraindikationen einer Biguanidtherapie. Die Kontraindikationen sind:

- Kreatinin >130 µmol/l (>1,5 g/l);
- Erkrankungen, die mit einer Mangelperfusion und akuten Niereninsuffizienz einhergehen können, wie Exsikkose, Diarrhoe, hohes Fieber, schwere Infekte, Hypoxie, Schock;
- gravierende Leberfunktionsstörungen, Transaminasen über das Dreifache der Norm;
- Zustände mit Gewebehypoxie (z. B. instabile KHK, Myokardinfarkt, Lungenembolie, Sepsis);
- Herzinsuffizienz;
- Schwangerschaft, Reduktionskost, Infektionen, konsumierende Erkrankungen;
- Lebensalter >80 Jahre ist relativiert worden, entscheidend ist die Nierenfunktion;
- operative Eingriffe oder Angiographie oder andere Untersuchungen mit jodhaltigen Kontrastmitteln (48 h vorher absetzen, im Anschluss an den Eingriff darf die Therapie erst wieder angesetzt werden, wenn eine ungestörte Nierenfunktion belegt ist).

Eine **Prophylaxe** Biguanid-assoziierter Lakatazidosen ist unter der strikten Beachtung der Kontraindikationen somit gut möglich. In der Praxis kann dabei ein kleines Hand-out hilfreich sein, welches in einigen Punkten die wichtigsten Kontraindikationen der Biguanidtherapie zusammenfasst. Insbesondere auch in den OAD-Schulungen muss auf diesen Punkt eingegangen werden.

Die **Therapie der Laktatazidose** hat einige Besonderheiten (■ Tab. 15.1). Die Laktatproduktion ist im Schock so ausgeprägt, dass eine Alkalisubstitution die Azidose nicht ausgleichen kann. Die Natriumbelastung wird zu hoch. Der intrazelluläre CO_2-Anstieg führt zur Verschlechterung der Makro- und Mikroperfusion. Ein pH >7,1 soll allerdings angestrebt werden. Die Natriumausscheidung wird mit Diuretika angekurbelt.

Azidose und Diurese bedingen massive Kaliumverluste, denen man rechtzeitig begegnen muss. Deswegen wird eine **Hämodialyse** mit Bikarbonatpuffer früh im Krankheitsverlauf angestrebt. Ein pH <7,0 und Laktatwerte >90 mmol/l sind eine absolute Indikation zur Hämodialyse über einen Bikarbonatpuffer und ermöglichen auch die Elimination des Metformins.

Eine begleitende Nieren- oder Herzinsuffizienz, ein Lungenödem und eventuell eine Ketoazidose sind zu beachten. Eine Hypothermie ist häufig und muss durch zentrale Aufwärmung ausgeglichen werden.

☐ Tab. 15.1 Therapeutisches Vorgehen bei Laktatazidose

Vitalfunktionen sichern	ABC-Regel
Ursachen beseitigen	Die Biguanide werden abgesetzt, die Mikrozirkulation gesichert (Schocktherapie), streuende Infektionsherde gesucht.
Blutzucker	Einstellung mit Insulin, zunächst über den Perfusor; Insulin hemmt einen Teil der Laktatproduktion. Ausreichende Glukosezufuhr gewährleisten
Bikarbonat	Soll-pH-Wert >7,1: dabei besteht die Gefahr einer Hypernatriämie, v. a. bei Patienten mit Nieren- und/oder Herzinsuffizienz
Ketoazidose	Flüssigkeit, Elektrolyte, Insulin (► Abschn. 12.3)
Hämodialyse	Sie ist spätestens indiziert ab einem pH <7,0 und/oder Laktat >90 mmol/l. Die Hämodialyse filtriert auch die Biguanide und das Natrium ab
Kaliumabfall	Eine Azidose kaschiert den Kaliummangel (► Abschn. 12.3)
Hypothermie	Aufwärmen immer von zentral, am besten über die Beatmung. Die periphere Aufwärmung bringt noch mehr saure Valenzen in den Kreislauf
Andere	Eine Herzinsuffizienz, ein Infarkt oder eine Lungenembolie können sowohl Folgen als auch Auslöser der Laktatazidose sein

Folgeerkrankungen des Diabetes mellitus

Die Folgeerkrankungen der chronischen Hyperglykämie sind die Hauptursache für die gesteigerte Morbidität und Mortalität zuckerkranker Menschen. Zu den Folgeerkrankungen gehören mikrovaskuläre und makrovaskuläre Komplikationen sowie eine Vielzahl komplexer Syndrome: zum einen die **Makroangiopathie** mit
- koronarer Herzerkrankung, Herzinfarkt und Herzinsuffizienz,
- zerebrovaskulärer Sklerose und zerebralen Insulten,
- peripherer Arterieller Verschlusskrankheit (pAVK) mit Claudicatio intermittens mit und ohne Schmerzsymptomatik und diabetischer Gangrän.

Zum anderen die **Mikroangiopathie** mit
- diabetischer Retinopathie und auch Makulopathie,
- diabetischer Nephropathie

und die **diabetische Neuropathie** mit sensomotorischer und autonomer Neuropathie, peripher und autonom.

Zu den **komplexen Syndromen** gehören
- das diabetische Fußsyndrom, mit der Kombination aus makro- und mikrovaskulären Störungen und der peripheren diabetischen Neuropathie,
- die arterielle Hypertonie als Ausdruck einer gestörten Endothelfunktion,
- die Dyslipidämie des Diabetespatienten, ebenfalls mit gestörter Endothelfunktion.

Die chronische Erhöhung des Blutzuckers stellt ein eigenständiges Risiko dar. Das Risiko für Schlaganfälle, Herzinfarkt und die arterielle Verschlusskrankheit sind deutlich erhöht. Zusätzlich ist der Verlauf der Erkrankung meist wesentlich komplizierter und mit einer erhöhten Mortalität für die Betroffenen im Vergleich zum Nichtdiabetiker verbunden. Von besonderer klinischer Bedeutung ist dabei, dass **Frauen mit einem Diabetes mellitus** bereits prämenopausal ein überproportional erhöhtes Risiko für kardiovaskuläre Komplikationen aufweisen und nahezu genauso häufig wie männliche Diabetespatienten einen Herzinfarkt oder einen Schlaganfall erleiden.

Die **Lebenserwartung** ist infolge der diabetesassoziierten Komplikationen deutlich reduziert. Je früher die Diabetesmanifestation, desto ausgeprägter ist der Verlust an Lebensjahren. Für Männer konnte in Deutschland ein Verlust von 5,3 Lebensjahren durch den Diabetes, für Frauen sogar von 6,4 Jahren beschrieben werden. Bereits in der 3.–5. Lebensdekade kommt diese **diabetesbedingte Übersterblichkeit** zum Tragen.

Der Gesundheitsbericht Diabetes 2007 stellt einen Überblick über die Häufigkeit des Auftretens von Begleit- und Folgekrankheiten bei 120.000 betreuten Menschen mit Typ 2 D.m. vor:
- 75,2% Bluthochdruck,
- 11,9% Diabetische Retinopathie,
- 10,6% Neuropathie,
- 9,1% Herzinfarkt,
- 7,4% periphere Arterielle Verschlusskrankheit (pAVK),
- 4,7% Schlaganfall,
- 3,3% Nephropathie (Niereninsuffizienz),
- 1,7% diabetisches Fußsyndrom,
- 0,8% Amputation,
- 0,3% Erblindung.

Das Risiko für Komorbiditäten ist für Diabetiker im Vergleich zu Personen ohne Diabetes deutlich erhöht (◘ Tab. 16.1). Erhöht ist somit auch das Risiko für schwerwiegende klinische Ereignisse beim Diabetiker (◘ Tab. 16.2).

> In absoluten Zahlen ist das Risiko für klinische Ereignisse für Frauen und Männer mit einem Diabetes mellitus nahezu gleich, in relativen Zahlen deutlich jedoch zu Ungunsten der Frauen erhöht.

Heute ist klar, dass die mikro- und makrovaskulären Komplikationen ursächlich mit der **Blutzuckererhöhung** zusammenhängen und dass eine Risikoreduktion durch Optimierung der Blutzuckereinstellung, durch regelmäßige körperliche Aktivität, gesunde Ernährung und, falls notwendig, durch eine konsequente **Blutdruckeinstellung** und Korrektur der **Dyslipidämie** zu erreichen ist. Entscheidendes weiteres Therapieziel muss das Vermeiden des **Nikotinabusus** sein.

Zwei große klinische Studien, die Diabetes Control and Complications Trial (DCCT; die Nach-

16

◻ Tab. 16.1 Risiko für Komorbiditäten für Diabetiker. Alters- und geschlechtsadjustierte Odds-Ratios. (Mod. nach Leitlinien der Deutschen Diabetes-Gesellschaft)

Erkrankung (Komorbidität)	Odds-Ratio
KHK	3,4
pAVK	3,2
Zerebrovaskuläre Erkrankungen	2,3
Arterielle Hypertonie	2,9
Nierenerkrankungen	4,7
Periphere Nervenerkrankungen	2,3

◻ Tab. 16.2 Risiko für klinische Ereignisse beim Diabetiker: Odds-Ratios. (Mod. nach Leitlinien der Deutschen Diabetes-Gesellschaft)

Erkrankung (Komorbidität)	Odds-Ratio
Myokardinfarkt	Männer: 3,7 Frauen: 5,9
Herz-Kreislauf-Tod	vor dem 30. Lebensjahr: 9,1 nach dem 30. Lebensjahr: 2,3
Apoplex	2,4
Erblindung	5,2
Niereninsuffizienz	12,7
Amputation der unteren Extremität	22,2
Fußulzera	45

folgestudie von DCCT ist die sog. EDIC-Studie), durchgeführt an Typ-1-Diabetespatienten, und die britische United Kingdom Prospective Diabetes Study (UKPDS), durchgeführt an Typ-2-Diabetespatienten, geben überzeugend Auskunft über die Möglichkeiten einer Risikoreduktion durch eine intensive Diabetestherapie.

Ergebnisse der Studien DCCT und UKPDS

Die intensivierte Insulintherapie (ICT) in DCCT/EDIC reduzierte bei Typ-1-Diabetikern

- das Risiko für das Auftreten einer relevanten Retinopathie (Primärprävention) um 70–80%,
- das Risiko für das Fortschreiten einer bekannten Retinopathie (Sekundärprävention) um 50–60%,
- das Risiko für das Auftreten einer diabetischen Nephropathie (Primärprävention) um 60%,
- das Risiko für das Auftreten einer Neuropathie (Primärprävention) um 70–80%,
- das Risiko einer koronaren Herzerkrankung (Primärprävention) um 40–50%.

In der Fortführung der DCCT, der sog. EDIC-Studie, konnte inzwischen Folgendes gezeigt werden: Je früher die ICT im Krankheitsverlauf zum Einsatz kommt, desto günstiger ist deren Langzeiterfolg, auch wenn sich im weiteren Krankheitsverlauf der Blutzucker – gemessen am HbA_{1c}-Niveau – wieder verschlechtern sollte. Zusätzlich stabilisierte die ICT eine noch vorhandene Restsekretion der Inselzellen über viele Jahre (Nathan et al. 2003, 2005; Lind et al. 2008, 2009; Wright 2009).

Die intensivierte Diabetestherapie sowie die verbesserte Blutdruckeinstellung in der UKPDS führen bei einer Beobachtungszeit über zehn Jahre ebenfalls zu einer signifikanten Risikoreduktion beim Typ-2-Diabetes (◻ Tab. 16.3).

DCCT/EDIC (Typ-1-Diabetes) und UKPDS (neu diagnostizierter Typ-2-Diabetes) dokumentierten ein klinisch wichtiges Phänomen: Je früher im Krankheitsverlauf eine gute Stoffwechselkontrolle erreicht wurde, umso länger war dieser positive Effekt in beiden Untersuchungen selbst bei einer nachfolgenden Stoffwechselverschlechterung zu beachten. Dieses Phänomen wird als »Glukosegedächtnis« oder auch als »Legacy Effect« bezeichnet.

Drei große Untersuchungen (**ADVANCE-, ACCORD-, VADT-Studien**) an Typ-2-Diabetespatienten mit einer bereits langen Laufzeit des Diabetes (verbunden mit Folgeerkrankungen) demonstrierten, dass das Ziel einer normnahen Blutzuckereinstellung bei diesen Patienten mit einer über einen längeren Zeitraum unzureichend durchgeführten Stoffwechselkontrolle und bereits bestehenden Folgekomplikationen sogar zu vermehrten Komplikationen bis hin zu einem erhöhten Mortalitätsrisiko führen kann und sich trotz deutlich verbesserter Stoffwechsellage nur ein geringer klinischer Vorteil

Tab. 16.3 Risikoreduktion beim Typ-2-Diabetes durch intensivierte Diabetestherapie und verbesserte Blutdruckeinstellung. Ergebnisse der UKPDS bei einer Beobachtungszeit von 10 Jahren. Angegeben sind 95%-Konfidenzintervalle

Komplikation	RR systol (−10 mmHg) (%)	HbA$_{1c}$ (−1%) (%)
Tod	12–18	15–24
Folgeerkrankungen	10–14	17–24
Myokardinfarkt	7–14	8–21
Mikrovaskuläre Komplikationen	10–16	33–41

durch eine solchermaßen intensivierte Therapie ergibt; allerdings handelt es sich hier um eine Gruppe mit bereits bestehenden Folgeerkrankungen und einer unzureichenden Stoffwechselkontrolle über einen längeren Zeitraum!

Die Studien ADVANCE, ACCORD und VADT unterstreichen die Bedeutung von individualisierten Therapiezielen. Der Einsatz von mehr als zwei oralen Antidiabetika ist offenbar nicht zielführend.

Der Zusammenhang zwischen Stoffwechselführung und dem Entstehen von Folgeerkrankungen scheint eindeutig. In der Praxis stellt man aber fest, dass dies individuell sehr stark variiert. Es gibt Patienten, die trotz guter Einstellung früh Komplikationen erleiden; andere mit ausgeprägter Hyperglykämie wiederum zeigen dies Folgeerkrankungen erstaunlich spät. Neben der Hyperglykämie gibt es also andere wichtige Co-Faktoren. Sicher ist die Einstellung des Blutdrucks wesentlich. Es scheint eine genetische Disposition zu geben. Ganz wesentlich scheint aber die **Muskelmasse** zu sein. Einerseits schützt sie vor massiven BZ-Spitzen durch die Autoregulation. Sie reduziert bekanntermaßen kardiale, zerebrale und vaskuläre Erkrankungen. Sie schützt vor einer subklinischen Inflammation (Stichwort: hs-CRP). Sie hat wohl auch eine immunstärkende Wirkung; u.a. ist die Rate von Neoplasien wesentlich supprimiert. Ein sehr versierter Diabetologe sagte vor 30 Jahren: »Interessant und eigenartig: Wir sehen kaum Menschen mit starker Muskulatur, die diabetische Folgeerkrankungen entwickeln.« Dies deckt sich zwischenzeitlich auch mit unserer Erfahrung.

16.1 Makroangiopathie

Das Risiko einer Arteriosklerose ist bei Diabetikern etwa um das 4- bis 5-Fache erhöht. In den Industrieländern ist der Diabetes mellitus die vierthäufigste Todesursache, wobei kardiovaskuläre Erkrankungen bei Diabetikern für 75% der Gesamtmortalität verantwortlich sind. Die koronare Herzkrankheit (KHK) liegt dabei mit großem Abstand an erster Stelle der Todesursachen. Aufgrund von Herzkrankheiten beträgt die jährliche Durchschnittsmortalität bei Personen mit Typ-2-Diabetes 5,4% und ist damit doppelt so hoch wie bei altersgleichen Nichtdiabetikern.

Die Prävalenz einer peripheren Arteriellen Verschlusskrankheit (pAVK), definiert als Knöchel-Arm-Doppler-Index <0,9, beträgt bei Patienten mit D. m. 20,9%, bei Personen ohne D. m. 7,0%. So beträgt die Prävalenz bei asymptomatischen Diabetikern nach dem 40. Lebensjahr über 20%. Diese Daten unterstreichen die Bedeutung der Makroangiopathie.

Pathogenetisch spielen der Grad der Blutzuckererhöhung, die Hypertonie, die nichtenzymatische Glykierung, das atherogene Lipidprofil und eine deutliche Störung im Gerinnungssystem eine Rolle.

Im Rahmen des metabolischen Syndroms sind auch vor Entwicklung eines Typ-2-Diabetes arteriosklerotische Veränderungen zu beobachten (▶ Kap. 8 und ▶ Kap. 9). Entscheidend wird das weitere Risiko durch den Grad der Glukosestoffwechselstörung bestimmt.

Im Gegensatz zu den mikrovaskulären Veränderungen stellen die makrovaskulären Schäden keine diabetesspezifische Schädigung dar. Es kommt durch den Diabetes und die arterielle Hypertonie zu einer frühzeitigen und verstärkten Arteriosklerose. Dies wird gefördert durch sog. »advanced glycation end products« (AGE), vermehrten oxidativen Stress, lokale Zytokine und Wachstumsfaktoren sowie Proteinkinase-C-Aktivierung. Dies mündet u.a. in eine vermehrte pathologische Kollagenbildung.

Krankheitsbilder der diabetischen Makroangiopathie sind:
- periphere Arterielle Verschlusskrankheit mit Claudicatio intermittens und diabetischer Gangrän,
- Zerebralsklerose und zerebrale Insulte,
- KHK und Herzinfarkt, oft als stiller Infarkt bei autonomer Neuropathie,
- Arteriosklerose des Intestinums, z. B. Nierenarterien, Mesenterialarterien,
- erektile Dysfunktion.

16.1.1 Periphere Arterielle Verschlusskrankheit (pAVK)

Die periphere AVK des Diabetespatienten tritt als chronisch obliterierende Arteriosklerose auf. Diabetiker entwickeln häufiger und früher arteriosklerotische Gefäßveränderungen als Nichtdiabetiker. Bei Typ-2-Diabetikern ist die diabetische Makroangiopathie bereits bei Diagnosestellung des Diabetes zu finden. Die Arterielle Verschlusskrankheit wie auch die Sklerose der hirnzuführenden Gefäße sind Markererkrankungen einer systemischen Atherosklerose und haben somit weitergehende Bedeutung über den alleinigen regionalen Befundort hinaus. 75% der AVK-Patienten geben keine Beschwerden an.

> **Praxistipp**
>
> Eine Quantifizierung der pAVK, v. a. der Beingefäße, ist eine sehr wichtige Untersuchung beim Diabetiker (▶ Anhang).

Klinik
Klassisches Symptom einer pAVK (symptomatische pAVK) ist die Claudicatio intermittens (»Schau-

fensterkrankheit«), ein beim Gehen kontinuierlich an Intensität zunehmender, meist krampfartiger Beinschmerz im Bereiche der Wade, aber auch am Oberschenkel und im Gesäß. Der Klaudikationsschmerz ist abhängig vom Grad der Belastung, von der Lokalisation der Gefäßverschlüsse, der Ausprägung von Kollateralkreisläufen und wird gerade beim Diabetespatienten auch wesentlich mitbestimmt durch eine meist begleitend vorliegende Neuropathie.

Stadieneinteilung der PAVK
Die Stadieneinteilung nach Fontaine I–IV hat sich auch für Diabetespatienten bewährt.
- I asymptomatische AVK
- II Claudicatio intermittens
  - bei Gehstrecke >200 Meter (Stadium IIa)
  - bei Gehstrecke <200 Meter (Stadium IIb)
- III Ruheschmerzen
- IV Nekrose, Gangrän
  - IVa: trophische Störung, trockene Nekrosen
  - IVb: bakterielle Infektion der Nekrose, feuchte Gangrän

Untersuchungen
Inspektion, Ertasten der Bein- und Fußpulse und Auskultation (Stenosegeräusche). Die apparative Diagnostik beinhaltet zunächst die Oszillographie (Pulskurvenregistrierung) und eine arterielle Druckmessung. Bei der Doppleruntersuchung der Beinarterien wird der Arteriendruck im Knöchelbereich mit dem Druck am Oberarm verglichen. Bei Gesunden ist der Knöcheldruck im Liegen leicht höher als der systolische Oberarmblutdruck, also Doppler-Index ca. 1,1.

> **Der Doppler-Index**
> - >1: gesund
> - 0,75–1,0: leichtgradige arterielle Durchblutungsstörung
> - 0,5–0,75: mittelgradige arterielle Durchblutungsstörung
> - <0,5: hochgradige arterielle Durchblutungsstörung

Die **Mediasklerose (Mönckeberg-Sklerose,** ▶ Abschn. 18.3) findet sich bei 10–20% der Diabeti-

◻ Tab. 16.4   Konservative Therapiemaßnahmen bei pAVK

Therapiemaßnahme	Anmerkung
Optimale Diabeteseinstellung	Gabe von ASS 100–300 mg/Tag, bei Unverträglichkeit Gabe von Clopidogrel 75 mg/Tag
Korrektur der Dyslipidämie	Statingabe, hoch dosiert
Infusion von Prostaglandinderivaten (Prostavasin)	Alprostadil 1 Amp. in 100 NaCl 2-mal/Tag steigern bis 2 Amp. in 100 NaCl 2-mal/Tag Die i.v.-Infusion ist genauso gut wie die intraarterielle Gabe. Eine manifeste Herzinsuffizienz ist eine Kontraindikation.
Thromboseprophylaxe	Niedermolekulare Heparine i.v., s.c.
Antikoagulation	Passager bei akuten Verschlüssen und konservativer Therapie, dauerhaft bei rezidivierenden Embolien.
Bei Entzündungszeichen Antibiose	Beispielsweise Amoxycillin/Clavulansäure i.v. (▶ Kap. 17)
Schmerztherapie	Die Sequenz Schmerz-Adrenalin-Vasokonstriktion stoppen
Weitere Maßnahmen	Ausreichende Hydrierung Tieflagerung der Extremität Watteverbände Zunächst Entlastung der Extremität Mit einsetzender Besserung beginnt die Mobilisation

ker. Es kommt zu spangenförmigen Verkalkungen und Verknöcherungen der Tunica media. Letztlich resultieren durch Verkalkungen wandstarre Rohre, die falsch-hohe Knöcheldrücke suggerieren. Es ist eine diabetestypische Gefäßwandverkalkung, die man so aber auch nach Sympathektomien beobachten kann.

> **Praxistipp**
>
> Bei Vorliegen einer Mediasklerose ist die Bewertung des Doppler-Index meist eingeschränkt. Es gilt aber auch weiterhin, dass ein Index <0,9 hochgradig verdächtig ist bezüglich des Vorliegens einer pAVK. Ein Index >0,9 schließt bei Bestehen der Mediasklerose eine pAVK nicht aus.

Invasive angiologische Untersuchungen sind zur weiteren Abklärung und zur weiteren Planung bezüglich eines interventionellen Vorgehens angezeigt (DSA, intraarteriell; CT- und MRT-Angiographie).

Internistische Therapie

Zur Therapie der peripheren AVK wird man zunächst alle internistisch konservativen Maßnahmen ausschöpfen. Die Therapie der **kardiovaskulären Risikofaktoren** wie Nikotinabusus, Blutzuckereinstellung, arterielle Hypertonie und Dyslipidämie sind unerlässlich (◻ Tab. 16.4). Diese Maßnahmen sollten verbunden werden mit einem **Gehtraining** (CAVE: diabetisches Fußsyndrom).

Die Wirksamkeit sog. vasoaktiver Substanzen im Stadium II nach Fontaine der pAVK ist umstritten. Im Stadium III und IV sind Prostanoide angezeigt, Cilostazol im Stadium II scheint hilfreich zu sein.

Invasive Maßnahmen

Bei Verschlüssen sind interventionelle Verfahren wie eine Thrombendarteriektomie oder auch Bypassverfahren sowie Dilatationsverfahren indiziert. Die konservativen Möglichkeiten sollten vorher ausgeschöpft sein. Rekanalisationen der Beinarterien können problematisch sein, wenn die gesamte Peripherie betroffen ist. Die Ergebnisse der perkutanen transluminalen Angioplastie (PTA) und Bypasschirurgie sind grundsätzlich genauso gut wie bei Nichtdiabetikern. Periphere Ulzera heilen nach der Rekanalisation besser ab. Bei Diabetikern sind die Unterschenkelarterien vergleichsweise häufiger betroffen.

16.1.2 Koronare Herzkrankheit

Diabetiker haben ein sehr hohes Herzinfarktrisiko. Selbst Diabetiker ohne nachgewiesene relevante KHK haben ein ähnliches Risiko wie ein Nichtdiabetiker mit bekannter KHK und Zustand nach stattgehabtem Herzinfarkt.

Bei Diabetikern mit koronarer Herzkrankheit (KHK) treten im Vergleich zu Nichtdiabetikern häufiger stumme Ischämien und Infarkte auf, Morbidität und Mortalität nach Infarkt sind deutlich erhöht. Die Reperfusionsrate nach einer Lysebehandlung ist geringer und das Restenoserisiko nach perkutaner Koronarangioplastie (PTCA) erhöht. Zusätzlich sind die Langzeitergebnisse nach kardiologischen Interventionen bei Diabetespatienten generell schlechter, wobei insbesondere diabetische Frauen in nicht ausreichendem Ausmaß von den Therapiefortschritten der interventionellen Kardiologie zu profitieren scheinen.

> Eine KHK kann gerade bei Diabetespatienten mit autonomer Neuropathie des Herzens über lange Zeit asymptomatisch sein. Bei Diabetikern muss man doppelt so häufig wie sonst, also in ca. 10% der Fälle, mit einem stummen Herzinfarkt rechnen.

Zur Beurteilung einer KHK ist das stufenweise Vorgehen mit Anamnese, Auskultation, EKG, Ergometrie, Stressechokardiographie, Myokardszintigraphie sowie ggf. Herzenzymen und Koronarangiographie Standard. Eine weiterführende Diagnostik ist durch das gehäufte Vorkommen mehrerer Risikofaktoren, die sowohl bei Typ-1- als auch bei Typ-2-Diabetikern vorkommen, in besonderem Maße angezeigt bei:

- typischer und atypischer Angina pectoris,
- Auffälligkeiten im Ruhe-EKG,
- pAVK,
- arteriosklerotischen Veränderungen der extrakraniellen Hirngefäße,
- Beginn eines intensiven sportlichen Trainingsprogramms,
- erhöhtem kardiovaskulären Risiko durch
  - Dyslipoproteinämie,
  - arterielle Hypertonie,
  - Rauchen,
  - Familienanamnese: vorzeitige KHK,
  - Mikroalbuminurie,
  - gestörte endotheliale Funktionen bei erektiler Dysfunktion.

Die Mikroalbuminurie ist ein Marker für eine endotheliale Dysfunktion und hat eine hohe prognostische Wertigkeit. Wie das Routine-EKG sollte dies jährlich untersucht werden.

Hypoglykämien führen über die adrenerge Gegenreaktion zu gehäuften Arrhythmien und Herzinfarkten. Da Diabetiker – bedingt durch eine periphere und autonome Neuropathie – oft nicht symptomatisch sind und weil das Belastungs-EKG eine geringe Sensitivität hat, sollte man früh über eine bildgebende oder interventionelle Diagnostik nachdenken. Hierzu gehören auf der ersten Stufe Stressechokardiographie und Myokardszintigraphie. Erwägen kann man ein Kardio-MRT mit Bestimmung des »late enhancement«.

Die BARI 2D-Studie (Bypass Angioplasty Revascularization Investigation 2 Diabetes) untersuchte gezielt verschiedene Behandlungsstrategien bei Typ-2-Diabetikern mit KHK. An der Studie nahmen 2.368 Patienten mit einer mittleren Diabetesdauer von 10,4 Jahren teil. Der Durchschnitts-HbA_{1c}-Wert zu Studienbeginn lag bei 7,7%, die Beobachtungsdauer betrug fünf Jahre.

Insgesamt zeigten sich keine wesentlichen Unterschiede bei der Überlebensrate zwischen den einzelnen Therapiemaßnahmen, wie frühe koronare Revaskularisation oder medikamentöse Intervention. Der Vergleich zwischen früher Revaskularisation zu einem konservativen Vorgehen (inkl. Training) zeigte vergleichbare Überlebensraten von 88,3% und 87,8% (p=0,97).

Aus vorliegenden Untersuchungen ist zu schließen, dass die Vorteile der koronaren Intervention (konventionelle Bypassoperation oder minimalinvasive perkutane koronare Intervention, bei der Katheter, Ballons und Stents Anwendung finden)

◻ **Tab. 16.5** ABCD-Score[a]. (Mod. nach Rothwell et al. 2005)

Parameter		Punktzahl
A: Alter	≥60 Jahre	1
B: Blutdruck	RR systol ≥140 mmHg	1
	RRdiastol ≥90 mmHg	1
C: Symptome	Einseitige Parese	2
	Sprachstörung, keine Parese	1
	Andere Symptome	0
D: Dauer der Beschwerden	≥60 min	2
	≥10 min, <60 min	1
	<10 min	0

[a] http://www.strokecenter.org/trials/scales/ABCDScore.pdf

erst bei einer Akut-Symptomatik (ACS) oder Crescendo-Symptomatik indiziert sind.

Neben den ischämischen Ereignissen bedingt der Diabetes mellitus ebenfalls ein erhöhtes Risiko für das Auftreten von Herzinsuffizienz, Vorhofflimmern und Arrhythmien bis zum plötzlichen Herztod. Bei aggravierendem Typ-2-Diabetes treten zudem die arterielle Hypertonie und das Schlaf-Apnoe-Syndrom auf.

16.1.3 Schlaganfall

Hauptrisikofaktor für den Schlaganfall sind arterielle Hypertonie und Vorhofflimmern. Der Diabetes mellitus steigert dies noch einmal um das 2- bis 4-Fache. Ähnlich dem Herzinfarktrisiko hat der Diabetiker ohne vorbekannte Karotissklerose und ohne Schlaganfall in der Vorgeschichte ein Risiko wie der Nichtdiabetiker mit bekannten Koronarplaques und nach Apoplex. Zudem sind die Verläufe beim Diabetiker schwergradiger. Dementsprechend seltener gibt es eine TIA als Vorbote, das manifeste schwere Ereignis kommt meist ohne Prodromi. Die Komponenten des metabolischen Syndroms potenzieren das Risiko exponentiell.

Jeder Schlaganfall stellt einen medizinischen Notfall dar und bedarf einer sofortigen gezielten ärztlichen Versorgung.

Vorboten eines Schlaganfalls sind u. a. die transitorisch ischämischen Attacken (TIA). Mittels eines einfachen Risikoscores lassen sich Hochrisikopersonen zwecks weiterer Risikostratifizierung identifizieren (◻ Tab. 16.5).

Bewertung des ABCD-Scores

Bei Zeichen eines Insultes muss eine sofortige notfällige klinische Untersuchung erfolgen, da eine hohe Wahrscheinlichkeit für einen Schlaganfall besteht. Dies gilt im besonderen Maße auch für Diabetespatienten. Bei unspezifischen Zeichen (»Präapoplex«) kommt es bei jedem dritten Patienten innerhalb der nächsten sieben Tage zu einem Schlaganfall. Auch bei einem passageren Ereignis sollte ohne Zeitverzögerung eine neurologische Abklärung erfolgen.

Klinik und bildgebenden Diagnostik (CT) kommen eine zentrale Rolle in der Therapiestratifizierung unter intensivmedizinischer Kontrolle auf einer »Stroke-Unit« zu.

Hirnblutung

Die Therapie einer Hirnblutung ist abhängig von der Größe und dem Ort der Blutung. Kleinere Blutungen werden in der Regel überwacht, größere wurden nach individueller Einschätzung mit dem Ziel der Druckentlastung operiert.

Hirninfarkt

Bei Vorliegen eines Apoplex ohne Blutungsnachweis in der CCT/MRT erfolgt, nach Abklärung der Kontraindikationen, eine Lysetherapie, die jedoch nur bis zu zwei, maximal vier Stunden nach den ersten Symptomen möglich ist. Weitere medikamentöse Ansätze sind eine Antikoagulation, Kontrolle der Glukose (Therapieziel BZ-Werte stabil um 100–150 mg/dl und strikte Vermeidung von Hypoglykämien) und Blutdruckkontrolle (RR-Senkung erst ab ca. 180/100 mmHg). Eine schnelle Rehabilitation stellt ein weiteres sehr wichtiges Therapieziel dar.

Die **Duplex-Untersuchung der A. carotis** ist ein »Schaufenster« für den makroangiopathischen Gefäßstatus (»Intima-Media-Dicke« und Plaques);

beim Diabetespatienten ist es eine Risikostratifizierung, die Korrelation mit pAVK, KHK und intrazerebralen Stenosen liegt bei 0,9. Kritische Analyen der Effektivität und Evidenzbasiertheit der beiden invasiven Interventionen Stent-Angioplastie (CAS) vs. Karotisendarteriektomie (CEA) kommen zu dem Ergebnis, dass der vordergründig »minimalinvasive« Eingriff beim Karotis-Stenting nicht automatisch eine Minimierung des Risikos bedeutet. Bei der Behandlung symptomatischer Karotisstenosen über 70% bleibt im Moment der therapeutische Goldstandard die Karotisendartiektomie.

16.2 Mikroangiopathie

16.2.1 Diabetische Retinopathie und Makulopathie

Die Retinopathie ist die häufigste Ursache für Erblindungen im Erwachsenenalter. Insgesamt erblinden 2–4% aller Typ-1-Diabetiker. 95% der Typ-1-Diabetiker haben nach 20 Jahren Diabetesdauer eine Retinopathie, 16% davon werden symptomatisch. Im Mittel findet sich bei 40% aller Typ-1-Diabetiker eine Retinopathie. 35% der Typ-2-Diabetiker haben bei Diagnosestellung bereits eine Retinopathie.

> **Die Ursache der Retinopathie ist die Mikroangiopathie. Sie wird negativ beeinflusst durch eine schlechte Stoffwechseleinstellung, eine lange Dauer der Diabeteserkrankung, eine begleitende Nephropathie, eine Hypertonie und durch das Rauchen.**

Der Patient ist lange Zeit, trotz fortschreitender Retinopathie, asymptomatisch. Sobald Visusausfälle, Schleiersehen, Verschwommensehen oder gar ein roter Vorhang auftreten, ist die Retinopathie weit fortgeschritten. Eine Verbesserung der Stoffwechsellage sollte bei schlecht eingestellten Diabetikern mit einer proliferativen Retinopathie schrittweise über 2–3 Monate erfolgen. BZ-Werte von 150–250 mg/dl (8,3–14,0 mmol/l) werden zunächst akzeptiert. Zu rasche Veränderungen können das Fortschreiten der Retinopathie verstärken. Dies kann ein Problem bei der Schwangeren, bis dato schlecht eingestellten Typ-1-Diabetikerin sein. Man wird einen Kompromiss mit etwa zwei Wochen wählen und die Patienten über die Risikoabwägung aufklären.

Pathogenese der Retinopathie

- Mikroangiopathische Veränderungen führen zur Rarefizierung des Kapillarnetzes, zu Verschlüssen und Mangelperfusion
- Gefäßdegeneration mit Ausbildung von Mikroaneurysmen
- Sauerstoffmangel ist der Stimulus für die Gefäßproliferation
- Mikroinfarkte und vermehrte Kapillardurchlässigkeit mit Exsudaten führen zu den weichen »Cotton-wool-Spots«
- Fettablagerungen, sog. harte Exsudate
- Die Gefäßproliferation überwuchert die Retina und bildet Shunts und Aneurysmen
- Arteriovenöse Shunts führen zu dilatierten Venen und weiterer Mangelversorgung der Retina
- Steal-Phänomene führen zu Infarkten und Narben
- Netzhautablösungen sind Folge einer Desintegration der Retina durch Ischämie und Traktion durch Narbenzug bei Einsprossung von Gefäßen in den Glaskörper
- Glaskörpereinblutungen sind die Folge von hämorrhagischen Infarkten, erhöhter Gefäßpermeabilität und/oder rupturierten Aneurysmen
- Gefäßproliferationen bis in die Iris führen zum Sekundärglaukom
- Makulopathie mit Ödem oder Einblutung (◘ Abb. 16.1)

Im Rahmen der regelmäßigen Verlaufsbeobachtungen von Diabetespatienten sind folgende Untersuchungen zu fordern, verbunden mit einem standardisierten Befundbericht (entsprechend den Empfehlungen der Fachgesellschaften):

- Sehschärfe,
- vorderer Augenabschnitt,
- Augendruck (bei schwerer nichtproliferativer oder proliferativer Retinopathie, bei Rubeosis iridis),
- Augenhintergrund mit binokular-biomikroskopischer Funduskopie (bei erweiterter Pupille).

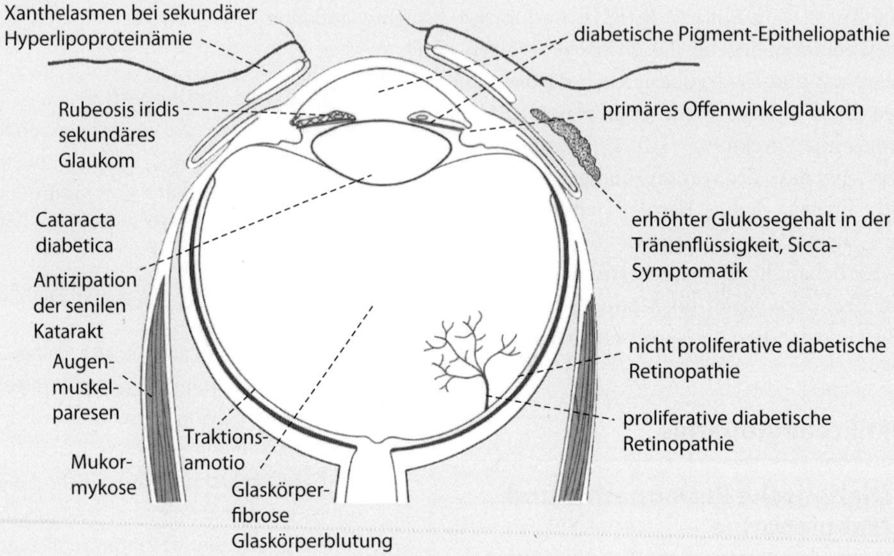

Abb. 16.1   Manifestationen und Komplikationen des Diabetes mellitus am Auge. (Mod. nach Ruprecht u. Naumann 1997)

Stadien der diabetischen Retinopathie
1. Keine Retinopathie
2. Milde, nichtproliferative Retinopathie (NPDR)
3. Mäßige, nichtproliferative Retinopathie (NPDR)
4. Schwere, nichtproliferative Retinopathie (NPDR)
5. Proliferative Retinopathie (PDR) mit oder ohne diabetische Makulopathie
6. Späte, fortgeschrittene Stadien der diabetischen Retinopathie (PDR)

Die **diabetische Makulopathie** ist erkennbar nur durch binokular-biomikroskopische Untersuchung durch den Ophthalmologen.

Klassifikation der diabetischen Makulopathie

Fokales Makulaödem Man spricht vom fokalen Makulaödem, wenn umschriebene Zonen von Ödem, kombiniert mit intraretinalen Blutungen und harten Exsudaten vorliegen. Beim »klinisch signifikanten« Makulaödem handelt es sich um ein visusbedrohendes Stadium, hier ist eine La-serbehandlung am hinteren Pol durchzuführen (zentrale Laserkoagulation). Hierbei liegen die Veränderungen ganz oder teilweise innerhalb eines Papillendurchmessers von der Foveola (Seh-grube) entfernt.

Diffuses Makulaödem Hierbei handelt es sich um ein Ödem und harte Exsudate am gesamten hinteren Augenpol mit massiver Leckage. Der Visus ist in der Regel deutlich herabgesetzt.

Ischämische Makulopathie Ausgedehnter Perfusionsausfall des Kapillarnetzes um die Sehgrube. Die Visusprognose ist meist sehr schlecht. Eine Diagnose ist nur mittels Fluoreszenzangiographie möglich.

Indikation zur Laserbehandlung

Die Laserbehandlung hat als Ziel, das Risiko bei proliferativer diabetischer Retinopathie und bei fokaler diabetischer Makulopathie für den Visusverlust signifikant zu senken. Die Laserbehandlung bringt auch Nebenwirkungen mit sich, wie eine Einschränkung des Gesichtsfeldes, Störungen der Dunkeladaptation sowie Verschlechterung des Farbsehens im Blau-Gelb-Bereich. Die Laserbehandlung ist indiziert bei:

Tab. 16.6 Augenärztliche Kontrollintervalle	
Retinopathiestadium	Intervall
Diabetes mellitus ohne diabetische Retinopathie	12 Monate
Diabetes mellitus mit milder nichtproliferativer Retinopathie	6 Monate
Diabetes mellitus mit mäßiger nichtproliferativer Retinopathie	6 Monate
Diabetes mellitus mit schwerer nichtproliferativer Retinopathie	3 Monate
Diabetes mellitus mit proliferativer Retinopathie	3 Monate
Klinisch signifikantes Makulaödem	2–3 Monate
Häufigere Kontrollen bei Stoffwechselentgleisung	
Häufigere Kontrollen bei schwerer arterieller Hypertonie	
Schwangerschaft: möglichst vor geplanter Konzeption, ansonsten umgehend bei Diagnose GDM	
In der Schwangerschaft	3 Monate, bei Retinopathie monatlich

- klinisch signifikantem Makulaödem: gezielte zentrale Laserkogulation (sog. »grid pattern«);
- schwerer NPDR bei Risikopatienten:
  - Typ-1-Diabetiker,
  - Typ-2-Diabetiker mit schlechter Stoffwechsellage und arterieller Hypertonie,
  - Schwangerschaft,
  - beginnender Katarakt mit erschwertem Funduseinblick;
- proliferativer diabetischer Retinopathie (PDR).

Retinopathie bei Diabetes mellitus

Typ 1:
- Augenarzt-Kontrollen ab dem 5. Erkrankungsjahr oder ab dem 11. Lebensjahr einmal pro Jahr
- Retinopathie ist vor der Pubertät sehr selten

- Wenn keine Retinopathie vorliegt, einmal jährlich Kontrolle
- Bei Vorliegen einer Retinopathie mach Maßgabe des Arztes

Typ 2:
- Bei Diagnosestellung
- Danach einmal jährlich Kontrolle
- Bei Retinopathie Kontrolle meist nach bestimmten Intervallen (Tab. 16.6)

Primärprävention

Bei der Primärprävention sind folgende Maßnahmen und Ziele wichtig:
- normnahe Blutzuckerwerte ($HbA_{1c} < 7\%$),
- Blutdruckziel (systolisch 130–140 mmHg, diastolisch <80–85 mmHg),
- Blutfette (LDL-Cholesterin <2,6 mmol/l [<100 mg/dl]),
- Inhalationsrauchen einstellen.
- vermehrte körperliche Aktivität,
- Ausdauertraining und Muskelaufbau 50:50,
- mediterrane Ernährung,
- regelmäßiges Screening,
- standardisierter Befundbericht durch den Augenarzt an den Diabetologen (wichtig).

Sekundärprävention

Bezüglich der Blutzuckerziel ist eine langsame BZ-Absenkung über 2–3 Monate sinnvoll (CAVE: Re-entry-Phänomenon!). Hypoglykämien (<70 mg/dl [<4,0 mmol/l]) sollten vermieden werden.

Bei Patienten mit langfristiger hyperglykämischer Stoffwechsellage und bekannter Retinopathie (meist auch Makulopathie) sollte eine Therapieintensivierung mit Optimierung des Glukosestoffwechsels nur langsam und erst nach ophtalmologischer Kontrolluntersuchung und evtl. Therapie erfolgen.

Blutdruckziele sind:
- systolisch: ≤130 mmHg,
- diastolisch: ≤80 mmHg.

Neue Optionen in der medikamentösen Therapie

Es gibt Hinweise, dass die Gruppe der Statine einen positiven Effekt auf das mikrovaskuläre Bett

◘ Tab. 16.7 Stadieneinteilung der diabetischen Nephropathie nach Mogensen. (GFR = glomeruläre Filtrationsrate; Np = Nephropathie; RPF = renaler Plasmafluss)

	Stadium	Zeitverlauf (Typ 1)	Charakteristische Symptome	Prognose
I	Hypertrophie-Hyperfunktion	Bei Diabetesmanifestation	Große Nieren, RPF und GFR erhöht	Reversibel
II	Stadium der klinischen Latenz	2–5 Jahre	Verdickung der kapillaren Basalmembran, Ausweitung des Mesangiums	Bedingt reversibel
III	Beginnende Np	5–15 Jahre	Mikroalbuminurie, Anstieg des Blutdrucks	Progression kann gestoppt werden
IV	Klinisch manifeste Np	10–25 Jahre	Persistierende Proteinurie, RPF und GFR abnehmend, Hypertonie in ca. 60%	Progression kann gebremst werden
V	Niereninsuffizienz	15–30 Jahre	Serum-Kreatinin erhöht, Hypertonie in ca. 90%	Irreversibel

des Auges haben kann. Ebenso wirkt sich möglicherweise eine Therapie mit ACE-Hemmern oder AT1-Blockern günstig auf die Verlangsamung des Fortschreitens der Retinopathie aus. Die Blockade der Wirkungen von VEGF (Vascular Endothelian Growth Factor), einem Mediator der diabetischen Augenerkrankung, stellt ein neues Therapieverfahren zur Hemmung des Gefäßwachstums dar. Die intravitreale Gabe von VEGF-Antagonisten ist inzwischen in der Ophthalmologie im Einsatz – in Ergänzung zur Laserbehandlung und zur vitreo-retinalen Chirurgie.

16.2.2 Nephropathie

Die **diabetische Nephropathie** ist gekennzeichnet durch eine veränderte Albuminausscheidung über die Niere, abnehmende glomeruläre Filtration sowie durch die Zunahme von Angiopathien, Hypertonie und Dyslipoproteinämie. Pathogenetisch liegt der diabetischen Nephropathie die Verdickung der glomerulären Basalmembran und die Hyalinose der Arteriolen zugrunde. Chronische Entzündungen und Glykierungen fördern diese Prozesse. Pathologisch sieht man die nodulare Glomerulosklerose vom Typ Kimmelstiel-Wilson. Das Risiko ist für Typ-1- und Typ-2-Diabetes gleich: 30–40% entwickeln eine Nephropathie.

30–40% der Dialysepatienten sind zuckerkrank, mit steigender Tendenz. Bei etwa 50% der Typ-1-

und Typ-2-Diabetiker kommt es nach 25 Jahren zur Proteinurie und in der Folge meist innerhalb von 10 Jahren zur terminalen Niereninsuffizienz. Dialysepflichtige Diabetiker sind zu mehr als zwei Dritteln Typ-2-Diabetiker. Die kardiovaskuläre Mortalität ist bei Patienten mit Proteinurie um ein Mehrfaches erhöht, da die Risikofaktoren Arteriosklerose, Hypertonie und Dyslipidämie durch die Nierenbeteiligung zusätzlich begünstigt werden. Diese Patienten haben zudem eine längere Diabetesdauer mit schlechter Stoffwechseleinstellung hinter sich.

Die Entwicklung der diabetischen Nephropathie ist an die Blutdruck- und Blutzuckereinstellung geknüpft (◘ Tab. 16.7 und ◘ Tab. 16.8).

> Eine intensivierte Insulintherapie mit normoglykämischer Einstellung reduziert das Risiko, eine Nephropathie zu entwickeln, um etwa 60%. Die Progredienz der Nephropathie zum Nierenversagen wird durch eine intensivierte Insulintherapie gebremst oder zumindest verlangsamt.

Diabetiker mit einer transplantierten Niere entwickeln bei schlechter Stoffwechseleinstellung innerhalb von fünf Jahren wieder eine Nephropathie.

Albuminurie-Screening
Die Screening-Untersuchungen auf **Vorliegen einer Albuminurie** sind heute der »Goldstandard« in der Frühdiagnostik der diabetischen **Nephro-**

◘ Tab. 16.8 Stadien der diabetischen Nephropathie (Neu-Klassifikation). (Mod. nach Leitlinien der DDG)

Stadium/Beschreibung	Albuminausscheidung (mg/L)	Kreatinin-Clearance (ml/min)	Bemerkungen
1. Nierenschädigung mit normaler Nierenfunktion			S-Kreatinin im Normbereich Blutdruck im Normbereich steigend oder Hypertonie
a Mikroalbuminurie	20–200	>90 ml/min	
b Makroalbuminurie	>200		Dyslipidämie, raschere Progression von KHK, AVK, Retinopathie und Neuropathie
2. Nierenschädigung mit Niereninsuffizienz			S-Kreatinin grenzwertig oder erhöht
a Leichtgradig	>200	60–89	Hypertonie, Dyslipidämie, Hypoglykämie-Neigung
b Mäßiggradig		30–59	Rasche Progression von KHK, AVK
c Hochgradig	Abnehmend	15–29	Retinonpathie u. Neuropathie
d Terminal		<15	Anämie-Entwicklung, Störung des Knochenstoffwechsels

◘ Tab. 16.9 Normwerte der Ausscheidung

Norm bei 24-Stunden-Urinsammlung	<30 mg/Tag
Im Morgenurin	<20 mg/l
Bei befristeter Urinsammlung	<20 µg/min
Bezug auf Urin-Kreatinin	
Frauen	<30 mg/g U-Kreatinin
Männer	<20 mg/g U-Kreatinin

◘ Tab. 16.10 Definition der Mikroalbuminurie

Bei 24-Stunden-Urinsammlung	30–300 mg/Tag
Bei befristeter Urinsammlung	20–200 µg/min
Bezug auf Urin-Kreatinin	
Frauen	30–300 mg/g U-Kreatinin
Männer	20–200 mg/g U-Kreatinin
Konzentrationsmessung bei Kindern bezogen auf 1,73 m^2 Körperoberfläche	20–200 mg/l

pathie. Sie sollte bei Patienten mit Typ 1 fünf Jahre nach Diagnosestellung, bei Patienten mit Typ 2 bei Diagnosestellung und dann in jährlichen Abständen erfolgen.

Die Screening-Untersuchungen erfolgen bei normaler Flüssigkeitszufuhr (1,5–2 l) im
a. 24-Stunden-Urin,
b. Morgenurin, direkt nach dem Aufstehen,
c. Spontanurin.

Es empfiehlt sich die Messung im ersten Morgenurin mittels Schnelltest (Micraltest 2, Micralbu-Stix).

❯ Sind 2 von 3 Proben innerhalb von 2–3 Wochen positiv, liegt eine Albuminurie vor.

Bewertung der Albuminurie Die Bestimmung der Albuminausscheidung ist der wichtigste Parameter, um frühe Stadien einer diabetischen Nephropathie zu klassifizieren (◘ Tab. 16.9 und ◘ Tab. 16.10).

Zur Diagnosestellung einer diabetischen Nephropathie wird der Nachweis von mindestens zwei erhöhten Albuminausscheidungsraten im Mikroalbuminbereich gefordert, die im Abstand von 2–4 Wochen gemessen werden.

◘ Tab. 16.11 Nephrologische Differenzialdiagnosen. (Mod. nach Thaiss et al. 2001)

Symptomatik	Differenzialdiagnose
Auftreten der Nephropathie zeitlich vor dem zu erwartenden Beginn der diabetischen Nephropathie	Jede andere Nierenerkrankung
Funktionsverschlechterung der Nephropathie rascher als erwartet	Jede andere Nierenerkrankung
Nephritisches Urinsediment	Jede (rapidprogressive) Glomerulonephritis
Große Proteinurie	Minimalläsion Membranöse Glomerulonephritis Nierenbeteiligung bei Amyloidose Nierenbeteiligung bei Lupus erythematodes
Hämaturie	IgA-Glomerulonephritis Urologische Komplikationen Papillennekrose Steine Urothelkarzinom Blasenkarzinome

Praxistipp

Der Test auf Mikroalbuminurie kann aus dem Spontanurin erfolgen oder aus einem 24-Stunden-Urin (CAVE: 24-Stunden-Urin ist häufig störanfällig, da keine vollständigen Sammelperioden eingehalten werden!). Die Bestimmung mit Schnelltests ist auch zuverlässig möglich.

Aufbewahren der Urinprobe Bei Raumtemperatur für maximal 72 Stunden, ansonsten gekühlt (+2°C bis +8°C) bis zu zwei Wochen. Eine Trübung (durch Ausfällen von Salzen) stört die Bestimmung nicht.

Nichtverwertbarkeit Ein Albuminurietest ist unter folgenden Bedingungen nicht verwertbar:
- BZ↑↑,
- starke körperliche Anstrengung,
- Harnwegsinfekte,
- RR↑↑,
- dekompensierte Herzinsuffizienz,
- akute fieberhafte Infekte,
- operative Eingriffe,
- schwere Stoffwechselentgleisung,
- Albumin postrenalen Ursprungs,
- Schwangerschaft.

Nephropathie-Screening Eine Besonderheit ab dem Alter von 60–65 Jahre ist die persistierende

Mikroalbuminurie, die zugleich als Hinweis auf ein erhöhtes kardiovaskuläres Risiko gilt. Die Differenzialdiagnose lautet: kurzfristige Erhöhung der Albuminausscheidung, **nichtdiabetische Nierenerkrankung**. Als diagnostische Maßnahme wird ein Harnsediment durchgeführt. Weitere wichtige nephrologische Differenzialdiagnosen, die auch beim Diabetikern beachtet werden müssen, sind in ◘ Tab. 16.11 aufgeführt.

Die Albuminurie ist nicht nur in Bezug auf die Nephropathie von Bedeutung – sie ist zudem ein wichtiger Marker für das kardiovaskuläre Risiko. Zusätzlich ist die jährliche Clearancemessung wichtig. Serumkreatinin ist zu ungenau, insbesondere bei alten Menschen mit wenig Muskelmasse; auch Dicke haben mitunter sehr wenig Muskulatur. Für die **Kreatininclearancebestimmung GFR** können Schätzformeln verwendet werden (► Abschn. 2.8).

Wichtig sind in diesem Zusammenhang mit der Nephropathie auch folgende Maßnahmen:
- Sonographie der Nieren,
- 24-h-Blutdruckmessung,
- Augenhintergrunduntersuchung,
- EKG und Ergometrie,
- Labor: Lipide, Blutbild, ggf. Kalzium, Phosphat und Parathormon,
- Neuropathie und pAVK-Diagnostik.

Modifikation	Ziel	Zu erwartende RR-Senkung
Gewichtsreduktion	Normalgewicht BMI 18,5–24,9 kg/m²	5–20 mmHg/10 kg
Ernährung	Obst, Gemüse Reduktion tierischer Fette	8–14 mmHg
Kochsalzreduktion	Weniger als 6 g NaCl pro Tag	2–8 mmHg
Körperliche Aktivität	Aerobe Belastung, z. B. 30 min strammes Gehen	4–9 mmHg
Alkoholreduktion	Maximal 1 kleines Glas Wein/Bier pro Tag	2–4 mmHg

☐ Tab. 16.12 Nichtmedikamentöse Optionen der Blutdrucksenkung

Therapeutisch sind bei Nephropathie wesentlich:
- Therapie von Co-Faktoren,
- normnahe BZ-Führung,
- Blutdruck im niedrig-normalen Bereich,
- Eiweißzufuhr im unteren Bereich,
- Vermeiden einer Anämie (Eisen etc.),
- Stop smoking.

Diabeteseinstellung bei Nephropathie 50–60% der insulinpflichtigen Diabetiker entwickeln eine Nephropathie. Eine normnahe Einstellung reduziert das Risiko in zehn Jahren um die Hälfte. Im Stadium der Mikroalbuminurie kann ein Fortschreiten noch gestoppt werden; im Stadium der Makroalbulinurie kann man den Progress zumindest verlangsamen. Der HbA_{1c} sollte unter 7% liegen. Bei Makroangiopathie plus Hypoglykämiewahrnehmungsstörung ist ein HbA_{1c} bis 7,5% akzeptabel. Bei den oralen Antidiabetika ist das Ausmaß der Nierenfunktionseinschränkung GFR zu berücksichtigen. Grundsätzlich stellt sich beim Typ 2 bei einer zunehmenden Nephropathie die Frage der Insulintherapie, z.B. einer additiven bzw. kombinierten Insulintherapie.

Blutdruckeinstellung
Zentrales Element ist die optimale Blutdruckeinstellung. Die Blutdruckeinstellung kann jedoch bei autonomer Neuropathie zu ausgeprägten Hypotonien und Orthostaseproblemen führen. Die Hypertonie ist für das Fortschreiten der Nephropathie und die Prognose entscheidend. Insbesondere Patienten mit chronischer Niereninsuffizienz mit Proteinurie profitieren von einer schärferen Blutdruckeinstellung. Die Zielvorgaben sind etwas uneinheitlich. Der systolische Blutdruck in Ruhe sollte unter 140 mmHg sein, besser <130 mmHg; der diastolische unter 80 mmHg. Besteht eine Proteinurie über 1 g/die so sollte um 125/75 mmHg liegen. Bei Patienten mit relevanter KHK wiederum sollte man Werte unter 120/70 mmHg vermeiden.

Gemäß der Erkenntnisse aus großen Interventionsstudien stehen zur Behandlung der Hypertonie bei Diabetikern vorzugsweise folgende Medikamentengruppen zur Verfügung:
- ACE-Hemmer und AT_1-Blocker,
- Thiazid-Diuretika und Schleifendiuretika,
- kardioselektive β-Rezeptorenblocker,
- lang wirksame Kalziumantagonisten.

Dabei hat eine effektive Blutdrucksenkung die größte Bedeutung, wobei sich die gewünschten Zielwerte von <125/75 mmHg bei Mikroalbuminurie und 120/75 mmHg bei Proteinurie in der Regel nur durch eine Kombinationstherapie erreichen lassen. Es erwies sich als günstig, 2–3 Partner niedrig zu dosieren.

Ebenfalls muss man die 24-h-Wirkung kritisch sehen. Gerade in der Einstellungsphase sind 2 halbe Dosen (½–0–½) meist günstiger als die Einmalgabe. Die Wahl der Medikamente ist für den Patienten individuell zu treffen, wobei neben dem Alter des Patienten in besonderem Ausmaß die Begleiterkrankungen berücksichtigt werden sollten.

Neben der medikamentösen Intervention sollten auch die **nichtmedikamentösen Optionen** (»lifestyle modification«) beachtet werden (☐ Tab. 16.12).

Folgende Prinzipien sind in der Blutdrucktherapie besonders zu beachten.

> **Prinzipien in der Blutdrucktherapie**
> — Eine Untergliederung der Antihypertensiva in »alte« und damit »weniger wirksame« bzw. »neuere« und »besser wirksame« Therapeutika – bezogen auf die Resultate großer klinischer Studien – ist heute als falsch zu bewerten.
> — Eine Kombinationsbehandlung mit mehreren Wirkprinzipien ist bei der Mehrzahl der Patienten notwendig, um die notwendigen Therapieziele zu erreichen.
> — Die einzelnen Substanzen sollten nicht maximal dosiert werden, sondern es sollten therapiezielorientiert niedrig dosierte Kombinationsbehandlungen angestrebt werden, um eine bessere Blutdrucksenkung und weniger Nebenwirkungen zu erhalten.
> — Nichtmedikamentöse Interventionen sind wichtige Elemente in der Blutdrucktherapie. Gleichwohl sollte bei bestehender Indikation zur Blutdrucksenkung beim Diabetespatienten aufgrund der ausgeprägten Risikokonstellation immer sofort mit einer medikamentösen Intervention begonnen werden.

Thiaziddiuretika Thiaziddiuretika sind wichtige Prinzipien in der Therapie. Insbesondere beim Typ-2-Diabetiker liegt eine Natrium- und damit auch eine Volumenretention vor, sodass sich die Diuretikatherapie auch aus pathophysiologischen Gründen anbietet. Eine niedrig dosierte Therapie, wie in modernen Kombinationspräparaten üblich, ist sinnvoll und steigert die Wirkung von z. B. ACE-Inhibitoren.

Kritisch werden die kurz wirksamen Thiaziddiuretika gesehen. Im Alter sind sie oft assoziiert mit Exsikkose und einer Hyponatriämie. Und die Wirkung der Benzothiadiazide BZD über lediglich acht Stunden mit moderatem Effekt und nächtlichem Anstieg ist ungünstig – hierfür wird auch eher die ganz niedrigdosierte 2-mal-Gabe empfohlen oder, alternativ, Indapamid. Das lang wirksame Indapamid wirkt am wenigsten diuretisch, das kann gerade bei älteren Menschen günstig sein.

Andererseits sind BZD nicht stoffwechselneutral, sie verschlechtern die Glukosetoleranz. Sie »funktionieren« nur bei leichtgradiger chronischer Niereninsuffizienz bis zu einem Serumkreatinin von 1,8 mg/dl.

β-Blocker Kardioselektive β-Blocker sind entgegen einer vielfach vertretenen Ansicht beim Diabetiker nicht kontraindiziert. Patienten sollten über eine möglicherweise verminderte Hypoglykämiewahrnehmung oder auch eine veränderte Hypoglykämieempfindung informiert werden. β-Blocker haben sich als protektives Prinzip u. a. in der UKPDS-Untersuchung erwiesen und sind ein wichtiges, prognosebestimmendes Therapeutikum nach Myokardinfarkt. Gleichwohl werden sie noch immer viel zu selten bei Diabetikern in dieser Situation eingesetzt. Hinsichtlich der Blutdrucksenkung sind sie nicht erste Wahl, andererseits sind sie niedrig dosiert ein guter Kombinationspartner. Hier sehen wir vor allem das am ehesten stoffwechselneutrale Nebivolol. Alle anderen β-Blocker führen zur Muskelschwäche, Trainingsmangel, Gewichtszunahme und begünstigen die negativen Komponenten des metabolischen Syndroms.

α-Blocker α-Blocker sind nach den Resultaten der ALLHAT-Studie (ALLHAT 2002; Davis et al. 2004) sehr umstritten und sollten nur als Reservemedikation eingesetzt werden, da sie offenbar nicht die über die erreichte Blutdrucksenkung zur erwarteten Risikoreduktion klinischer Endpunkte (MI, Schlaganfall, Tod) führen. Ferner sind diese mit dem Risiko der Orthostase behaftet.

ACE-Inhibitoren ACE-Inhibitoren haben sich im Zusammenhang mit dem Diabetes mellitus als gut geprüfte und effektive Antihypertensiva in der Primär- und auch der Sekundärprävention bewiesen. Sie haben einen nephroprotektiven Effekt und sind erste Wahl

AT1-Blocker AT_1-Blocker sind in Präventionsstudien für den Diabetes geprüft und können z. B. bei Nebenwirkungen der ACE-Inhibitoren diese ersetzen. Man kann mal ACE-Hemmer. und AT_1-Blocker kombinieren, dabei muss man initial das Kalium und die GFR kritisch beobachten. Dann sollte man aber niemals additiv einen β-Blocker (verschlechtert die Prognose) einsetzen und dazu niemals additiv einen Aldosteronantagonisten (Hyperkaliämie).

Kalziumantagonisten Kurz wirksame Kalziumantagonisten sind obsolet. Lang wirksame Kalziumantagonisten hingegen sind bewährte Mittel in der Blutdrucksenkung. Diese sind als Kombinationspartner gut geeignet.

Weitere Maßnahmen
Sulfonylharnstoffderivate kumulieren bei Niereninsuffizienz. Die Dosierung und die Umstellung auf Präparate mit hepatischer Elimination ist zu prüfen (► Abschn. 21.3 und 21.4).

Bei Patienten mit diabetischer Nephropathie sollte eine **normale Proteinzufuhr** von 0,8 mg/kg/Tag eingehalten werden. Eine ausgeprägtere Proteinrestriktion kann zu einer mangelhaften Aufnahme essenzieller Nahrungsbestandteile und damit zum Katabolismus führen. Eine gezielte **Ernährungsberatung** ist immer durchzuführen.

Meist besteht parallel ein erhöhtes kardiovaskuläres Risiko. Auf die Lipide ist zu achten. Allerdings haben Thrombozytenaggregationshemmer in der Primärprophylaxe nach wie vor keinen Stellenwert.

Röntgenkontrastmittel bei Nephropathie
Vorsicht mit der Kontrastmittelgabe bei Nephropathie: Röntgenkontrastmittel (RKM) können bei Patienten mit Nephropathie ein akutes Nierenversagen auslösen.

> **Praxistipp**
>
> Patienten mit diabetischer Nephropathie sollten vor einer Kontrastmitteluntersuchung hydriert werden, z. B. durch befristetes Absetzen von Diuretika, ggf. auch von ACE-Hemmern und AT_1-Blockern. Furosemid sollte jedoch nicht eingesetzt werden, da es zu einer akuten Verschlechterung der Nierenfunktion führen kann; NAC hat einen geringen Nutzen (»Krea-Kosmetik«).

Die Kreatininanstiege nach RKM treten in der Regel innerhalb von drei Tagen nach Exposition auf. Spätere Kreatininanstiege sind in der Regel auf die differenzialdiagnostisch zu beachtende embolische Nephropathie oder eine Verschlechterung der Grundkrankheiten zurückzuführen.

ⓘ Kreatinin 2–3 mg/dl (177–265 µmol/l): Die KM-Dosis wird möglichst gering gewählt. Nur nichtionische Kontrastmittel sind i.v. erlaubt. Der Patient wird vor der Infusion von Kontrastmitteln gut hydriert, danach folgen Kreatininkontrollen; Metformin zuvor immer absetzen.

Kreatinin >3 mg/dl (>265 µmol/l) plus Proteinurie: Alle intravenösen Kontrastmittel sind relativ kontraindiziert. Ist eine Kontrastmitteluntersuchung absolut indiziert, wird vorher und nachher sehr gut gewässert. Eine gute Ausscheidung wird ggf. durch Furosemid sichergestellt. ACE-Inhibitoren temporär absetzen, Metformin zuvor immer absetzen.

> **Prophylaxe einer RKM-induzierten Nierenfunktionsverschlechterung oder eines Nierenversagens**
> - Die Hydration ist die einzige prophylaktische Maßnahme auf höchstem Evidenzniveau.
> - 0,9% NaCl 1 ml/kg KG/h 12 Stunden vor und 12 Stunden nach der KM-Applikation.
> - Unter der Infusion ist auf die Urinausscheidung zu achten.
> - Nur bei symptomatischer Überwässerung (z. B. 10 mg Furosemid i.v.).
> - Die routinemäßige Beimischung eines Diuretikums ist nicht indiziert.

Medikamentöse Begleittherapie Die Wirksamkeit einer medikamentösen Begleittherapie (z. B. Azetylzystein [ACC]) scheint fraglich. Das wird z. T. als »Krea-Kosmetik« interpretiert, hat also keinen Einfluss auf das Outcome. Die Gabe von 600 mg ACC 1-0-1 p.o. am Tag vor der KM-Exposition und am Tag der KM-Gabe ist anzuraten. Alternativ kann Natrium-2-Mercaptoethansulfonat (MESNA) nach folgendem Schema zum Einsatz kommen: 1600 mg MESNA in 500 ml 0,9%-iger NaCl-Lösung perinterventionell.

MRT-Kontrastmittel bei eingeschränkter Nierenfunktion: ab GFR <30 ml/min strenge Indikationsstellung.

Hypoglykämiegefahr

Sie ist bedingt durch einen sinkenden Insulinbedarf und verminderte Glukoneogenese; mit zunehmender Niereninsuffizienz fällt der Insulinbedarf deutlich. Ursachen sind die reduzierte renale Insulinsequestration, eine verminderte Glukoneogenese (hepatisch und insbesondere renal), Anorexie und die fallende Muskelmasse bei Niereninsuffizienz. Bei beginnender Nephropathie besteht oft eine erhöhte Insulinresistenz der Muskulatur. Der Insulinbedarf ist dadurch zunächst erhöht und fällt mit einer fortschreitenden Niereninsuffizienz wieder ab.

Nierenersatztherapie

Die Verfahren der Nierenersatztherapie sind beim Diabetiker früher als beim Nichtdiabetiker zu beginnen. Bewährt hat sich deshalb eine frühe interdisziplinäre Versorgung der Betroffenen bereits ab einem Serumkreatinin von 1,5 mg/dl (133 µmol/l).

Ab einer Niereninsuffizienz im Stadium 4 mit einer GFR <30 ml/min sollten die Patienten auf eine Dialysebehandlung vorbereitet werden. Der Beginn der Dialysebehandlung wird dann letztlich von der Symptomatik abhängig gemacht.

Die frühzeitige **Nierentransplantation**, am besten simultan mit einer **Pankreastransplantation**, wäre der Idealfall, der nur 5–10% der Patienten ermöglicht werden kann; drei Viertel dieser Patienten werden wieder arbeitsfähig mit deutlich verbesserter körperlicher Leistungsfähigkeit und Lebensqualität.

16.3   Diabetische Neuropathie

Die diabetische Neuropathie kann sich sowohl am peripheren als auch am autonomen Nervensystem manifestieren.

> **Einteilung der diabetischen Neuropathie nach Thomas und Tomlinson (1993)**
> Symmetrische Neuropathien
> — Sensible und sensomotorische Neuropathie
> — Autonome Neuropathie
> — Symmetrische proximale Neuropathie der unteren Extremität
>
> Fokale und multifokale Neuropathien
> — Kraniale Neuropathien
> — Mononeuropathien des Stammes (Radikulopathie) und der Extremitäten
> — Asymmetrische proximale Neuropathie der unteren Extremitäten (diabetische Amyotrophie)
>
> Mischformen

Die diabetische Neuropathie ist eine der häufigsten Folgeerkrankungen und tritt bei etwa jedem vierten Diabetiker auf. Bevorzugt sind hierbei die Nerven in den Beinen betroffen.

Nach heutiger Ansicht führen folgende Mechanismen zur diabetischen Neuropathie:
- chronische Hyperglykämie,
- nichtenzymatische Glykierung,
- oxidativer Stress,
- Ischämie und Hypoxie,
- Veränderungen der Nervenwachstumsfaktoren,
- Veränderungen im Polyolstoffwechsel mit Myoinositolmangel und Sorbitolanhäufung,
- immunologische Veränderungen.

Die Risikomerkmale einer diabetischen Neuropathie sind:
- demographische Faktoren (Alter, Körpergröße, Gewicht), insbesondere viszerale Adipositas,
- Diabetesdauer und Güte der Blutzuckereinstellung,
- arterielle Hypertonie,
- Dyslipidämie,
- bestehende Nephropathie und/oder Retinopathie,
- bestehende Arteriosklerose, Mediaklerose vom Typ Mönckeberg,
- Nikotinabusus und Alkoholmissbrauch.

Therapeutisch beeinflussbare Faktoren sind arterielle Hypertonie, Hyperlipoproteinämie, Hyperglykämie und Lebensgewohnheiten wie Ernährung, Bewegung, Alkohol- und Nikotinkonsum sowie Übergewicht.

Differenzialdiagnostisch sollten abgegrenzt werden

- Toxine (Alkohol),
- Urämie,
- Infektionen (z. B. HIV, Lues, Borreliose),
- weitere metabolische Störungen (z. B. Hypothyreose),
- Medikamentennebenwirkungen (zytotoxische Substanzen, INH, Vitamin-B12-Mangel unter Metformintherapie),
- maligne Erkrankungen.

16.3.1 Periphere Neuropathie

Die mit Abstand häufigste Form der peripheren diabetischen Neuropathie (PDN) ist die sensible, symmetrische, distale Neuropathie (❑ Tab. 16.13 und ❑ Tab. 16.14). Beide Diabetesformen sind gleich häufig betroffen. Lebensalter und Diabetesdauer beeinflussen die Häufigkeit.

> **Praxistipp**
>
> Im Schnitt haben 25% aller Diabetiker und etwa 45% der Diabetiker über 60 Jahre eine Neuropathie. Eine gute Diabeteseinstellung kann das Risiko um etwa 80% reduzieren.

Screening und Diagnostik Bei Patienten mit Diabetes mellitus Typ 2 sollte einmal jährlich ab Diagnosestellung ein neurologisches Screening erfolgen: bei Typ 1 ab dem fünften Jahr nach Diagnosestellung und bei pathologischen Befunden mit den entsprechenden weiteren diagnostischen (Neurologe, NLG u.a.) und therapeutischen Maßnahmen:

a. Anamnese: Risikofaktoren, Symptomatik (Parästhesien, Schmerzen, Krämpfe, Taubheitsgefühl)
b. Inspektion: Hautfarbe u. Temperatur, Turgor, Verletzungen, Trophik, Deformitäten, Ulzera

c. Temperaturempfinden mit TipTherm oder Reagenzglas
d. Berührungsempfinden mit dem 10-g-Monofilament an nicht verhornten Stellen.
e. Schmerzempfinden mit Zahnstocher oder Neurotip
f. Neurologische Untersuchung: Reflexe ASR und Vibrationsempfinden mit der 128-Hz-Stimmgabel

> **Vibrationsempfinden mit der 128-Hz-Stimmgabel nach Rydel-Seiffer**
> Untere Grenze Großzehengrundgelenk
> - Alter <30 Jahre: 6/8
> - Alter >30 Jahre: 5/8
>
> Untere Grenze malleolus medialis
> - Alter <40 Jahre: 6/8
> - Alter >40 Jahre: 5/8

Therapie Zur Behandlung und zur Prävention einer diabetischen Neuropathie dient eine normnahe Blutzuckereinstellung. Zusätzlich sollten weitere Neurotoxine, insbesondere Alkohol, gemieden werden. Ferner konnte nachgewiesen werden, dass eine gefäßprotektive Therapie mit konsequenter Blutdruck- und Lipidsenkung das Auftreten der diabetischen Neuropathie ebenfalls signifikant reduzieren kann. Diese Ergebnisse lassen einen positiven klinischen Effekt vermittelt durch eine Gefäßprotektion der *Vasa nervorum* vermuten.

Die Therapie der diabetischen Neuropathie gemäß den Leitlinien der Deutschen Diabetesgesellschaft ist in ❑ Tab. 16.15 dargestellt.

- **Leitsätze medikamentöser Therapie bei schmerzhafter diabetischer Polyneuropathie**

Die medikamentöse Therapie sollte möglichst früh beginnen. Insgesamt ist die Therapie symptomatisch, nicht ursächlich. Die Schmerztherapie sollte eine Verbesserung der Mobilität und der allgemeinen Lebensqualität des Patienten erwirken. Es sollten Medikamente mit niedrigem Risiko für kardiovaskuläre und renale Nebenwirkungen bevorzugt werden, bei gleicher analgetischer Wirksamkeit. Analgetisch unwirksame Medikamente sollten nicht weiter verschrieben werden. Die Wirksam-

☐ **Tab. 16.13** Formen der peripheren diabetischen Neuropathie (PDN)

Sensible, symmetrische distale Polyneuropathie	Langsam fortschreitende Entwicklung beidseits
	Strumpf- oder handschuhförmig, mit herabgesetzter
	– Berührungssensibilität
	– Schmerzsensibilität
	– Temperatursensibilität
	– Vibrationssensibilität
	– Tiefensensibilität
	Autosympathektomie mit
	– Hyperperfusion
	  – trophischen Störungen
	– Hyperästhesien, z. T. schmerzhaft
	  – Parästhesien

Motorische, symmetrische, distale Neuropathie	Meist kombiniert mit sensibler PDN Bevorzugte Ausfälle im Peroneusbereich (die oft auf die Lagerung bei Operationen zurückgeführt werden)
Proximale Mononeuropathie	Akut oder subakut mit Schwäche bis zur vollständigen Parese Oft mit Schmerzen (z. B. Orbitaschmerz) Alle peripheren Nerven, aber auch Hirnnerven, bevorzugt N. abducens und oculomotorius, mit Augenmuskelparesen, Diplopie und Akkomodationsstörungen, sowie N. facialis Spontanheilung in der Regel innerhalb von 2–6 Wochen
Kompressionssyndrome	N. ulnaris Karpaltunnelsyndrom (N. medianus) Tarsaltunnelsyndrom N. peroneus N. femoralis Radikulopathie u. a.
Radikulopathie	Einseitige, radikuläre Symptomatik Ein oder mehrere Spinalsegmente Mit Schmerzen Zum Teil mit vollständigen Paresen, EMG mit Denervierung paraspinaler Muskelgruppen DD: Herpes zoster, Borreliose, Herzinfarkt, akutes Abdomen, BSV etc. Spontanheilung in der Regel innerhalb von 2–6 Wochen
Plexusneuralgie	Wichtige DD bei den Sammelbezeichnungen Schulter-Arm-Syndrom oder Lumbalgie Akuter Schmerz spricht innerhalb von 10 Tagen sehr gut auf BZ-Normalisierung und Thioctacid an
Amyotrophie	Mangelnde trophische Impulse mit Schmerzen und Muskelschwund, v. a. im Oberschenkelbereich

16

keit einer Pharmakotherapie sollte frühestens nach zwei Wochen beurteilt werden. Psychopharmaka ohne analgetische Potenz sind für die Schmerztherapie nicht indiziert. Substanzen mit renalen und kardiovaskulären Langzeitrisiken, wie z. B. NSAR, sind bei der Therapie neuropathischer Schmerzen zu vermeiden.

Dagegen kann Paracetamol bei schmerzhafter diabetischer Neuropathie im Rahmen eines zeitlich begrenzten Therapieversuches eingesetzt werden Müssen im Rahmen der WHO-Stufentherapie zur Schmerzlinderung Opioide eingesetzt werden, sollten diese nicht kurz wirksam sein. Vorzugsweise kommen als Opioide Oxycodon, Morphin und L-Methadon bei starken therapieresistenten Schmer-

Tab. 16.14 Symptome und Befunde der sensiblen, symmetrischen, distalen PDN

Gestörtes Vibrationsempfinden	Ein Frühzeichen (Tiefensensibilität, kleine Fasern)
Parästhesien, Hyperästhesien	An den Füßen zeigt es sich als »Burning-feet-Syndrom« mit nächtlichen Missempfindungen. Die Hände sind mitunter auch betroffen. Bereits der Reiz durch die Bettdecke ist für diese Patienten unerträglich. Dies führt zu Schlafstörungen
Schmerz	Er tritt v. a. nachts auf, stechend, blitzartig. Typischerweise Besserung beim Gehen, im Unterschied zur AVK. Der Schmerz klingt nach Monaten bis Jahren spontan ab wegen des Absterbens der kleinen schmerzleitenden Fasern
Hypästhesie oder Taubheit	Strumpfförmige Sensibilitätsausfälle, meist an den Füßen. Ein Kältegefühl verleitet zur Verwendung von Heizkissen oder Wärmeflaschen (dringend abraten, aber Vorwärmen des Bettes erlaubt)
Gangstörungen	Die gestörte Tiefensensibilität führt zu mangelnder Koordination des ganzen Bewegungsablaufs der Beine; »ein Gehen, als ob einem die Füße nicht gehören« oder »wie auf Watte«
Gelenkschäden	Die mangelnde Koordination des Bewegungsablaufs führt zu unphysiologischen Belastungen der Gelenke
Veränderte Fußanatomie	Mangelnde trophische Impulse über die Nerven führen zur Degeneration der Haut, des Halteapparates, der Knochen und der Sehnen. Die Folge ist ein anatomisch veränderter Fuß mit Hammerzehen bei verkürzten Sehnen, Zusammenbruch der Fußgewölbe und einem Fußrückenödem. Im Röntgen Frakturen der Sprunggelenke
Abgeschwächte Sehnenreflexe	Zuerst fällt der Achillessehnenreflex (ASR) als peripherster Sehnenreflex aus
Gestörtes Spitz-stumpf-Empfinden, gestörtes Temperaturempfinden	Betroffen sind zuerst die kleinen Nervenfasern, wie es auch bei den Ausfällen der Tiefensensibilität der Fall ist
Verzögerte NLG	Die Nervenleitgeschwindigkeit (NLG) ist das sensitivste Kriterium. Später werden auch die motorischen Fasern betroffen

zen zum Einsatz. Auf Nebenwirkungen wie Übelkeit und Obstipation ist zu achten. Nicht eingesetzt werden sollten bei schmerzhafter diabetischer Polyneuropathie Alpha-Liponsäure, Canabinoide sowie Vitamin B1 bzw. Benphotiamin. Die Therapie bei Wadenkrämpfen wird in **Tab. 16.16** angezeigt.

16.3.2 Autonome Neuropathie

Ursache und Häufigkeit entsprechen der peripheren Neuropathie. Die Manifestationen der autonomen diabetischen Neuropathie (ADN) sind in **Tab. 16.17** angeführt.

Die eingeschränkte Herzfrequenzbreite ist ein unabhängiger Marker für eine erhöhte Mortalität am plötzlichen Herztod. Das Ausmaß der respiratorischen Herzfrequenzschwankungen ist hierfür ein einfach zu bestimmendes Kriterium. Über eine Minute atmet der Patient fünf Sekunden ein und fünf Sekunden aus usw. Während dieser Zeit wird ein EKG mitgeschrieben. Das längste RR-Intervall während der Exspiration und das kürzeste Intervall während der Inspiration werden ermittelt. Der mittlere inspiratorische Anstieg der Herzfrequenzen (Delta-HF/min) wird wie unten gewertet. Zusätzlich wird ein Schellong-Test mit Auswertung des systolischen Blutdruckabfalls nach einer Minute (Delta-RRsys/min) durchgeführt (**Tab. 16.18**).

Therapie

Die Therapie bei diabetischen Störungen des vegetativen Systems ist oft unbefriedigend. Mandatorisch ist, wie bei der Therapie aller Folgeerkrankungen, die möglichst normoglykämische BZ-Einstellung.

◻ Tab. 16.15   Therapie der diabetischen Neuropathie gemäß den Leitlinie der Deutschen Diabetesgesellschaft 2008

Verlaufsformen der Neuropathie	Therapie
Alle Formen und Stadien	Optimierung der Diabeteseinstellung Blutdrucknormalisierung, Lipidsenkung Patientenschulung Änderung der Lebensgewohnheiten
Subklinische Neuropathie	Prophylaxe von Fußschäden (Fußpflege, orthopädietechnische Versorgung, insbesondere bei knöchernen Fußdeformitäten mit und ohne periphere Neuropathie)
Chronisch-schmerzhafte Neuropathie (Angabe der Medikamente in alphabetischer Reihenfolge)	Alpha-Liponsäure[b] Antikonvulsiva (Carbazepin[c], Gabapentin[a,c], Pregabalin) Capsaicin[a] Mexiletin[a,c] Selektive Serotonin-Wiederaufnahmehemmer[a,c] (Citalopram, Paroxetin) Tramadol Trizyklische Antidepressiva[c] (Amitriptylin, Clomipramin, Desipramin[a], Imipramin) und andere Antidepressiva (Duloxetin) Physikalische Therapie
Akut-schmerzhafte Neuropathie	Versuch mit einfachen Analgetika Weitere Therapie wie bei der chronisch-schmerzhaften Neuropathie
Schmerzlose Neuropathie (hypästhetische bzw. anästhetische Form)	Fußpflege (Diabetesschulung) Prophylaxe von Fußläsionen (orthopädietechnische Maßnahmen) Krankengymnastik
Diabetische Amyotrophie	Überweisung zum Neurologen zur diagnostischen Abklärung Physikalische Therapie Weitere Therapie wie bei der schmerzhaften Neuropathie

[a] Nicht zugelassen zur Behandlung neuropathischer Schmerzen.
[b] Pathogenetisch begründbare Therapie, Evidenzklasse aus klinischer Sicht zweitrangig.
[c] Einschleichende Dosierung beachten, ggf. Spiegelbestimmungen, Interaktion mit Komedikation beachten.

◻ Tab. 16.16   Therapie bei Wadenkrämpfen

Magnesium	Es wirkt peripher muskelrelaxierend als natürlicher Kalziumantagonist an der Innervationsendplatte. 1 mmol = 24,3 mg. Die Tabletten sind meist in mg angegeben, Ampullen meist in mmol. Orale Dosierung: 100–300 mg/Tag, dauerhaft 100 mg
	Infusionen, initiale Höchstdosis: 64 mmol über 24 h in 1000 ml Ringer. Versuch mit abends 8 mmol über 30 min in 100 ml NaCl oft erfolgreich. Dosierung reduzieren bei Niereninsuffizienz. CAVE: Bradykardie
Chinin	Es wirkt peripher muskelrelaxierend und dämpft die Aktionspotenziale. Orale Dosierung: 100–200 mg zur Nacht, z. B. Chininsulfat 200 mg abends. Kontraindikationen und Nebenwirkungen sind zu beachten
Benzodiazepine	Sie wirken peripher und zentral muskelrelaxierend, z. B. Flunitrazepam 1–2 mg p.o. abends. ABER: nur für wenige Tage wegen Abhängigkeitspotenzial

16

◘ Tab. 16.17 Manifestationen der autonomen diabetischen Neuropathie (ADN)

Gastrointestinales System	Grundsätzlich sind es die mangelnden cholinergen Impulse an den Verdauungtrakt, die zu folgenden Beschwerden führen: Gastroparese und verlangsamte Magenentleerung, daher sehr schwere Blutzuckereinstellung, weil die Kohlenhydrataufnahme unzuverlässig und wechselhaft ist Ösophagusatonie mit Schluckstörungen Wässriger Durchfall, meist nachts Obstipation bei mangelnder Propulsion Gustatorisches Schwitzen
Kardiovaskuläres System	Die autonome Innervation der Gefäße und des Herzens ist in unterschiedlichem Ausmaß beeinträchtigt. Verminderte Gefäßregulation: – Orthostatische Hypotension und Synkopen, – »Rosiger Diabetiker« – Mediasklerose Verminderte Herzfrequenzadaptation mit – Ruhetachykardie – QT-Syndrom – Herzstillstand Stummer Herzinfarkt
Haut und Bindegewebe	Mangelnde trophische Impulse an das Bindegewebe und die Haut führen zur teigigen, atrophischen Haut; dies ist v. a. beim diabetischen Fuß zu beobachten; eine Parallele ist das Volkmann-Syndrom nach Frakturen. Das Ungleichgewicht adrenerger und cholinerger Impulse auf die Hautanhangsgebilde und Hautgefäße bewirkt die gestörte Schweißsekretion und Gefäßregulation
Hormonregulation	Die adrenerge Gegenregulation bei Hypoglykämie ist abgeschwächt bis fehlend oder setzt zu spät ein. Unabhängig von der Neuropathie wird die Glukagongegenregulation durch unphysiologisch hohe Insulinspiegel zusätzlich unterdrückt. Dies ergibt eine gedämpfte Glukagon-/Adrenalinsekretion bei Hypoglykämie, und die Hypoglykämiewarnsymptome fallen weg
Pupille	Miosis mit verlangsamten Pupillenreflex. CAVE: gestörte Dunkeladaptation, z. B. beim Autofahren!
Urogenitales System	Das cholinerg/adrenerge Wechselspiel aus zentralen Impulsen, Plexus sacralis und lokalen Reaktionen ist bei autonomer Neuropathie gestört, mit Ureteren- und Blasenatonie, mit Infektneigung bei Stase, erektiler Dysfunktion und retrograder Ejakulation sowie Verlust des Hodendruckschmerzes
Stütz- und Bewegungsapparat	Trophische Störungen führen zur Atrophie der Knochen, Sehnen, Muskulatur und des Bindegewebes. Eine seltene Variante ist die diabetische Amyotrophie mit Muskelschwund bei Impulsabfall, meist Schultergürtel- und Beckenmuskulatur betreffend, oft begleitet von einer Anorexie und Depressionen. Mangelnde trophische Impulse auf die Knochen führen zur Osteopathie und zum Charcot-Fuß

◘ Tab. 16.18 Kardiovaskuläre ADN: Respiratorische Herzfrequenzschwankungen und Schellong-Test

	Norm	Grenzwertig	Pathologisch
Delta-HF/min	>15	11–14	<10
Delta-RR$_{sys}$/min	<10	11–29	>30

Gastroparese Die Gastroparese kann zu Hypoglykämien (30 Minuten postprandial) führen. Bei Appetitlosigkeit, Völlegefühl, Sodbrennen und Übelkeit sowie Erbrechen nach dem Essen sollte man an eine Gastroparese denken. Vor allem fette, aber auch eiweißreiche Mahlzeiten werden gemieden, da sie die Magenpassage und Resorptionsgeschwindigkeit der Kohlenhydrate verlangsamen, was aber auch von Vorteil sein kann. So wird ein Marmeladenbrötchen mit Kaffee wesentlich schneller resorbiert als ein Vollkornkäsebrot mit Milch oder gar ohne Getränk (Musterbeispiel: Fondue, Weihnachtsgans).

Zur Akuttherapie sind Metoclopramid und Domperidon geeignet. Unabhängig von einer ADN tritt eine akute Gastroparese bei entgleistem BZ (>200 mg/dl [11,1 mmol/l]) und/oder bei einer Ketoazidose auf. Das Makrolidantibiotikum **Erythromycin**, das als Motilin-Agonist wirkt, kann bei schweren Formen eingesetzt werden. Häufig ist die diabetische Gastroparese ohne klinische Konsequenz. Bei schwerer diabetischer Gastropathie kann der Einsatz eines Magenschrittmachers erwogen werden.

Persistierende Diarrhoen werden auf Loperamid, Quellstoffe oder Colestyramin eingestellt. Dabei sind aber stets andere Ursachen mit zu bedenken, wie Tumore, Kolitiden, Perfusionsstörungen, Resorptionsstörungen sowie allergische und vor allem pseudoallergische Reaktionen auf Nahrungsmittel und Nahrungsmittelzusätze.

Basisdiagnostik der autonomen diabetischen Neuropathie an Gastrointestinaltrakt Stehen Dysphagie und Refluxerkrankungen im Vordergrund, sind auf der ersten Stufe eine ÖGD sowie anschließend eine Ösophagusmanometrie und eine 24-h-pH-Metrie erforderlich. Auf der ersten Stufe werden diese Patienten mit einem Protonenpumpeninhibitor therapiert.

Steht eine Gastroparese im Vordergrund, wird nach ÖGD und Abdomen-Sonographie eine Magenentleerungsszintigraphie als Referenzverfahren sowie ein 13-C-Atemtest mit Markierung fester Speisen empfohlen.

Bei Verdacht auf eine exokrine Pankreasinsuffizienz und diabetischer Diarrhoe sollten erweiternd eine Endoskopie sowie Laboruntersuchungen einschließlich Stuhluntersuchungen auf pathogene Keime durchgeführt werden. Sollten die Beschwerden des Patienten weiterhin bestehen, empfehlen sich ein Lactose-/Fructose-/Sorbitol-Wasserstoffatemtest, ggf. eine fäkale Elastase-1 und ggf. Lactulose-Wasserstoffatemtest.

Bei vorliegender diabetischer Obstipation wird neben einer Ileokoloskopie als aussagekräftigstes Verfahren der sog. Hinton-Test zur Bestimmung der Kolontransitzeit empfohlen.

Eine Umstellung der Ernährung mit kleinen, über den Tag verteilten Mahlzeiten mit Vermeidung rasch resorbierbarer Kohlenhydrate kann erwogen werden. Gründliches Kauen sowie mindestens 30 Minuten Stehen nach dem Essen sind weitere empfehlenswerte Allgemeinmaßnahmen. Spätabendliches Essen und Alkohol sind zu vermeiden; Rechtsseitenlage im Bett ist günstig bei leichtem Reflux. Wichtig ist im Rahmen einer Insulinbehandlung bei Patienten mit diabetischer Gastroparese zu beachten, dass der Spritz-Ess-Abstand sowie der Insulinbedarf adaptiert werden müssen.

Bakterielle Fehlbesiedlung des Dünndarms Die Störungen der Motilität führen häufiger zur bakteriellen Fehl-/Überbesiedelung des Dünndarms. Klinik: Flatulenz, Durchfälle, Steatorrhoe, Schwäche und eine Vitamin-B_{12}-Malabsorption. Diagnostisch sind ein pathologischer Glukose-H2-Atemtest und D-Xylose-Test. Therapie: Gabe von Vibramycin/Doxycyclin oder Metronidazol über sieben Tage.

Gallenblasenatonie Vereinzelt erwähnt wird eine diabetische Gallenblasenatonie. Sie könnte Ursache einer Diarrhoe wegen Resorptionsstörungen sein. Diagnostisch hinweisend ist die Gallenblasengröße vor und nach Reizmahlzeit, ggf. mit acholischen Stühlen. Nach Ausschluss anderer Ursachen wird versuchsweise eine Substitutionstherapie empfohlen.

Orthostase Sehr schwierig ist die Therapie der Orthostaseprobleme. Physikalische Maßnahmen werden primär ausgeschöpft:
- viel trinken,
- leichtes Ausdauertraining,
- Wechselduschen,
- langsames Aufstehen,
- Beingymnastik vor dem Aufstehen und
- Kompressionsstrümpfe.

Die Kochsalzzufuhr wird nicht reduziert.

Sekundär ist die medikamentöse Therapie. Neben dem Fludrocortison etabliert sich das Midodrin, ein α-Agonist. Ersteres ist ein Mineralkortikoid ohne diabetogene Wirkung. Es kann zu Ödemen, Herzinsuffizienz, Hypertonie und Hypokaliämie führen. Das Midodrin wirkt auf Venen und

◘ **Tab. 16.19** Therapie am gastrointestinalen System

Gastroparese und konsekutive Hypoglykämie	Akut: Metoclopramid 3-mal 10 mg p.o./i.v. Flüssigkeit vor und zum Essen Bei postprandialer Hypoglykämie mit Glukose Fett- und eiweißreiche Kost meiden Spritz-Ess-Abstand verkürzen Seltenst: »Magenschrittmacher«
Gallenblasenatonie	Versuchsweise Substitutionstherapie
Diarrhoe	Mangelnde Durchmischung und Propulsion führt zu Resorptionsstörungen für Wasser, Elektrolyte und Kohlenhydrate mit Diarrhoe und unphysiologischer Darmkolonisation Doxycyclin oder Amoxy/Clav und Metronidazol. Erfolg in 50% der Fälle Clonidin oder Loperamid müssen einschleichend dosiert werden Eine »Überdosis« Zuckeraustauschstoffe, Guar, Acarbose oder Metformin sollte vorher ausgeschlossen sein
Obstipation	Die gestörte Darmmotorik, bis zur Kolonatonie und möglicherweise eine Exsikkose bei schlechter Zuckereinstellung sind ursächlich Übliches schrittweises Vorgehen Versuch mit Pyridostigmin p.o. 10–60 mg einmal/Tag
Gustatorisches Schwitzen	Die zentrale Stimulation auf einen Essensreiz wirkt sich bei vegetativem Ungleichgewicht überschießend aus Versuch mit Clonidin p.o., einschleichend, es wirkt über die zentrale α-Blockade

Arterien vasokonstriktorisch und hat eine kurze Halbwertszeit. Beide Substanzen werden sehr langsam eingeschlichen.

Sympathomimetika, die die α- und β-Rezeptoren stimulieren, können Blutdruckabfälle bewirken. Zeigt der Schellong-Test eine hypersympathikotone Reaktion, ist mit einer Verschlechterung durch diese Sympathomimetika zu rechnen. Liegt ein Ungleichgewicht mit zu wenig α-Rezeptoren vor, so werden nur β-Rezeptoren erregt, und der Blutdruck fällt ab.

Wenn Antihypertensiva indiziert sind (z. B. ACE-Hemmer bei Nephropathie), werden sie einschleichend verordnet. Sie führen bei mangelnder vaskulärer Autoregulation sonst zu solchen Einschränkungen der Lebensqualität, die die Patienten nicht akzeptieren können. Eine Diuretikatherapie wird reduziert. Entscheidend ist deshalb die Blutdruckkontrolle im Sitzen und im Stehen.

Therapeutische Versuche

BZ-Einstellung Sie sollte zur Therapie der ADN normoglykämisch sein.

Die möglichen Therapien am gastrointestinalen, am kardiovaskulären und am urogenitalen System fassen die ◘ Tab. 16.19, ◘ Tab. 16.20 und ◘ Tab. 16.21 zusammen.

◘ **Tab. 16.20** Therapie am kardiovaskulären System

Orthostatische Hypotonie	Physikalische Maßnahmen, Kochsalzzufuhr etwas steigern Fludrocortison, einmal 0,05 mg p.o. Midodrin, einmal 2,5 mg p.o. Antihypertensiva langsam einschleichen Diuretika reduzieren
Rhythmusprobleme	Tachykarde Arrhythmie: ggf. kardioselektive β-Blocker, Magnesium und Kalium auf hochnormale Werte Bradykardie: Schrittmacherindikation

16.3.3 Erektile Dysfunktion und Sexualstörungen

Diabetesspezifische Sexualstörungen gibt es nicht, wohl treten aber bei beiden Geschlechtern Sexualstörungen bei Diabetikern häufiger auf als bei Nichtdiabetikern. Die Pathogenese ist in der Regel multifaktoriell und umfasst psychische, anatomische, hormonelle, vaskuläre und neurologische Ursachen. Viele dieser Faktoren kommen beim Diabetes mellitus vor, dies erklärt die Häufigkeit

◨ Tab. 16.21	Therapie am urogenitalen System
Harnretention	Bei chronischer Retention sollte eine manuelle Expression erwogen werden; intermittierende Einmalkatheter haben eine geringere Komplikationsrate wie eine Dauerkathedirisierung Carbachol, versuchsweise bis 3-mal 2 mg p.o./Tag Phenoxybenzamin hat viele Nebenwirkungen
Infektionen	Konsequent behandeln mit Erfolgskontrolle; insbesondere auch die asymptomatische Bakteriurie der Frauen, bedingt durch die diabetische Blasenatonie. Entzündliche Exazerbationen verlaufen beim Diabetiker symptomarm
Impotenz	N. pudendus-Affektion plus Makroangiopathie, Patient hat keinen Hodendruckschmerz mehr und nachlassende Libido (30–60%!). Auf Nachfrage und Wunsch fachärztliche urologische Behandlung Durchführen der Schwellkörper-Autoinjektion (SKAT-Therapie) mit Papaverin oder Prostagladinderivaten Instillation von Prostagladinderivaten in die Urethra oder orale Gabe von Sildenafil, Tadalafil, Vardenafil (CAVE: kontraindiziert unter Nitrattherapie) Chirurgische Intervention: Implantation einer Penisprothese. Medikamentenanamnese nicht vergessen!

und das frühe Auftreten. In der Diagnostik werden standardisierte Fragebögen eingesetzt.

Bei der Frau sind Störungen der Libido, der Erregung, des Orgasmus und der Befriedigung zu nennen. Hierzu gehören z. B. auch Lubrikationsdefizite, Schmerzen beim und nach dem Geschlechtsverkehr (Dyspareunie), und auch der Vaginismus zu nennen. Therapeutisch kommen Hormonsubstitution, Sexual- und Psychotherapie, Gleitmittel in Frage. Pharmakologisch haben PDE-Inhibitoren eine positive Wirkung auf die Anfeuchtung, klitorale Sensibilität und den Orgasmus.

Sexualstörungen beim Mann umfassen Libido-, Erregungs-, Ejakulations- und Erektionsstörungen. Die Ejaculatio praecox ist sehr häufig, bereits im Durchschnitt bei 25% der Männer, bei Diabetes häufiger. Seit 2009 ist in der medikamentösen Therapie das Dapoxetin (Priliby) in der Dosis 3–60 mg zugelassen; es wird 1–3 Stunden vor dem geplanten Beischlaf eingenommen.

Erektile Dysfunktion (ED) Unter einer ED wird gemäß einem allgemeinen Konsensus die Unfähigkeit verstanden, eine Erektion zu erreichen oder aufrechtzuerhalten, die für ein befriedigendes Sexualleben ausreicht. Lange Zeit wurde dieses Thema ausgeklammert, erst durch die Verfügbarkeit neuer Substanzen, der Phosphodiesterase-5-Inhibitoren, hat sich eine veränderte Einstellung ergeben.

❯❯ **Die erektile Dysfunktion (ED) zählt zu den häufigsten Organmanifestationen einer autonomen diabetischen Neuropathie. Die ED ist zugleich eine »Markererkrankung«, die eine gestörte Gefäßmotorik beschreibt, und somit ein Hinweis auf KHK und/oder pAVK.**

Die Anamneseerhebung (Sexualanamnese), u. a. mit standardisiertem Instrumentarium (Fragebogen sexuelle Gesundheit beim Mann, International Index of Erectile Function – verfügbar über http://www.karatepe.de/pdf_link/InformationGesundheitschecksFragebogenzursexuellen.pdf), der klinische Befund und ggf. auch Laboruntersuchungen bilden die Basis.

Für die **Therapie** gelten folgende Regeln:
- Vermeidung medikamentöser Nebenwirkungen (Tranquilizer, Antidepressiva oder auch durch Antihypertonika),
- Therapieversuch mit 5-Phosphodiesterase-Hemmer (Sildenafil, Tadalafil, Vardenafil), kurz wirksame scheinen vorteilhaft.

Mit den Phosphodiesterase-5-Inhibitoren (z. B. Viagra®, Cialis®, Levitra®, Generika) steht eine spezifische Medikation zur Verfügung, die unter Beachtung der unten angeführten Kautelen als differenzialtherapeutischer Medikationsversuch durch den Diabetologen auf den Weg gebracht werden kann.

Risiken: Nicht angezeigt sind die Substanzen bei der Gabe von Nitraten oder NO-Donatoren, bei Hypotension, bekannter erblich bedingter degenerativer Netzhauterkrankung, schwerer Leberinsuffizienz sowie bei einer Obstruktion des linksventrikulären Ausflusstraktes durch z. B. Aortenstenose oder auch hypertrophische obstruktive Kardiomyopathie.

Vor einem Einsatz der Phosphodiesterase-5-Inhibitoren ist folgende Risikoeinschätzung zu beachten:

Ein **mittleres Risiko** besteht
- bei einer behandelten Hypertonie,
- Vorliegen von weniger als drei klassischen kardiovaskulären KHK-Risikofaktoren (außer Alter, Geschlecht),
- Vorliegen einer leichten Klappenerkrankung,
- einer leichten stabilen Angina pectoris,
- Z.n. erfolgreicher Revaskularisation.

Phosphodiesterase-5-Inhibitoren können damit eingesetzt werden.

Es besteht ein **höheres Risiko oder auch ein unklares Risikoprofil**, sodass eine weitergehende fachärztliche Evaluation vor der Anwendung angezeigt ist, wenn
- ein Herzinfarkt oder auch ein Schlaganfall weniger als sechs Wochen zurückliegen,
- mindestens oder sogar mehr als drei klassische Risikofaktoren der KHK bestehen (außer Alter, Geschlecht),
- eine Herzinsuffizienz NYHA I+II besteht,
- die körperliche Untersuchung Herzgeräusche unklarer Ursache zeigt,
- eine mittelschwere stabile Angina pectoris vorliegt.

Nach Evaluation können die Substanzen eingesetzt werden.

Ein **hohes Risiko** liegt vor bei
- instabiler oder therapierefraktärer Angina,
- einer unkontrollierten Hypertonie,
- Herzinsuffizienz NYHA III+IV,
- weniger als zwei Wochen zurückliegendem Herzinfarkt und/oder Schlaganfall,
- Rhythmusstörungen mit hohem Risiko,
- hypertrophischer Kardiomyopathie,
- mittelgradiger bis schwerer Klappenerkrankung.

Bei hohem Risiko sollte kein Phosphodiesterase-Hemmer ordiniert oder eine ggf. durchgeführte Therapie unterbrochen werden.

Ist ein Therapieversuch mit den Substanzen nicht erfolgreich, sollten eine weitergehende Evaluation durch Urologen und Neurologen auf den Weg gebracht werden. Es bestehen folgende weitere Therapieoptionen:
- Erektionshilfesysteme (Vakuumpumpe),
- intraurethrale Applikation von Alprostadil (MUSE),
- Schwellkörper-Autoinjektionstherapie (SKAT),
- Schwellkörperimplantat.

Präventions- und Behandlungsstrategien für diabetesassoziierte Fußkomplikationen

17.1   Grundlagen

Ein gesunder Mensch bemerkt Veränderungen am Fuß in Form von Druckstellen und Verletzungen meist relativ rasch, weil sie schmerzen. Anders ist es bei Menschen mit Diabetes mellitus. Läsionen im Bereich der Füße bilden sich hier auf dem Boden verschiedener Mechanismen: Durch eine längerfristig schlechte Blutzuckereinstellung entsteht zum einen eine sensible Neuropathie und zum anderen eine periphere arterielle Verschlusskrankheit (pAVK), die zur verminderten Durchblutung der Extremitäten führt. Nicht selten ist der erste Anlass, warum ein Patient den Arzt aufsucht, das akute Ulkus am Fuß.

In Deutschland werden etwa 70% aller Amputationen bei Menschen mit Diabetes mellitus durchgeführt. Erhebungen aus dem Jahre 2001 lassen die Annahme zu, dass bis zu 30.000 diabetesassoziierte Amputationen pro Jahr erfolgen. Die Prävalenz von Fußulzerationen in der Gruppe der Diabetiker wird mit bis zu 10% angegeben. Diese Daten unterstreichen die enorme Bedeutung des diabetischen Fußsyndroms für die Prophylaxe und eine zielgerichtete Therapie gemäß Leitlinien (Quelle der Langfassung: http://www.versorgungsleitlinien.de/themen/diabetes2/dm2_fuss/pdf/nvl_t2dfuss_lang.pdf) und die sozioökonomische Relevanz.

Unter dem Begriff Diabetisches Fußsyndrom werden verschiedene Krankheitsbilder zusammengefasst, die durch unterschiedliche Ätiologie und Pathomechanismen gekennzeichnet sind. Allen gemeinsam ist, dass Läsionen am Fuß des Patienten mit Diabetes mellitus zu Komplikationen führen können, die bei verzögerter oder ineffektiver Behandlung die Amputation der gesamten Extremität zur Folge haben können.

Hauptrisikofaktoren für diabetesassoziierte Ulzerationen und Extremitätenamputationen sind gemäß der Nationalen Versorgungsleitlinie »Präventions- und Behandlungsstrategien bei Fußkomplikationen« von 2010:

- Diabetes (Dauer der Erkrankung, Verlauf, Güte der Stoffwechseleinstellung),
- Vorliegen einer Neuropathie (sensorisch, motorisch, autonom),

- arterielle Verschlusskrankheit und deren Folgeerkrankungen (Schlaganfall, Niereninsuffizienz),
- Alter des Betroffenen.

Weitere **Risikofaktoren** sind:
- Adipositas (BMI >35 kg/m² sowie Körpergröße, das Risiko steigt mit zunehmender Körpergröße),
- Arthropathie (Hüfte/Knie/Sprunggelenk) oder Gelenkimplantat mit Funktionseinschränkung/Kontraktur,
- Barfußlaufen,
- eingeschränkte Gelenkmobilität,
- Visuseinschränkung,
- Hornhautschwielen,
- Immunsuppression einschließlich Glukokortikoide,
- mangelnde oder falsche Fußpflege,
- motorische Funktionseinschränkung/Parese eines oder beider Beine,
- psychosoziale Faktoren,
- Seheinschränkung,
- Suchtkrankheit (Nikotinabusus, Alkoholmissbrauch),
- ungeeignetes Schuhwerk,
- vorangegangene Amputationen.

Die **Ursachen** des diabetischen Fußsyndroms sind:
- diabetische Polyneuropathie,
- periphere arterielle Verschlusskrankheit (pAVK),
- Mischformen zwischen Neuropathie und pAVK.

Es gibt zwei Ursachen für den diabetischen Fuß. Die **Makroangiopathie** führt zum ischämischen Fuß. Die Perfusionsstörungen beginnen im Bereich der »letzten Wiese« des Versorgungsgebietes der Akren, also an den Zehen und der Ferse. Die Neuropathie mit verminderter Tiefensensibilität bewirkt eine unkoordinierte Belastung des Fußes. Es entstehen Schwielen im Bereich der unphysiologisch überlasteten Fußsohle, vor allem am Fußballen. Es ist eine Schutzreaktion bei chronischen Mikrotraumen. Eine mangelnde Schmerzwahrnehmung dieser plantaren Schwielen führt zu Drucknekrosen mit kleinen Einblutungen, die sich infizieren können.

Die Infektionen werden nicht wahrgenommen und schreiten bis zu einer schmerzlosen Osteomyelitis fort. Die Phlegmone kann zur septischen Thrombose einer Arterie mit einer schmerzlosen Gangrän des betroffenen Strahls führen. Ebenso wie die Infektionen oder Schwielen werden auch Fremdkörper, Druckstellen oder Verletzungen nicht oder kaum wahrgenommen. Trophische Störungen liegen bei beiden Formen vor und begünstigen die Verletzlichkeit und Infektionsneigung des Fußes. Mischformen sieht man bei 15–20% der Fälle.

Der »**Charcot-Fuß (syn. Neuroarthropathie)**« stellt eine Sonderform des diabetischen Fußsyndroms dar. Er ist dadurch gekennzeichnet, dass es zu Knochenbrüchen und Knochenuntergang im Bereich der Füße (meist Fußwurzel-, aber auch Mittelfußbereich) kommt.

In der Anamnese kann ein adäquates Trauma meist nicht genannt werden, oft werden banale Verletzungen angegeben, die aber die Deformitäten nicht erklären können. Bei der Fußinspektion zeigt sich im Anfangsstadium meist ein sehr blander Befund, im fortgeschrittenen Stadium stellt sich eine typische Blickdiagnose ein: Der Fuß – meist ist nur ein Fuß betroffen – ist gerötet, im Vergleich zur Gegenseite überwärmt geschwollen, oft deformiert, teils auch mit offenen Wunden an Knochenvorsprüngen. Es entwickeln sich, wenn der Fuß nicht sofort entlastet wird, stark deformierende Veränderungen des Fußes mit eingeschränkter Belastbarkeit. Ein akuter Charcot-Fuß ist ein dringender Notfall, der sofortiger kompletter Druckentlastung und Behandlung in einer spezialisierten Einrichtung bedarf.

Die Genese ist ein Zusammenwirken aus Neuropathie und fehlender Oberflächen- und Tiefensensibilität, Fehlbelastung und Druckstellen, Hyperperfusion der Knochen bei Mikroangiopathie, Mikrotraumata, gesteigerte Osteoklastenaktivität und Destruktion von Knochen und Gelenke bis zum Einbruch des Fußgewölbes.

Verlaufsstadien der DNOAP nach Levin
- I akutes Stadium, Fuß gerötet, überwärmt
- II radiologisch darstellbare Knochen- und Gelenkveränderungen, Frakturen
- III sichtbare Fußdeformität
- IV Fußläsion plantar

Lokalisation der DNOAP nach Sanders
- I Interphalangealgelenke, Metatarso-Phalangealgelenke, Metatarsalia
- II Tarso-Metatarsalgelenke
- III Navikulo-Kuneiforme-Gelenke, Talo-Navikulargelenk, Kalkaneo-Kuboid-Gelenk
- IV Sprunggelenke
- V Kalkaneus

Diese Entwicklung findet innerhalb von Wochen bis Monaten statt. Entscheidend ist die frühe Intervention in der akuten Phase mit Schwellung, Rötung und Überwärmung. In der nachfolgenden chronischen Phase entwickeln sich Deformitäten innerhalb von sechs Monaten, zuletzt der »Tintenlöscherfuß«. Röntgen und dann MRT zeigen die Weichteilveränderungen und klären eine Osteomyelitis ab. Das Ziel ist es, möglichst früh die Progression zu stoppen. Initial findet eine komplette Druckentlastung statt mit Bettruhe, Orthesen, Total Contact Cast und Unterarmgehstützen. Parallel werden etwaige Ulzera behandelt. Die Druckentlastung und Reduktion müssen über 18 Monate erfolgen. Je nach Fußdeformität muss man auf orthopädische Schuhzurichtungen zurückgreifen und eventuell auch an operative Korrekturen denken.

Beim akuten Charcot-Fuß scheint ein Überwiegen der Osteoklastenaktivität eine wichtige Rolle bei den Umbauprozessen zu spielen, darauf deuten die Therapieerfolge mit parenteraler Gabe von Bisphosphonaten hin. Die Überwärmung nimmt bei Bisphosphonatgabe in der Regel rasch ab; dies ist ggf. differenzialdiagnostisch nutzbar gegenüber einer Infektion.

Die beiden Hauptformen des diabetischen Fußes sind in ◘ Tab. 17.1 dargestellt. Die Mischformen zeigen Überlappungen im unterschiedlichen Ausmaß.

Taube Füße mit nächtlichen brennenden Schmerzen, ein watschelnder Gang bei gestörter Tiefensensibilität sowie Muskel- und Sehnenatrophien mit Fußdeformierungen sind die Folge der **peripheren Neuropathie** (PDN). Warme, trockene Füße mit gesteigerter Durchblutung (bis zu 500% der Norm wegen mangelnder Sympathikussteuerung) und Ödembildung sind die Manifestationen

Tab. 17.1 Merkmale der beiden Hauptformen des diabetischen Fußes

Neuropathischer Fuß	Ischämischer Fuß
Etwa 60% der diabetischen Füße	25% rein angiopathisch, 15% als Mischform
Läsionen oft schmerzlos, neuralgischer Schmerz nachts unter der Decke	Schmerzhaft, z. B. Claudicatio; Ratschow-Probe positiv; mitunter kein Schmerz bei Belastung wegen der Neuropathie
Warm und rosig, keine Schweißbildung, Fußpulse positiv, gefüllte Venen	Feucht, kalt, livide, schwache oder negative Fußpulse; Kältegefühl
Plantare Schwielen mit tiefbohrendem zentralen Ulkus = Mal perforans	Gangrän an Ferse und/oder Zehen, Nekrosen besonders an den Druckstellen
Assoziiert mit der Nephropathie und Retinopathie	Kombiniert mit anderen Lokalisationen, wie Carotisstenosen, einer KHK sowie Fettstoffwechselstörungen und Rauchen
Frühe Befunde einer Neuropathie: Mangelnde Tiefensensibilität Gestörtes Vibrationsempfinden Gestörte Kalt-warm-Diskrimination Strumpfförmige Ausfälle Reduzierter ASR und PSR	Frühe Befunde einer Makroangiopathie: Druckindex Knöchel/Arm <0,9 Belastungstest Duplexuntersuchung
Infektionen: feucht, rasche und massive Ausbreitung	Infektionen: trockene Gangrän
Atrophie der kleinen Fußmuskeln mit Krallenfuß, Hammerzehen und Hohlfuß; spät im Verlauf Spitzfuß	
Ödem um den Schwielenabszess, das Ödem komprimiert die Perfusion	Mangelperfusion mit Blasenbildung der Haut und nachfolgenden Nekrosen
Trophische Störungen mit Rhagaden und teigiger Haut	Keine Haare mehr; trockene, dünne, schuppige Haut mit Fissuren
Im nativen Röntgen: Osteopenie und –lysen Spontanfrakturen im oberen und unteren Sprunggelenk Einbruch des Fußgewölbes	

der **autonomen Neuropathie** (ADN) beim neuropathischen diabetischen Fuß.

Eine **ischämische Genese** wird von der Neuropathie abgegrenzt. Neben den genannten Kriterien der Anamnese, Inspektion und Palpation ist ein Doppler-Befund obligatorisch. Eine Mediasklerose sollte dopplersonographisch und ggf. radiologisch erkannt werden, um durch falsch-hohe Knöcheldrücke nicht fehlgeleitet zu werden. Im Duplex und mittels Röntgen muss man prüfen, ob eine Mediasklerose vorliegt, um hier nicht durch eine Fehlmessung fehlgeleitet zu werden.

17.2   Diagnostik, Dokumentation und Klassifikation

Zur Betreuung von an Diabetes mellitus erkrankter Menschen gehört die regelmäßige Erfassung des Fußbefundes. Die Intervalle muss man individuell festlegen. Bei blanden Befunden reicht die jährliche Kontrolle. Bei einer Neuropathie will man den Verlauf, auch unter Therapie, alle 3–6 Monate erfassen. Liegt zusätzlich eine relevante pAVK vor, dann mindestens alle 3 Monate; bei Z.n. Ulzera oder Amputationen alle 1–2 Monate.

Gefordert sind die in **Tab. 17.2** aufgeführten **diagnostischen Maßnahmen**.

◘ **Tab. 17.2**	Diagnostische Maßnahmen bei DFS
Inspektion	Haut, Nägel, Schwielen, Infekte, Druckstellen, Schuhe, Gangbild und die Fußarchitektur
Neurologie	Stimmgabeltest, Monofilamenttest (◘ Abb. 17.1), Kalt-warm-Diskrimination, Sensitivität
Angiologie	Pulspalpation, Duplex-Doppler; Verschlussdruckmessung, DS- oder MRT-Angiographie bei erfolgloser konservativer Therapie
Bildgebung	Osteolysen, Sequester, Frakturen, Fissuren, Osteopenie. Als weitere Verfahren können Knochenszintigraphie und MRT eingesetzt werden. Das MRT hilft insbesondere, auch Weichteilbeteiligungen zu erkennen. Gleichwohl sind die Aussagen häufig nur eingeschränkt zu verwerten. Standardverfahren zur Diagnose der Osteomyelitis ist nur die Knochenbiopsie mit Kultur
Mikrobiologie	Wundabstriche aus der Tiefe, denn oberflächlich erfasst man nur die Kolonisation der Nekrose; also vorher die Nekrose abtragen
Differenzialdiagnose	Alkohol, Vitamin-B_{12}-Mangel, Borrelien, Schilddrüsenfunktionsstörung, Urämie

❯ Pedographie: Wichtig ist es, zur Anpassung von orthopädischen Schuhen, Einlagenaussparungen und Polsterungen die Druckverteilung und die Fehlbelastung zu bestimmen. Entscheidend sind die regelmäßige Verlaufskontrolle und die entsprechende Neuanpassung von Einlagen, Polsterungen nach dem Befund.

Die Stadienausdehnung in die Tiefe und die Bildung von Nekrosen erfolgt nach Wilson:

━ 0: Risikofuß, keine offene Läsion
━ 1: Oberflächliche Läsion
━ 2: Ulkus bis Gelenkskapsel, Sehnen, Knochen
━ 3: Ulkus mit Abszess, Osteomyelitis, Infekt der Gelenkskapsel
━ 4: Begrenzte Vorfuß- oder Fersennekrose
━ 5: Nekrose des gesamten Fußes

Die Stadieneinteilung der Infektion erfolgt nach Wagner und Armstrong:

━ A: Keine weitere Komplikation
━ B: Mit Infektion
━ C: Mit Ischämie
━ D: Mit Ischämie und Infektion

17.3 Prophylaxe

Der Prophylaxe des diabetischen Fußes kommt entscheidende Bedeutung zu. Deshalb sollten Patienten gezielt in der Fußpflege instruiert werden.

Schulungsthemen sind hier exemplarisch dargestellt (modifiziert nach: »Goldene Regeln der Fußpflege für Menschen mit Diabetes«, mit freundlicher Genehmigung von Novo Nordisk Pharma GmbH):

1. **Anschauen:** Täglich einmal die Füße anschauen, ggf. mit Hilfe eines Handspiegels oder von Dritten. Kontrollieren der Füße nach jedem längeren Spaziergang oder beim Einlaufen neuer Schuhe. Schmerzen sind kein verlässliches Zeichen bei Vorliegen einer Neuropathie. Beachten von Rötungen, Druckstellen, Schwellungen oder Verletzungen.

2. **Waschen:** Füße sollen täglich mit milden, neutralen, rückfettenden Seifen ohne weitere Zusätze gewaschen werden. Die Wassertemperatur sollte 37–38°C betragen, die Kontrolle der Wassertemperatur mit Badethermometer ist zwingend erforderlich. Fußbäder dürfen nicht länger als 3–5 Minuten dauern, um das Gewebe nicht aufzuweichen. Offene Wunden niemals baden.

3. **Trocknen:** Füße sorgfältig abtrocknen, ggf. Zehenzwischenräume vorsichtig mit Wattestäbchen abtrocknen.

4. **Pflegen:** Trockene Haut sollte mindestens 2-mal täglich gecremt werden, jedoch nicht zwischen den Zehenzwischenräumen, um das Bilden von Krümeln zu vermeiden und zusätzlich kein feuchtes Klima als Nährboden für Pilzinfektionen oder auch Mazerieren der

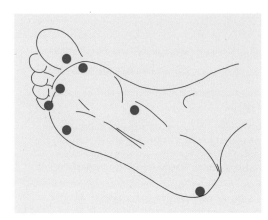

Abb. 17.1 Berührungspunkte beim Monofilament-Test: Beim Berühren mit dem Semmes-Weinstein-Filament wird die Oberflächensensibilität geprüft. Das Testergebnis hat einen hohen prädikativen Wert für das Amputationsrisiko. Bei Berührung mit dem 10-g-Monofilament unter Ausübung von Druck bis zur leichten Biegung an fünf unterschiedlichen Stellen plantar und lateral des Fußes müssen mindestens drei Punkte sicher benannt werden. (Aus: Brunner et al. 2001)

Haut zu bilden. Bevorzugt harnstoffhaltige Salben/Schaumcremes verwenden, um die Geschmeidigkeit der Haut zu verbessern. Nicht geeignet sind Öle, Zinkpasten oder auch »Fettcremes«, da sie austrocknend wirken und die Hautatmung behindern.

5. **Zehennägel:** Nägel immer gerade feilen, Ecken leicht abrunden, um das Eindrücken benachbarter Zehen zu vermeiden. Eingewachsene Nägel durch diabetologisch geschulte Fußpfleger behandeln lassen. Niemals mit spitzen oder scharfen Gegenständen am Nagel arbeiten, niemals Scheren, Zangen oder Raspeln verwenden.

6. **Nie barfuß oder in Strümpfen laufen:** Niemals barfuß oder nur in Strümpfen laufen, insbesondere dann, wenn Nervenschäden bereits vorliegen. In Bädern oder an Stränden stets Badeschuhe tragen, da immer die Verletzungsgefahr durch Steine, Sandkörner, heißen Sand, Glassplitter und Ähnliches besteht.

7. **Strümpfe:** Strümpfe sollten keine auftragenden Nähte oder beengende Ränder haben. Wichtig ist ein hoher Anteil an Baumwolle, um gut Feuchtigkeit aufnehmen zu können. Strümpfe so anziehen, dass Nähte nach außen zeigen, Faltenbildung vermeiden, da sonst Blasen entstehen können.

8. **Keine Wärmflaschen, Heizkissen oder Fön zum Erwärmen von kalten Füßen verwenden:** Zum Erwärmen der Füße Wollsocken tragen, die in einem Stück gewebt sind, nicht drücken oder einschneiden.

9. **Schuhwerk:** Neue Schuhe nur nachmittags einkaufen, da dann die Füße dicker als morgens sind. Neue Schuhe vorsichtig eintragen, niemals auf Wanderungen oder im Urlaub. Vor dem Anziehen und nach dem Ausziehen, das bedeutet täglich, das Schuhinnere auf Fremdkörper, drückende Nähte und scheuerndes Innenfutter abtasten.

10. **So genannte Gesundheitsschuhe:** Sandalen, aber auch Badeschuhe oder Einlagen mit Profil, Relief oder Noppen sind ungeeignet und gefährlich, wenn eine Neuropathie vorliegt, da sich unbemerkt Druckstellen und Geschwüre bilden können.

11. **Diabetesgerechte Schuhe:** Diese Schuhe bieten ausreichend Platz am Spann, haben eine druckentlastende Fußbettung, verfügen über breite weiche Kappen und geben der Ferse genügend Halt. Der Vorfuß wird entlastet, das Abrollen wird erleichtert, die Sohle ist dick und stoßdämpfend. Drückende und scheuernde Innennähte sind nicht vorhanden.

12. **Orthopädische Schuhe:** Falls Fußdeformitäten vorliegen oder bereits ein Ulkus vorlag, sind maßgeschneiderte Schuhe zu tragen. Indikationsstellung durch diabetesversierten Orthopäden oder Ärzte einer Fußambulanz. Die fertigen Schuhe müssen durch den Arzt kontrolliert werden, Korrekturen der angefertigten Schuhe sind im Zeitverlauf häufig notwendig, sodass eine Betreuung in einer interdisziplinären Fußsprechstunde sinnvoll ist.

13. **Hühneraugen:** Verwenden Sie niemals Pflaster, Salben oder Tinkturen. Betreuung nur durch diabetologisch geschulten medizinischen Fußpfleger oder besser in einer interdisziplinären Fußsprechstunde.

14. **Schwielen:** Schwielenbildung deutet immer auf erhöhte Druckbelastung hin. Somit müssen Einlagen und/oder das Schuhwerk sofort verändert werden, um ein Druckulkus zu

vermeiden. Niemals selbst mit scharfen Instrumenten (Rasierklingen, Hornhautraspel, Schere) Schwielen abtragen. Abtragen mit Hilfe eines Bimssteines ist möglich, besser durch diabetologisch geschulten medizinischen Fußpfleger oder in einer interdisziplinären Fußsprechstunde, da Einlagen und Schuhwerk gleichzeitig anzupassen sind.

15. **Verletzungen:** Verletzungen jeglicher Art können sich rasch ausbreiten. Deshalb Wunden reinigen, mit steriler Wundauflage verbinden und sofort ärztlichen Rat einholen. Spätestens bei Entzündungszeichen (Rötung, Schwellung, Fieber, Schüttelfrost, Schmerzen können zum Teil beim neuropathischen Fuß fehlen) notfällig einen Arzt oder Ambulanzen aufsuchen oder Mitarbeiter der interdisziplinären Fußsprechstunde kontaktieren.

16. **Haut- und Nagelpilze:** Hautpilzinfektionen können Eintrittspforten für weitere, jedoch schwerste bakterielle Infektionen sein, deshalb rechtzeitige ärztliche und fußpflegerische Behandlung.

17. **Bettlägerigkeit:** Entlastung von Fersen und Knöchel beachten, da Gefahr von Druckgeschwüren.

(Siehe auch die Patientenleitlinie von 06/2009 als Ratgeber für Betroffene und Angehörige: http://www.versorgungsleitlinien.de/themen/diabetes2/dm2_fuss/pdf/pll_dm2_fuss_report.pdf)

17.4 Therapie

Die Betreuung und Therapie des diabetischen Fußsyndroms bedarf einer multidisziplinären Kooperation aus Hausärzten, Diabetologen, Radiologen, Angiologen, Gefäßchirurgen, Fußchirurgen, Diabetesberatern, Podologen und Orthopädieschuhmachern.

Durch die multifaktorielle Genese des DFS muss sich die Behandlung auf mehrere Schwerpunkte konzentrieren. Dabei ist es essenziell, den Patienten sowie Familienmitglieder durch strukturierte Schulung in die Mitarbeit einzubeziehen. Die Behandlung des DFS orientiert sich an der Genese: gefäßchirurgische Intervention durch Re-vaskularisation bei pAVK, systemisch stadiengerechte Antibiotikatherapie, Druckentlastung mit entsprechenden Hilfsmittel (Total Cast, Vorfußentlastungsschuh u.a.) sowie stadiengerechte Wundbehandlung.

17.4.1 Therapie der Grundkrankheit

Wichtig sind bezüglich der Grunderkrankung eine optimierte BZ-Einstellung mit risikoadaptiertem HbA_{1c}-Ziel, die Lipidregulation (Verbesserung der endothelialen Funktion), die Blutdruckeinstellung, und meist ist auch eine Insulintherapie erforderlich.

17.4.2 Therapie der Angiopathie

Hier gilt das Gleich wie bei Therapie der Grundkrankheit (u.a. mit ASS 100). Zusätzlich erfordern eine besondere Beachtung der Nikotinabusus, das Gehtraining (führt zur Collateralisierung) sowie die Revaskularisation (Ballon, Stent, Bypass, alternativ konservative Maßnahmen).

17.4.3 Therapie der Neuropathie

Als Basismaßnahmen sollte neben einer Optimierung der Diabetes- und Hypertonieeinstellung eine Behandlung einer eventuell vorhandenen Dyslipoproteinämie erfogen. Änderung negativer Lebensgewohnheiten (Alkohol, Rauchen) sind nachgewiesen sinnvoll.

Nichtmedikamentöse Maßnahmen der sensomotorischen Neuropathie können in Form von Balneotherapien, transkutaner elektrischer Nervenstimulation (TENS) sowie Akupunktur durchgeführt werden.

Medikamentös stehen trizyklische Antidepressiva (Amitryptilin), Antikonvulsiva (Gabapentin, Pregabalin) zur Verfügung. Der Nutzen der Antikonvulsiva wird kontrovers diskutiert, also ist eine kritische Verlaufskontrolle dieser nebenwirkungsreichen Therapie notwendig. Ebenso stehen Serotonin-Noradrenalin-Wiederaufnahmehemmer (Citalopram, Duloxetin) zur Verfügung.

Schmerztherapeutisch können Opioide eingesetzt werden, z. B. Tramadol oder Oxycodon.

17.4.4 Therapie der Fußläsion

Angiopathische Läsionen Häufig lange Heilungsphasen, Gefäßrekonstruktion. Keine Feuchtbehandlung trockener Nekrosen.

Neuropathische Läsionen Bei guter Entlastung häufige raschere Abheilungstendenzen im Vergleich zu angiopathischen Läsionen (→ Schuhversorgung!).

Charcot-Fuß Ruhigstellung und Schonung wie bei akuter Fraktur über 3–6 Monate. Vorsichtige Belastung nach Abklingen lokaler Entzündungszeichen (Schwellung, Rötung, Überwärmung). Hemmung des vermehrten Knochenumbaus durch parenterale Gabe von Amino-Bisphosphonaten kann als Heilversuch erwogen werden.

Amputation Sie ist oft zu vermeiden bei Beachtung obiger Grundsätze. Es erfolgt nur eine Grenzzonenamputation nach Demarkierung und erfolgloser konservativer Therapie mit trockener Gangrän. Sequesterentfernung bei persisitierender Osteomyelitis.

Thromboseprophylaxe Bei Immobilisation.

Schuhversorgung ist ein Muss! Die richtige Schuhversorgung reicht vom Diabetesschutzschuh über Schuheinlagen nach Abdruck zur Fußbettung, orthopädische Schuhzurichtung bis zum speziell angefertigten orthopädischen Maßschuh. Dies gilt in Abhängigkeit von der Läsion und der Deformation. Einige Dinge sind zu beachten:

- keine hohen Absätze,
- weiche Kappen, die die Zehen nicht einengen,
- weiche, gut dämpfende Sohle, Schaumstoffeinlage bis 1 cm,
- Maßschuh nach Diabeteskriterien bei Fußdeformierungen,
- Abrollhilfen (konvexe Sohle) bei mechanischen Problemen.

Die Konvexität muss proximal des Fußballens sein. Die Metatarsalgelenke werden entlastet und die Scherkräfte an der Fußsohle reduziert. Mit speziellen festen Schaumstoffeinlagen können bei Deformierungen der Fußsohle Aussparungen vorgenommen werden. Ein Vorfußentlastungsschuh plus Gehstützen sind bei Vorfußläsionen sinnvoll.

Behandlungskonzept der Fußläsionen Die Therapie des DFS ruht auf vier Säulen:

Druckentlastung Ruhigstellung zum Teil mit Bettruhe, dabei an adäquate Heparinisierung denken

Lokale Wundbehandlung Das Entfernen von infiziertem oder avitalem Gewebe am Ulkus (Debridement) kann auf verschiedene Arten erfolgen: chirurgisch, enzymatisch (autolytisches Debridement mit Hydrogelen) oder biologisch, z. B. mit Fliegenlarven. Früher häufig angewendete Spülungen im Rahmen der Wundreinigung mit Wasserstoffperoxid sind obsolet, da sie die Wundgranulation negativ beeinflussen.

Im Bereich der Wundbehandlung gilt generell, dass Ulkus warm und feucht zu halten. Eine Ausnahme bei pAVK stellt die trockene Nekrose dar.

Nach den Wundheilungsstadien nach Wagner und Armstrong kann auf eine breite Produktpalette der Verbandmittelindustrie zurückgegriffen werden, wobei es keine validen Studien gibt, die eine Überlegenheit eines Produktes zur Vermeidung von Amputationen zeigen. Auch die »Nationalen Versorgungsleitlinien zur Typ 2-Fußbehandlung« betonen, dass die Evidenz für den besonders günstigen Effekt einer bestimmten Wundauflage fehlen.

Infektionsbehandlung Zur Beurteilung der Infektiosität sind neben der Klinik tiefe Wundabstriche mit entsprechendem Keimnachweis und Resitenzzestung zu fordern. Nur wenige Antibiotika wie Piperacillin/Tazobactam, Ertapenem oder Linezolid sind für die Indikation DFS zugelassen. Bei schweren Infektionen sollte die Behandlung parenteral unter stationären Bedingungen erfolgen. Die mittlerweile häufig nachgewiesenen multiresistenten Staphylokokken sind dabei sowohl logistisch als auch therapeutisch ein großes Problem. Neben lokal dekolonisierenden Lösungen, chirurgischem

Vorgehen ist häufig eine i.v.-Therapie mit Vancomycin notwendig.

Revaskularisation Die intraarterielle digitale Subtraktionsangiographie ist der Goldstandard in der bildgebenden Diagnostik, der bei einem DFS durchgeführt werden sollte, insbesondere bei einer pAVK vor jeder Amputation. Frühzeitig erfolgte Revaskularisationen können die Ulkusabheilung beschleunigen sowie Major-Amputationen vermindern.

Die frühzeitige Gefäßdiagnostik und Therapie sind wesentlich bei ischämischer Genese, um eine gute Wundheilung zu gewährleisten. Allerdings sind es initial meist Mischformen oder neuropathische Formen mit Mal perforans und bei Mikroangiopathie mit Hyperperfusion. Hier stehen die Lokalbehandlung, der Schutz und die Entlastung in Vordergrund. Selbstverständlich ist die möglichst optimale Stoffwechseleinstellung unter Vermeidung von schweren Hypoglykämien.

Wundversorgung Das TIME-Schema besagt: tissue (Gewebe), Infektion, moisture (Wundfeuchtigkeit und Wärme) sowie epidermal margin (Wundränder). Zelldetritus und zerstörtes Gewebe stören die Wundheilung und werden debridiert, bis vitaler Wundgrund vorliegt. Beim Debridement ist es stets eine individuelle Entscheidung, wie man möglichst optimal vorgeht. Eine Wundinfektion wird konsequent antibiotisch und lokal behandelt; die Bakterienlast muss möglichst weit reduziert werden. Auf eine anhaltende Wundfeuchtigkeit wird mitunter zu wenig geachtet; auch eine kontinuierliche Wärme ist ganz wesentlich, nie kühl abspülen. Dabei muss durch Hautschutzpräparate eine Mazeration des umliegenden Gewebes vermieden werden. Wundversorgung und lokale Wundauflagen sind ein sehr differenziertes Thema (Hien et al. 2013).

Grad 1–2 Oberflächliche Wunde, vollständig granuliert: halbfeuchte Behandlung.

Regelmäßige Wundreinigung, Entfernung von Fibrin, Wundrandanfrischung, Schutz vor Austrocknung, Abdeckung mit Fettgaze.

Grad 2–3 Tiefe Wunde, frei liegende Knochen, Abszesshöhle: feuchte Behandlung.

Spülung und Feuchtbehandlung mit isotonischer Kochsalz-/Ringerlösung, Abdeckung der Wunde mit Fettgaze, ggf. kleinchirurgische Maßnahmen, falls benötigt Schmerztherapie, Antibiotika nach Abstrich (z. B. Augmentan, Sobelin, Chinolone).

Grad 3–4 Ausgedehnte Nekrosen: Therapieziel ist eine nekrosefreie, granulationsfähige Läsion.

Vorsichtiges kleinchirurgisches Vorgehen, da die Festlegung des Zeitpunktes zur Nekrosektomie oft schwierig zu bestimmen ist. Unter Nekrosen sollte man Eiteransammlungen nicht übersehen. Osteomyelitiden bei guten Weichteilverhältnissen rechtfertigen einen konservativen Therapieversuch.

Es werden immer noch viel zu viele diabetische Füße unnötig amputiert. Die Prophylaxe und die konservativen Maßnahmen müssen ausgeschöpft werden. Hierzu sind sehr viel Geduld, teilweise über Monate, nötig und die Betreuung durch entsprechend qualifizierte interdisziplinäre Teams (vgl. Kriterien gemäß den Vorgaben der Arbeitsgemeinschaft Diabetischer Fuß in der DDG).

Ischämischer diabetischer Fuß Die **chirurgische Versorgung** des ischämischen diabetischen Fußes entspricht der Vorgehensweise beim Nichtdiabetiker. Primär wird eine Verbesserung des Perfusionsdrucks durch Revaskularisation angestrebt.

Neuropathischer Fuß Beim neuropathischen Fuß ist die Therapie internistisch-konservativ.

Amputationen Ziel ist immer die Vermeidung einer Amputation. Vor einer anstehenden Amputation ist der Gefäßstatus zu erheben (z. B. Angiographie, Kutane Sauerstoffdruckmessung) und eine adäquate Therapie der Infektion durchzuführen. Die Absetzungslinien richten sich bei einer operativen Therapie des diabetischen Fußes nicht nach anatomischen Gegebenheiten, sondern werden durch den vorliegenden Lokalbefund bestimmt.

Aspekte für die Indikationen zur **Minoramputation** (d. h. eine »kleine Amputation« bis unterhalb der Knöchelregion):
- offenes Gelenk,
- freiliegender Knochen mit Zeichen einer Ostitis,

- feuchte Gangrän,
- trockene Nekrose.

Aspekte für die Indikationen zur **Majoramputation** (d. h. eine Amputation oberhalb der Knöchelregion): Die Extremität ist bedroht, wenn

- eine bestehende, distale Infektion aufsteigt (aszendierende Sepsisquelle),
- eine verminderte Durchblutung zum Untergang von Muskelgewebe mit daraus folgender Bedrohung anderer Organfunktionen führt,
- therapieresistente, vom Patienten nicht mehr tolerierbare Ruheschmerzen bestehen.

Eine primäre Majoramputation als Erstmaßnahme ist nie indiziert.

17

Hypertonie, Herzerkrankungen und weitere Folgeerkrankungen

18.1   Hypertonie

Typ-1- und Typ-2-Diabetiker weisen deutlich häufiger als alters- und geschlechtsgleiche Kontrollpersonen eine arterielle Hypertonie auf. Mehr als 70% der Typ-2-Diabetiker sind Hypertoniker und zeigen bereits bei der Erstdiagnose des Diabetes diese schwerwiegende Begleiterkrankung. Das Auftreten von mikro- und makrovaskulären Folgeerkrankungen wird durch den Hypertonus begünstigt. Beim Vorhandensein diabetischer Komplikationen wird wiederum deren Fortschreiten durch einen Hypertonus erheblich begünstigt. Somit sind die regelmäßige Blutdruckkontrolle sowie eine konsequente Therapie zwei der wichtigsten Ziele einer modernen Diabetestherapie (▶ Abschn. 16.2.2).

Der Bluthochdruck und Diabetes mellitus treten häufig gemeinsam in Erscheinung, sodass bei jedem Diabetespatienten nach einer Störung in der RR-Regulation regelmäßig gesucht werden sollte und beim Hypertoniepatienten nach einer Störung im Glukosestoffwechsel. Für den Typ-2-Diabetespatienten, in gleicher Weise aber auch für den Typ-1-Diabetespatienten, ist eine Blutdruckerhöhung ein die weitere Prognose entscheidend bestimmender Faktor.

> **Praxistipp**
>
> Die standardisierte Blutdruckmessung bei Typ-1- und insbesondere Typ-2-Diabetikern ist unverzichtbarer Bestandteil einer regelmäßigen Verlaufskontrolle. Blutdruckwerte gehören wie die Blutzuckerwerte in einem »Diabetestagebuch« dokumentiert, erhöhte Blutdruckwerte konsequent therapiert.

Immer wieder wird der »Weißkittel-Hypertonus« als Erklärung für zu hohe in der Sprechstunde gefundene Blutdruckwerte herangezogen. Vor diesem Hintergrund wird den Blutdruckwerten nicht die notwendige Beachtung gewidmet und eine entsprechende Therapie entweder unterlassen oder zu spät eingeleitet. In gleicher Weise gilt das natürlich auch für die Korrektur einer laufenden antihypertensiven Therapie. Aus großen klinischen Untersuchungen ist klar geworden, dass oft mehrere Wirkprinzipien kombiniert werden müssen, um

eine ausreichende Blutdrucksenkung erreichen zu können.

Beim **Typ-1-Diabetiker** steigt der Blutdruck im **Stadium der Mikroalbuminurie** zunächst im normotensiven Bereich. Nachts fällt der Blutdruck nicht mehr ab. Zur Verlaufsdokumentation kann die 24-h-RR-Messung eingesetzt werden. Nun beginnt sich der Teufelskreis aus Hypertonie, Nephropathie und Angiopathie zu schließen. Renoparenchymale Veränderungen sind eine wesentliche Ursache der Hypertonie des Typ-1-Diabetikers. Die erhöhte kardiovaskuläre Sterblichkeit des Typ-1-Diabetikers ist eng an die Nephropathie und die Hypertonie gekoppelt. Morbidität und Letalität werden eindrucksvoll durch eine frühe Blutdruckeinstellung gesenkt.

Der **Typ-2-Diabetiker** entwickelt bereits im Frühstadium des metabolischen Syndroms hohe Blutdruckwerte. 50% der Typ-2-Diabetiker haben bei der Erstdiagnose bereits eine Hypertonie.

18.1.1   Antihypertensive Therapie bei Diabetikern mit Hochdruck

Dem Betroffenen sollte erklärt werden, warum bei Vorliegen eines Diabetes mellitus oder eines Diabetes mit Folgeerkrankungen (z. B. Herz, Nieren, Augen) eine Blutdrucksenkung wichtig ist; er sollte über die positiven Wirkungen einer Blutdrucksenkung, aber auch über die möglichen Nebenwirkungen aufgeklärt werden. Erhält der Patient diese Information nicht, dann findet sich in der Regel »ein guter Bekannter«, der seinem Leidensgenossen seine Erfahrungen mitteilen wird. Meist werden dies jedoch negative Erfahrungen sein, mit allen Auswirkungen auf eine lebenslange Intervention. Der Betroffene sollte im Rahmen von **strukturierten Hypertonieschulungen** das Rüstzeug zur Selbsttherapie und zum RR-Monitoring vermittelt bekommen (z. B. DMP-Unterlagen »Hypertonie«).

Die Behandlung ist durch Senkung der kardiovaskulären Morbidität und Mortalität hoch effektiv. Therapieindikation ist das kardiovaskuläre Gesamtrisiko unter Einbeziehung aller relevanten Risikofaktoren.

Ziel der Blutdrucktherapie ist eine Absenkung auf 130–140/80–85 mmHg im körperlichen Ruhe-

▣ Tab. 18.1   Therapeutische Maßnahmen zur Blutdrucksenkung

Allgemeinmaßnahmen	Kochsalzrestriktion (<5–6 g NaCl/Tag) und Gewichtsreduktion, falls das Gewicht erhöht ist. Bewegung steigern und, falls möglich, leichte Ausdauersportarten
ACE-Hemmer	Sie gelten zurzeit als Mittel der 1. Wahl, die Nierenfunktion ist im Verlauf zu beobachten; Nebenwirkungen und einschleichende Dosierung sowie die Kontraindikationen (mehr als leichte Aortenstenose, Nierenarterienstenose u. a.) beachten
Angiotensin-II-Rezeptor-Blocker (sog. AT_1-Blocker)	Substanzen blockieren den Angiotensin-II-Rezeptorsubtyp 1; sie können alternativ zum ACE-Hemmer eingesetzt werden oder sind bei Nebenwirkungen der ACE-Hemmer indiziert
Kalziumantagonisten	In Kombination mit dem ACE-Hemmer oder bei Unverträglichkeit nur der ACE-Hemmer; lang wirksame Substanzen
Carvedilol	Ein kombinierter β- plus α-Blocker. Eine Alternative zum ACE-Hemmer und zum Kalziumantagonisten, falls keine relevante AVK oder Herzinsuffizienz vorliegen (s. u.)
$α_1$-Blocker	Reservemedikation, keinesfalls zur Monotherapie
β-Blocker	$β_1$-selektive Substanzen sind zu bevorzugen. Absolut indiziert bei Angina pectoris und nach Herzinfarkt, relativ kontraindiziert bei arterieller Verschlusskrankheit, β-Blocker machen träge. Bei DM ohne KHK sind sie deshalb nicht Mittel der 1. Wahl. Sie senken den zentralen Blutdruck nicht in gleicher Weise wie den peripheren, sie sind nicht stoffwechselneutral und schwächen die Muskulatur. Als niedrig dosierte Kombinationspartner, v.a. das Nebivolol, sind sie einsetzbar
Diuretika	Indiziert bei Herzinsuffizienz. Furosemid indiziert ab einer Kreatininclearance <30 ml/min. Niedrig dosierte Thiazide sind eine wichtige Ergänzung z. B. der ACE-Hemmer-Therapie und AT_1-Blocker-Therapie und verstärken deren blutdrucksenkenden Effekt. Die negativen metabolischen Einflüsse treten nur bei hoch dosierter Thiazid-Therapie auf
Clonidin, Moxonidin	Reservemedikation, es wird als Partner bei Vielfachkombinationen eingesetzt

zustand. Auch ältere Menschen profitieren von der antihypertensiven Therapie, und zwar in Bezug auf den Schlaganfall und die Gehirnleistung (Stichwort Demenzprophylaxe). Bei betagten Menschen sollten RR-Werte unter 120/70 mmHg vermieden werden, insbesondere bei relevanter KHK; RR-Werte bis systolisch 150 mmHg gelten als tolerabel. Gerade bei Niereninsuffizienz sollten die Blutdruckwerte unter 130/80 mmHg liegen, um einer Progredienz vorzubeugen.

Allgemeinmaßnahmen sind je nach Schwere der Hypertonie allein oder adjuvant zur Medikamententherapie sinnvoll. Medikamente der ersten Wahl sind Diuretika, Kalziumantagonisten, ACE-Hemmer, AT_1-Blocker und β-Blocker. Meist ist eine Kombinationstherapie sinnvoll (▣ Tab. 18.1).

Am Anfang einer medikamentösen Blutdrucksenkung ist darauf hinzuweisen, dass mit einer Monotherapie oder auch einer Zweierkombination häufig keine bleibende Blutdrucksenkung erreicht werden kann. Somit ist eine im Verlauf der Therapie notwendig werdende Korrektur zu erwarten und nicht etwa durch ein »schuldhaftes« Verhalten des Patienten bedingt.

Grundsätzlich können die antihypertensiven Medikamente kombiniert werden. Zur Vermeidung von Nebenwirkungen hat sich die frühzeitige Kombinationstherapie mit niedrigen Dosen bewährt. Dies muss man mit dem Patienten besprechen, um die Compliance zu sichern. Es stehen verschiedene Kombinationspräparate zur Verfügung, die dies erleichtern. Gegen eine Kombination ACE-Hemmer und AT-Blocker sprechen der fehlende positive Effekt auf kardiovaskuläre Endpunkte und das Nebenwirkungsspektrum (Makani et al. 2013) mit

- Hyperkaliämie,
- Hypotonie und
- Nierenversagen.

Kochsalzrestriktion Die Zufuhr in der westlichen Welt ist deutlich über 9 g/Tag. Empfohlen werden nicht mehr als 6 g/Tag. Es gibt salzsensitive Hypertoniker, die einen Abfall des systolischen Blutdrucks über 10 mmHg erfahren. Salzresistente Hypertoniker bleiben mit dem Blutdruck unverändert. Im Mittel liegt ihr Abfall des systolischen Blutdrucks bei 5–10 mmHg. Aber bedeutungsvoll ist, dass diese Patienten unter dieser leichten Salzrestriktion deutlich besser auf gängige Antihypertensiva ansprechen und die Dosen der Antihypertensiva deswegen reduziert werden können. Gerade Diabetiker mit hohen Insulinspiegeln sprechen auf die Kochsalzrestriktion gut an.

Blockade des Renin-Angiotensin-Aldosteron-Systems (RAAS) Die pharmakologische Blockade des RAAS durch ACE-Hemmer und/oder AT_1-Blocker ist heute ein etabliertes Konzept der arteriellen Hypertonie. Günstige klinische Effekte sind vielfach nachgewiesen (u. a. HOPE- und MICRO-HOPE-Studie). Die DIRECT-Studie dokumentierte (AT_1-Blocker Candesartan) z. B. eine günstige Wirkung auf die diabetische Retinopathie.

Eine Kombination aus ACE-Hemmer oder AT_1-Blocker mit niedrig dosierten Thiaziddiuretika bietet sich in der Regel an.

Nebenwirkungen: Die ACE-Hemmung führt zu einem gestörten Bradykininabbau, der sich klinisch als typischer trockener Husten bzw. Angioödem äußern kann. Eine gute Alternative stellen die AT_1-Blocker dar, die diesbezüglich signifikant weniger Symptome zeigen. Patienten mit Diabetes neigen zu einem ansteigenden Kaliumspiegel. Kontrollen des Kaliumspiegels sind deshalb unter pharmakologischer RAAS-Blockade besonders angezeigt.

Eine neue therapeutische Option stellt die direkte Reninhemmung dar. Aktuell ist die Substanz Aliskiren verfügbar. Eine Kontraindikation besteht bezüglich einer Kombination mit ACE-Hemmern oder AT_1-Blockern wie T1D/T2D. Grundsätzlich sind Kaliumkontrollen angezeigt.

β-Blocker Ihr günstiger Einfluss bei Diabetikern mit Hypertonie und nach Herzinfarkt bezüglich Mortalität und Morbidität ist nachgewiesen. Ungünstige Einflüsse auf den Fettstoffwechsel und die Glukosetoleranz sind bewiesen, sind jedoch kein Argument, β-Blocker beim Diabetiker nicht einzusetzen. Entscheidend ist, dass das protektive Potenzial der β-Blocker überwiegt. Unter Therapie mit β-Blockern sollten Bewegungsmangel und Gewichtszunahme vermieden werden, β-Blocker machen »faul«.

18.1.2 Nichtmedikamentöse Ansätze

Nichtmedikamentöse Ansätze sind wichtig und sollten konsequent in das Therapiekonzept als Basistherapie eingebracht werden. Hierzu gehören eine Reduktion des Alkoholkonsums (<20 g/Tag für Männer, <10 g/Tag für Frauen), die Kochsalzreduktion und die Betonung von Gemüse und Obst in der Diabeteskost.

Nikotinabusus Es besteht eine klare ärztliche Empfehlung, das Rauchen vollständig einzustellen. Empfehlung zur weitergehenden Beratung, Verweis auf entsprechende Literatur (Patientenbücher), Nikotinersatz und Raucherentwöhnungsprogramme, Erfolgsquote im 1. Jahr ~50 %!

Ernährung Kaloriengerechte, ballaststoffreiche (>20 g/Tag) fettarme Kost mit nur geringem Anteil an gesättigten Fetten (<10% der Kalorien) und Cholesterin (<300 mg/Tag), Seefisch-Mahlzeiten sind erwünscht. Die Kost sollte reich an Vollkornprodukten, frischen Gemüsen und Früchten sein.

Besonderheiten bei Übergewicht Kalorienreduzierte Kost. Identifikation der Ursachen des Übergewichts: Alkohol, fette Speisen, Schokolade, Kuchen, übermäßiger Obstverzehr (Kalorien!). Angemessene körperliche Aktivität ist besonders wichtig bei Patienten mit Hochdruck, erhöhten Triglyzeriden und Diabetes mellitus.

Körperliche Aktivität Ein Minimum von 30–60 Minuten mäßig intensiver Bewegung, 3- bis 4-mal wöchentlich (Gehen, Joggen, Radfahren oder eine andere aerobe Aktivität), unterstützt durch eine aktivere Lebensweise: Spazierengehen in Arbeitspausen, Treppensteigen statt Aufzug, Gartenarbeit. Optimaler Effekt bei 5–6 Stunden Bewegung pro

Tab. 18.2 Herzerkrankungen bei Menschen mit Diabetes mellitus	
Koronare Herzkrankheit	KHK mit Angina pectoris, aber auch stummen Ischämien in 10–30% der Fälle
	Atemnot als KHK-Äquivalent, besonders bei Frauen
	Erhöhte Restenoserate nach PTCA
	Bei Hyperkoagibilität (insbesondere bei schlechter BZ-Einstellung) Neigung zu Appositionsthromben auf Atheromen
	Das Herzinfarktrisiko ist bei diabetischen Männern um den Faktor 3, bei diabetischen Frauen um den Faktor 6 erhöht
Linksherz-hypertrophie	Bei Hypertonie
Autonome Neuropathie	Frequenzstarre Bradykardien Tachykardien Fehlende Frequenzregulation bei Orthostase und Belastung
Vitien	Gehäufte Endokarditiden beim Diabetiker wegen Abwehrschwäche und Pyodermien
Kardiomyopathie	Bei schlechter Diabeteseinstellung wird auch der Energie- und Strukturproteinstoffwechsel der Herzmuskelzelle beeinträchtigt mit Fibrosierung des Interstitiums

Woche. Ärztlich überwachte Programme für Mittel- bis Hochrisikopatienten (Koronargruppe, Übungsgruppe). Die Herzfrequenz sollte bei körperlicher Aktivität stets im ausgetesteten ischämiefreien und beschwerdefreien Bereich liegen.

18.1.3 Besonderheiten bei Orthostaseproblemen

Besonders schwierig ist die antihypertensive Therapie bei Patienten mit Orthostaseproblemen im Rahmen einer autonomen Neuropathie (ADN). Beispielsweise kann das Ziel der eigentlich zwingend notwendigen Blutdrucknormalisierung bei Patienten mit Nephropathie oft nicht erreicht

werden. Die massive Einschränkung der Lebensqualität durch die zunehmenden Orthostaseprobleme nehmen viele Patienten verständlicherweise nicht in Kauf. Erforderlich sind die begleitende physikalische Therapie der Orthostaseprobleme (▶ Abschn. 16.3.2) und eine langsam einschleichende antihypertensive Therapie. Diuretika sollte man nur falls nötig geben und Dosis so gering wie möglich halten. Hypotonien können zum zerebralen Insult und zum Herzinfarkt führen. Deshalb wird die Anamnese sehr ernst genommen, und Blutdruck- sowie Pulsverhalten werden regelmäßig zusätzlich im Rahmen eines **Schellong-Tests** erfasst.

18.2 Herzerkrankungen

Das Risiko für Erkrankung und Komplikation im Rahmen einer KHK, Herzinsuffizienz, Vorhofflimmern und weitere Herzrhythmusstörungen bis hin zum plötzlichen Herztod ist bei Patienten mit Diabetes mellitus deutlich erhöht. Dementsprechend kommt der kardiologischen Diagnostik und Therapie bei Diabetikern eine besondere Bedeutung zu. Entsprechende Herzerkrankungen ohne vorbekannten Diabetes sollten Anlass sein dies abzuklären. Die relative Risikosteigerung ist bei diabetischen Frauen besonders hoch (▶ Tab. 18.2).

Bei dieser Palette möglicher sekundärer Herzaffektionen sollte man mit der Diagnostik großzügig sein. EKG und Ergometrie sind Standard. Mikroalbumin ist ein Marker für die endotheliale Dysfunktion und erkennt frühe Gefäßschäden im asymptomatischen Stadium. Nach einer großen britischen Studie führte eine **echokardiographische Befundung** bei über 70% der Patienten zu einer Umstellung einer vorbestehenden kardiologischen Therapie.

Blutdruckprobleme und Rhythmusstörungen werden mit dem LZ-EKG, LZ-RR und dem Schellong-Test erfasst. Eine pathologische Frequenzstarre wird mit dem Test der Herzfrequenzschwankung unter forcierter Atmung geprüft. Der Knöchel-Arm-Index ist ein weiterer Indikator für eine kardiovaskuläre Erkrankung. Mittels Duplex sollte eine Mediasklerose jedoch vorab bedacht werden.

Die Symptomatik bei kardialer Ischämie kann bei Diabetikern mit Polyneuropathie nur sehr ge-

◘ **Tab. 18.3**   Weitere Folgeerkrankungen des Diabetes mellitus

Mukormykose	Pilzbefall der oberen Luftwege, v. a. im Rahmen und nach einer Ketoazidose
Hyperkaliämie	Manche Patienten neigen hierzu bei mangelnder Ansprechbarkeit der Niere auf Aldosteron, entsprechend einer renal tubulären Azidose Typ IV
Kontrakturen	Bei Diabetikern finden sich gehäuft Dupuytren-Kontrakturen sowie Kontrakturen der Beugesehnen, Sehnenscheiden-, Plantar- und Palmaraponeurosen. Die Folge sind die sog. Cheiropathie mit der Unfähigkeit, die Hände flach aneinanderzulegen, und eine Periarthrosis humeroscapularis mit Bandverkalkungen. Ursächlich ist eine veränderte Kollagenstruktur, wahrscheinlich durch Glykierung, Störungen im Bindegewebsstoffwechsel, Mikroangiopathie und trophischen Störungen
Wachshaut	Bei langer Diabetesdauer mit anhaltend schlechter Qualität der Stoffwechseleinstellung kann sich zu diesen Kontrakturen noch eine straffe Wachshaut gesellen, die bevorzugt am Handrücken gefunden wird. Das Bild ähnelt einer Sklerodermie
Katarakt	Der schlecht eingestellte Diabetiker ist kataraktgefährdet. Die Linsenproteine werden glykiert, und osmotische Veränderungen führen zu Fibrosierungen in der Linse
Glaukome	Eine Gefäßproliferation bis in den Linsenapparat kann zu Abflussstörungen in der vorderen Augenkammer führen
Refraktionsanomalien	Sie treten transitorisch bei osmotisch bedingten Veränderungen in Linse und Linsenhalteapparat auf. Ursächlich sind schwankende BZ-Spiegel bei schlechter Einstellung, Stoffwechselentgleisungen oder die Verbesserung einer schlechten Einstellung (DD: Verschlechterung einer Retinopathie!). Diese Schwankungen können bis zu 7 dpt betragen; sie normalisieren sich bei konstanten Blutzuckerspiegeln
Necrobiosis lipoidica	Degeneration und Entzündung der prätibialen Subkutis. Im Beginn ist es eine rote Papel, die sich zu flächenhaften Plaques mit dünner, durchscheinender, atrophischer Haut weiterentwickelt. Therapieoptionen: Kortikoidsalben und Kortikoidinfiltrationen in die gesunde Umgebung; ggf. Azetylsalizylsäure und Rheologika
Mönckeberg-Mediasklerose	Verkalkung der Tunica media meist kleiner und mittelgroßer Arterien, typischerweise an der unteren Extremität

ring ausgeprägt sein. Nicht selten treten stumme Ischämien und Infarkte auf. Bei entsprechendem Verdacht sowie bei Kaltschweißigkeit, Übelkeit, Atemnot, Schwäche oder EKG-Veränderungen sollte umgehend eine Abklärung stattfinden.

Zur Reinfarktprophylaxe sollten kardioselektive β-Blocker dem Diabetiker nicht vorenthalten werden, da der Nutzen belegt ist (► Abschn. 16.1.2 und ► Abschn. 16.2.2).

Herzinsuffizienz und Vorhofflimmern sind beim Diabetiker häufiger. Dementsprechend wird analog den Vorgaben des CHAD2-Score bei Diabetikern auch häufiger antikoaguliert.

Die Therapie bei metabolischem Syndrom, Diabetes und KHK ist naturgemäß recht umfassend mit β-Blockern, RAAS-Hemmern, Thrombozytenaggregationshemmern sowie einer antidiabe-

tischen und antihypertensiven Therapie und auch einer Therapie des Lipidstoffwechsels mit Statinen.

18.3   Weitere Folgeerkrankungen

Infektionen verlaufen schwerer. Man beobachtet gehäuft
- emphysematische Cholezystitiden,
- Pyelonephritiden, perinephritische Abszesse, Papillennekrosen,
- Tuberkulose,
- Vulvovaginitiden, meist Candida,
- Haut- und Nagelmykosen,
- Abszessen mit Anaerobiern, Gramnegativen und Staphylokokken,
- Phlegmonen mit Strepto- und/oder Staphylokokken,

══ Pyodermien,

══ bakterielle Endokarditiden (Vitien).

Ursachen sind die Veränderung des Gewebes beim Diabetiker mit Mangelperfusion und der, vielleicht wegen des Zuckers, günstige Nährboden. Die Phagozytosefähigkeit der Leukozyten sinkt ab einem Blutzucker von 150 mg/dl (8,3 mmol/l). Eine dauerhaft schlechte Blutzuckereinstellung führt zu einer nachhaltigen Einschränkung der Motilität und Funktion der Phagozyten.

Weitere Folgeerkrankungen sind in ◘ Tab. 18.3 aufgelistet.

Die **Mönckeberg-Sklerose** betrifft muskelstarke Arterien, die beim Gesunden dicht von sympathischen Nervenfasern umgeben sind. Es bilden sich wandstarre Rohre ohne Intimaaffektion oder Lumeneinengung. Eine Ischämie ist durch eine begleitende periphere AVK bedingt. Die Mediasklerose ist mit der diabetischen autonomen Neuropathie und Polyneuropathien anderer Genese (Amyloidose, Lues, Lepra) assoziiert. Die fehlende Autoregulation und die Gefäßüberdehnung bei der sog. Autosympathektomie bei diabetischer autonomer Neuropathie führt zur Degeneration und Verkalkung der Muskelschicht. Elastische Arterien, ohne Autoregulation und Muskelschicht, sind nicht befallen, wie die Aorta, A. femoralis, A. politea, A. brachialis. Dementsprechend entwickelt sich eine Mediasklerose nach lumbaler Sympathektomie bei 75–95% der Patienten.

Das tägliche klinische Problem ist die Erschwernis der Doppler-Untersuchung der Beinarterien. Mit einem einfachen Verfahren lassen sich selbst bei Vorliegen einer Mönckeberg-Sklerose recht zuverlässig die Knöcheldrücke bestimmen (Ouriel 2001; Johansson et al. 2002):

Unter fortgesetzter Doppler-Ableitung wird das Bein angehoben, bis das Doppler-Signal sistiert. 13 cm Höhendifferenz entsprechen 10 mmHg. Die Untersuchung wurde durch die intraoperative Druckmessung bestätigt. Sie ergab auch, dass die herkömmliche Methode mit dem Doppler-Index häufig falsch-hohe Werte anzeigt. Fehlende Fußpulse sind ein klinisches Zeichen eines Hochrisikokollektivs (z. B. Heart Outcomes Prevention Evaluation Study 2000).

Fettstoffwechselstörungen

Abgesehen von der Sondersituation eines massiv entgleisten Stoffwechsels, z. B. Insulinmangel beim Typ-1-Patienten mit ungehinderter Lipolyse und damit einer Hyperlipazidämie, stellen Veränderungen des Fettstoffwechsels bei der Zuckerkrankheit einen wichtigen kardiovaskulären Risikofaktor dar.

> **Die Dyslipidämie zuckerkranker Menschen ist ein modifizierbarer Risikofaktor und bedarf in der Regel sowohl einer kombinierten nichtmedikamentösen und medikamentösen Intervention.**

Die Bewertung der Lipidwerte muss in strikter Abhängigkeit vom individuellen Risikoprofil erfolgen. Behandlungskorridore können sich über die Krankheitsdauer erheblich verschieben (◘ Tab. 19.1). Zum Beispiel kann eine Hypertonie neu hinzutreten oder eine Albuminurie auftreten, womit sich Indikation und insbesondere Therapieziele einer medikamentösen Intervention ändern.

Die häufigste Störung im Zusammenhang mit einem Typ-2-Diabetes ist die gemischte Hyper- oder auch Dyslipidämie mit Erhöhung von Cholesterin und auch Triglyzeriden.

Zusätzlich kommt es im Zusammenhang mit dem Diabetes mellitus zu einer charakteristischen Veränderung der Zusammensetzung der LDL-Partikel (LDL = low density lipoprotein), mit Vermehrung von dichten LDL-Partikeln.

Durch eine nichtenzymatische Glykierung werden die LDL-Partikel bei chronischer Hyperglykämie deutlich in ihren Eigenschaften verändert und weisen ein zusätzliches atherogenes Potenzial auf. In gleicher Weise werden auch die weiteren Lipoproteinpartikel durch Lipoxidation ungünstig beeinflusst.

Typischerweise findet sich auch eine Verringerung des High-density-lipoprotein-Cholesterins (HDL-C: Männer <35 mg/dl [<0,9 mmol/l], Frauen <40 mg/dl [<1,0 mmol/l]). Diese Veränderung steht im Zusammenhang mit einem beeinträchtigten Very-low-density-lipoprotein(VLDL)-Abbau und einer verringerten Lipoproteinlipase-Aktivität. Durch die diabetesassoziierte Verminderung der Aktivität der Lezithin-Cholesterin-Acyltransferase (LCAT) wird zusätzlich der Cholesterinrücktransport beeinträchtigt – je höher das HbA_{1c}, desto niedriger die LCAT-Aktivität.

Aus diesen Stoffwechselstörungen resultiert nicht selten die nichtalkoholische Fettleber, die häufig bei Typ-2-Diabetikern sonographisch als Steatosis hepatis nachweisbar ist.

In der Beurteilung des Lipidprofils müssen zusätzlich Zweiterkrankungen besonders berücksichtigt werden: Störungen der Schilddrüsenfunktion (latente oder manifeste Hypothyreose), Nierenfunktionsstörungen oder andere genetisch determinierte Dyslipidämien. Der Zusammenhang zwischen Kohlenhydrat- und auch Alkoholexzess und Erhöhung der Triglyzeride bedarf ebenfalls der Beachtung.

19.1 Therapie der Dyslipidämie

Die Therapie der Hyperlipoproteinämie bei Diabetes mellitus ist multimodal. Durch zahlreiche Studien besteht eine hohe Evidenz, dass sich die Gesamtmortalität und die koronare Mortalität durch eine medikamentöse Senkung von Cholesterin und LDL-Cholesterin deutlich senken lässt.

Hierzu zählen Studien zur Primär- und Sekundärprävention der koronaren Herzerkrankung, z. B. Scandinavian Simvastatin Survival Study (4 S), Cholesterol and Recurrent Event Trail (CARE), Anglo-Scandinavian Cardiac Outcomes Trial – Lipid Lowering Arm (ASCOT-LLA) und Heart Protection Study (HPS) (American Diabetes Association 2005; Heart Protection Study Collaborative Group 2002; Collins et al. 2003). Die Bedeutung einer Lipidsenkung, unabhängig vom Ausgangs-LDL, konnte kürzlich in der 2004 abgeschlossenen Collaborative Atorvastatin Diabetes Study (CARDS), die ausschließlich ein Kollektiv von Typ-2-Patienten betrachtet, eindrucksvoll belegt werden (Colhoun et al. 2004).

Praxistipp

Das hohe kardiovaskuläre Risiko des Typ-2-Diabetespatienten erfordert eine strikte nichtmedikamentöse und medikamentöse Lipidsenkung. Sie ist dabei ein gleichberechtigter Therapiearm der Diabetesbehandlung wie Blutzucker- und auch Blutdrucksenkung.

19

◻ Tab. 19.1 Pathologische Lipidbefunde

Hypercholesterinämie	Gesamtcholesterin >200 mg/dl (>5,2 mmol/l) Triglyzeride <200 mg/dl (<2,3 mml/l)
Hypertriglyzeridämie	Gesamtcholesterin <200 mg/dl Triglyzeride >200 mg/dl
Gemischte Hyperlipidämie	Gesamtcholesterin >200 mg/dl Triglyzeride >200 mg/dl

Auf der Grundlage der oben angeführten Studien gilt, dass ohne jeden Zweifel bei jedem Diabetespatient mit einer nachgewiesenen koronaren Herzerkrankung und/oder bei Vorliegen einer arteriellen Hypertonie, bei Mikroalbuminurie, Retinopathie eine medikamentöse Lipidsenkung mit HMG-CoA-Reduktaseinhibitoren (sog. Statinen) durchgeführt werden sollte. Bereits 1999 zeigte ein Drittel der Untersuchungen aus Deutschland (Löwel et al. 1999) zur Verordnung von Lipidsenkern, dass dieses protektive Therapieprinzip bei zu wenigen Betroffenen angewendet wird. Herzinfarkte und Schlaganfälle könnten so verhindert werden.

Aus der CARDS- und auch der HPS-Untersuchung lässt sich für das klinische Vorgehen weiterhin ableiten, dass bei Vorliegen eines Diabetes mellitus Typ 2 und eines weiteren klassischen kardiovaskulären Risikomerkmals eine Indikation zur medikamentösen Lipidsenkung besteht.

Bei jedem Diabetespatienten mit folgendem Risikoprofil ist daher eine medikamentöse Lipidsenkung unabhängig von der Höhe des Gesamtcholesterins oder der Fraktionen von LDL-C und/oder HDL-C indiziert:

— bekannte KHK,
— Z.n. Myokardinfarkt,
— Vorliegen einer arteriellen Hypertonie,
— Vorliegen einer Mikroalbuminurie,
— Vorliegen einer Makroalbuminurie,
— Bestehen einer diabetischen Retinopathie,
— fortdauernder Nikotinabusus.

Zur Therapie haben sich z. B. die Substanzen Simvastatin und Atorvastatin bewährt. Übliche Dosen sind für Simvastatin 20 und 40 mg, für Atorvastatin 10 mg oder auch 20 mg.

Die medikamentöse Senkung sollte mit Allgemeinmaßnahmen (Diabeteskost, körperliche Aktivität, Gewichtsreduktion) stets kombiniert werden.

Auch bei Erreichen der LDL-Zielwerte unter der Therapie bleibt ein erhöhtes kardiovaskuläres Risiko für Diabetiker gegenüber Nichtdiabetikern bestehen. Dies ist medikamentös kaum weiter zu beeinflussen.

Bei deutlich erhöhten Triglyzeriden kann im begründeten Einzelfall eine **Kombinationstherapie** aus Statinen und Fibraten notwendig sein (ACCORD Lipid Study), gleichwohl ist hier besonders an das Auftreten von Nebenwirkungen einer Lipidsenkertherapie (Myopathie, Rhabdomyolysen) zu denken. Rhabdomyolysen traten in der Vergangenheit vor allem mit dem Gemfibrozil auf, welches in Kombination mit Statinen nicht mehr verwendet wird. Eine Kombination mit Fenofibrat oder Bezafibrat scheint weniger problematisch zu sein. Nachfolgende Kontrollen unter Therapie sind durchzuführen.

Vorgehen zur Überwachung jeder lipidsenkenden Therapie

— Aufklärung über die Nebenwirkungen, insbesondere eine Myopathie und Rhabdomyolyse (ein typisches Warnzeichen ist ein neu aufgetretenes »muskelkateriges Gefühl, ohne dass körperliche Aktivität betrieben wurde«) ist häufiger bei Diabetikern
— Mögliche Medikamentinteraktionen sollten vor Beginn der Statintherapie und bei jeder neuen Therapie beachtet werden
— An Laborkontrollen sind folgende Parameter nach 8–10 Wochen nach Therapiebeginn angezeigt:
  - Kreatinkinase (CK, CPK): Bei einem Anstieg über das Dreifache der Obergrenze des jeweiligen Normbereiches ist die Therapie zu unterbrechen
  - ASAT: Bei einem Anstieg über das Dreifache der Obergrenze des jeweiligen Normbereiches ist die Therapie zu unterbrechen
  - ALAT: Bei einem Anstieg über das Dreifache der Obergrenze des jeweiligen Normbereiches ist die Therapie zu unterbrechen

◨ **Tab. 19.2** Nichtmedikamentöse Maßnahmen der Dyslipidämie

BZ-Normalisierung	Wichtigste, entscheidende und erste Maßnahme
Körperliche Aktivität	Vor allem wichtig beim D. m. Typ 2 mit Insulinresistenz, erhöht das HDL-Cholesterin
Gewicht	Reduktion bei Adipositas
Ernährung	Meiden: Eier, Innereien, tierisches Fett, schnell anflutende Kohlenhydrate, Getränke mit Malzzucker (Bier), C2-Abusus, Meiden von Fructose
	Günstig: einfach gesättigte Fettsäuren (Olivenöl, Rapsöl, Walnuss, Erdnuss, Avocado u. a.), Meeresfisch als Eiweißquelle, Ballaststoffe
	Mit Diät allein ist eine Gesamtcholesterinsenkung um maximal 50 mg/dl [1,3 mmol/l] bzw. 10% möglich; sie unterstützt aber die anderen Maßnahmen und potenziert die Wirkung der Lipidsenker
Ausschließen	Hypothyreose, nephrotisches Syndrom
	Große Mahlzeiten, Nahrungskarenz <12 h vor Blutabnahme
	Ggf. primäre Hyperlipidämien (Familienanamnese)
Vermeiden	Alkohol, Fruchtsäfte

◨ **Tab. 19.3** Medikamentöse Therapie der Hyperlipidämien

Fibrate	Ab einem Triglyzerid-Wert >400 mg/dl (4,5 mmol/l)
	Triglyzeridsenkung um 30–50%
	LDL-Cholesterin-Abfall um 15%
	HDL-Cholesterin-Anstieg um 10%
Statine	LDL-Senkung um 20–35%
	HDL-Cholesterin-Anstieg um 10% grundsätzlich nach kardiovaskulären Ereignis

Verlaufsuntersuchungen der Safetyparameter sind etwa halbjährlich angezeigt, bei Umstellung der Medikation entsprechend früher.

Omega-3-Fettsäuren senken die Triglyzeridwerte um 10–20%. Sie können ebenfalls mit Statinen kombiniert werden. Es fehlen jedoch positive Outcome-Studien.

Die wichtigste, sicherste, primäre und wirksamste Maßnahme ist die Lebensstiländerung. Mediterrane Kost mit viel Meeresfisch, Salaten und Gemüse, kalorienreduziert, fettarm mit komplexen Kohlenhydraten und mehrfach gesättigten Fetten ist wichtig, ferner das Meiden von schnell resorbierbarem Zucker und von Fructose. Dazu ist ein Ausdauer- und Muskeltraining zu gleichen Anteilen wichtig. Der Muskelaufbau ist wesentlich;

Muskulatur schützt auf komplexe Weise vor kardiovaskulären Erkrankungen, stärkt das Immunsystem und vermindert auch Krebserkrankungen. Regelmäßige körperliche Aktivität, insbesondere von Ausdauersportarten, führt zu einer Verbesserung des Lipidprofils, vor allem der HDL-Fraktion.

19.1.1 Therapieziele

Die Vermeidung kardiovaskulärer Ereignisse ist das führende Ziel einer Statintherapie, sei es in der Primär- oder in der Sekundärprävention. Die HPS- und CARDS-Studien konnten nachweisen, dass die Risikoreduktion unabhängig vom Ausgangslipidprofil bei diesen in die Studien eingeschlossenen Hochrisikopatienten war. Es gibt inzwischen gute Hinweise, die für eine konsequente Lipidsenkung mit deutlicher Absenkung des LDL-Cholesterins als wichtigem Therapieziel sprechen. Bewährt hat sich dabei ein Absenken des LDL-C auf unter 100 mg/dl (<2,6 mmol/l) für Patienten ohne manifeste KHK. Nach einem Mykoardinfarkt profitieren die Patienten offenbar von einer noch deutlicheren LDL-Absenkung (<70 mg/dl [<1,8 mmol/l]). Das Ansprechen auf eine Statintherapie ist individuell recht unterschiedlich und sollte im Einzelfall bei Nichterreichen dieser Therapieziele zu einer Dosisanpassung führen. Im Umkehrschluss sollte jedoch

19

nicht die in den Studien bewährte Gesamtmenge an Substanz bei deutlicher LDL-C-Absenkung unterschritten werden. Ein als zu niedrig und damit als pathologisch zu bewertendes Cholesterinniveau infolge einer Statintherapie gibt es nicht.

Anzustrebende Zielwerte beim HDL-Cholesterin für Männer >40 mg/dl und für Frauen >50 mg/dl. Die Triglyzeride liegen optimalerweise unter 150 mg/dl.

Die medikamentöse Therapie ist natürlich kein Ersatz für die in ◘ Tab. 19.2 und ◘ Tab. 19.3 angeführten weiteren Therapiemaßnahmen.

Insulintherapie

20

Die Insulintherapie ist noch immer die effektivste Therapieform des Diabetes mellitus (Böhm 2011). Heute ist die **intensivierte konventionelle Insulintherapie (ICT)** mit regelmäßigen Blutzuckerselbstkontrollen Therapie der Wahl bei Typ-1-Diabetikern, dem Diabetes in der Schwangerschaft (Gestationsdiabetes) sowie bei jüngeren Typ-2-Diabetikern.

Eine jede Insulintherapie hat als Voraussetzung eine **strukturierte Schulung (Diabetikerschulung)**. Die Schulung muss dabei den besonderen Bedürfnissen des Betroffenen angepasst sein.

Im Rahmen der unterschiedlichen Möglichkeiten der Insulintherapie unterscheidet man folgende Formen:

- die Kombinationstherapie (Weiterführung der bestehenden oralen Antidiabetiker plus Hinzugabe eines Insulins),
- die basale Insulintherapie plus OAD (BOT),
- die supplementäre Therapie (SIT),
- die konventionelle Insulintherapie (CT),
- die intensivierte konventionelle Insulintherapie (ICT),
- Insulintherapie mittels Pumpe (CSII).

Beim Diabetes Typ 1 ist es bevorzugt die intensivierte Insulintherapie oder die Pumpentherapie und selten im Senium die konventionelle Therapie.

Beim fortgeschrittenen insulinpflichtigen Diabetes Typ 2 ist die Studienlage zu den jeweiligen Insulintherapien sehr inhomogen. Bisher gibt es keine Evidenz zur Endpunktstudien mit welchem Therapiemodell bei Typ-2-Diabetikern die Insulintherapie begonnen werden sollte. In Einzelstudien konnte gezeigt werden, dass hinsichtlich der Risikoreduktion von mikrovaskulären Komplikationen eine intensivierte Insulintherapie einen deutlichen Vorteil bei mehrfachen täglichen Insulininjektionen gegenüber der konventionellen zeigen konnte (Humamoto-Studie). Insgesamt bleibt der Einsatz der verschiedenen Therapien unmittelbar gebunden an die Lebensqualität der Patienten, den individuellen Bedürfnissen sowie an der Güte Stoffwechselführung (HbA$_{1c}$-Ziele). Kombinationstherapien und supplementäre Therapie sind bei Adipösen initial am günstigsten, weil eine Überinsulinisierung mit Gewichtszunahme unbedingt vermieden werden sollte.

20.1   Eigenschaften verschiedener Insulinpräparate

Heute werden in der Regel ausschließlich Humaninsuline oder Analoge des Humaninsulins zur Insulintherapie eingesetzt. Tierische Insuline haben heute eine sehr untergeordnete Bedeutung.

Mithilfe der Verfahren der **Gentechnologie** werden **Humaninsulin** und auch die **Humaninsulinanaloga** von allen großen Insulinanbietern hergestellt.

Alle heute zur Verfügung stehenden Insulinpräparate zeichnen sich durch einen höchsten Reinheitsgrad aus, sodass Lipodystrophien am Injektionsort nahezu nicht mehr zu finden sind, im Gegenteil, der anabole Effekt moderner Insuline führt bei nicht ausreichendem Wechsel der Spritzstellen zu Lipohypertrophien.

◘ Tab. 20.1 stellt Aminosäureunterschiede zwischen tierischen Insulinen, dem Humaninsulin und den modernen Insulinanaloga dar. Die Insulinanaloga Lispro (Humalog, Liprolog), Aspart (NovoRapid) und Glulisin (Apidra) sind dabei ultrarasch und kurz wirksame Substanzen. Glargin (Lantus) und Detemir (Levemir) sind lang wirksame Insulinanaloga. Vor der Zulassung steht das sehr lange wirkende Insulinanalogon Degludec.

Zur Insulintherapie stehen verschiedene Insulinpräparate mit unterschiedlicher Wirkdauer zur Verfügung:

- schnell und kurz wirksame Insuline (auch als Bolus-, Ess-, Mahlzeiten- oder Korrekturinsulin bezeichnet):
    - Humaninsulin, Normalinsulin
    - schnell wirkende Insulinanaloga
- langsam und lang wirkende Insuline (auch als Basal-, Verzögerungs- oder Basisinsulin bezeichnet):
    - Intermediärinsuline: NPH-Insulin (durch neutrales Protamin Hagedorn verzögert wirkendes Humaninsulin), und Zinkinsuline (nur noch begrenzt verfügbar, inzwischen nur noch selten im Einsatz)
- lang wirkende Insulinanaloga:
    - Insulin Glargin (Lantus)
    - Insulin Detemir (Levemir)
- Mischinsuline oder Prä-Mix-Insuline – sie bestehen aus einem der schnell wirksamen

◘ Tab. 20.1 Verfügbare Insuline und Insulinanaloga

Aminosäureposition		1	3	8	10	21	27	28	29	30	31	32
Mensch	A-Kette			THR	ILE	ASN						
	B-Kette		ASN					PRO	LYS	THR		
Tierische Insuline												
Rind	A-Kette			ALA	VAL							
	B-Kette									ALA		
Schwein	A-Kette											
	B-Kette									ALA		
Analog-Insuline												
Lispro	A-Kette											
	B-Kette							LYS	PRO			
Aspart	A-Kette											
	B-Kette							ASP				
Glulisin	A-Kette											
	B-Kette		LYS						GLU			
Glargin	A-Kette					GLY						
	B-Kette										ARG	ARG
Detemir	A-Kette											
	B-Kette								LYSa			

[a] Myristinsäure

Insuline (Human- oder Analoginsulin) und einem Verzögerungsinsulin in verschiedenen Mischungsverhältnissen

Zwei Verzögerungsinsuline auf der Basis von Insulinanaloga stehen heute zur Verfügung (◘ Tab. 20.2).

Das lang wirksame Insulinanalogon **Insulin glargin** (Lantus) weist an der Aminosäureposition

◘ **Tab. 20.2**   Wirkcharakteristika einzelner Insulinpräparationen. Angaben basieren auf der Anwendung von 0,1–0,2 IU/kg an Humaninsulin, s.c.-Injektion im Abdomen; Insulinanalogon: unmittelbare präprandiale oder auch postprandiale Injektionen möglich; Normalinsulin: bei Normoglykämie unmittelbar präprandiale Injektion möglich. (Mod. nach Böhm et al. 2001a)

Insulinpräparation	Wirkungsbeginn (h)	Wirkmaximum (h)	Wirkungsdauer (h)
Kurz wirksames Insulinanalogon	1/4–1/2	1–2	3–5
Normalinsulin	1/2–1	2–4	4–6
Intermediärinsulin (NPH)	2–4	4–6(8)	12–20
Intermediärinsulin (Zinksuspension)	2–4	8–12	12–20
Lang wirksames Insulin (Zinksuspension)	3–5	10–16	18–24
Lang wirksames Analoginsulin	3–5	10–16	18–24

21 der A-Kette (Asn → Gly) einen Aminosäurenaustausch auf und ist zusätzlich um zwei Argininmoleküle an den Positionen B31 und B32 verlängert. Dadurch zeigt dieses Analogon einen isoelektrischen Punkt im leicht sauren Milieu (pH 5,4–6,7) und führt nach Injektion ins Fettgewebe zu einem Mikropräzipitat mit daraus resultierender Wirkverzögerung. Aufgrund dieser Eigenschaften ist Lantus mit Normalinsulin nicht mischbar.

Das Insulinanalogon **Detemir** (Levemir) ist an der B-Kette um eine Aminosäure verkürzt, die Aminosäure Lysin an Position B29 trägt die Fettsäure Myristinsäure. Dadurch wird die Bindung der Insulinmoleküle verstärkt und durch eine weitere Bindung des Insulins an Albumin im Gewebe sowie in der Blutbahn ein zweites Verzögerungsprinzip genutzt. Insulin Detemir zeichnet sich deshalb durch eine sehr konstante Wirkrate gegenüber allen anderen Verzögerungsprinzipien aus.

Vor der Markteinführung steht das sehr lang wirksame Insulinanalogon Degludec. Durch lediglich drei Insulininjektionen pro Woche wird hierdurch der Basalinsulinbedarf abgedeckt, ohne erhöhte Nebenwirkungen. Inwiefern das ein Nutzen sein kann, bleibt abzuwarten.

Alle Insuline enthalten **Konservierungsstoffe**. Die antibakterielle Wirkung dieser Substanzen verhindert eine bakterielle Kontamination der Ampullen. Außerdem wird eine Desinfektion der Haut vor der s.c.-Injektion damit für den Gebrauch durch den Patienten überflüssig.

Der **pH-Wert** der galenischen Zubereitungen sollte neutral sein. Um die Löslichkeit für das Analoginsulin Glargin sicherzustellen, ist der pH-Wert der Injektionslösung im sauren Bereich, wodurch es in seltenen Fällen zu lokalen Reizungen kommen kann.

In Entwicklung sind auch wieder neue inhalative Insuline mit neuen Inhalationshilfen. Ein Präparat wurde vor Jahren vom Markt genommen – wegen der Nebenwirkungen, und weil es wegen des Handlings nicht angenommen wurde.

20.2   Physiologie der Insulinwirkung

Insulin wird als **Proinsulin** von der Bauchspeicheldrüse produziert. Nach Abspaltung eines C-Peptid-Anteils durch Proteinasen wird aus dem Proinsulin das aktive Insulin generiert. Die Produktionsorte des Insulins sind die Inselapparate des Pankreas mit ihren β-Zellen. Über das Portalblut gelangt das Insulin zur Leber, dem ersten wichtigen Erfolgsorgan. Insulin erreicht dann weitere Ziel- bzw. Erfolgsorgane wie Muskulatur und Fettgewebe (▶ Kap. 12).

Insulin wirkt über Insulinrezeptoren an den **insulinsensitiven Organen**. Die Wirkdauer des exogen applizierten Insulins ist abhängig von der Resorptionsgeschwindigkeit aus seinem subkutanen Depot. Die Halbwertszeit des endogenen Insulins ist mit wenigen Minuten nur kurz, gleichwohl ist die biologische Wirksamkeit an den insulinsensitiven Geweben länger.

◻ Tab. 20.3 Mediatoren der pankreatischen Insulinfreisetzung

Blutzuckerspiegel	Ein hoher Blutzucker stimuliert die β-Zellen. Nahrungsproteine stimulieren die β-Zellen ebenfalls, aber nur gering
N. vagus	Die Aussicht auf Nahrung und die Motilität im oberen Gastrointestinaltrakt stimulieren ebenfalls die β-Zellen
GLP-1	Das Glucagon-like-Peptid-1 ist das stärkste insulinotrope Hormon; GLP-1 wird nach Einnahme von Mahlzeiten von den L-Zellen sezerniert und ist neben dem GIP (Gastric inhibitory peptide [GIP]) für den sog. Inkretineffekt verantwortlich, der zu einer Potenzierung der glukoseinduzierten Insulinsekretion führt
»GIP«	Gastrointestinale Peptide, die über die kurze Achse Magen-Duodenum-Pankreas direkt die β-Zellen zur Insulinsekretion anregen (Nebenbemerkung: Deswegen ist der i.v.-Glukosetoleranztest sensitiver und beeinflusst den BZ mehr als der OGTT)
Glukagon	Das Glukagon ist das Hungerhormon, es sorgt für die Glukoneogenese und die Mobilisation der Fettreserven. Trotzdem stimuliert es die Insulinsekretion direkt. Damit werden Glukoneogenese und Lipolyse nicht überschießend. Es wird nur so viel an Glukose und Ketonen produziert, wie vom Gehirn, der Muskulatur und anderen Organen verbraucht wird (Nebenbemerkung: Bei der diabetischen Ketoazidose liegt ein Insulinmangel vor, die Ketogenese und die Glukoneogenese sind überschießend)

Die **Insulinsekretion des Pankreas** wird gefördert durch die in ◻ Tab. 20.3 angeführten Faktoren.

Insulin wirkt an der Zelle über den Insulinrezeptor. Die Weitergabe des Signals in die Zelle hinein erfolgt über die Insulinrezeptoren sowie verschiedene Insulin-Rezeptor-Substrate, sodass am Ende folgende Wirkungen zu beobachten sind:

- Steigerung des Glukosetransports in die Zelle,
- Glykogensynthese,
- Steigerung von RNA- und DNA-Synthese.

Insulin führt über diese rezeptorvermittelten Effekte zur Senkung des Blutzuckerspiegels, Hemmung der Lipolyse und zu wachstumsfördernden Effekten auf Gewebe.

Die Wirkungsweise des Insulins an den **insulinsensitiven Organen** Leber, Muskulatur und Fettgewebe wurde bereits erklärt (▶ Kap. 12). **Insulinunabhängig** sind alle anderen Organsysteme, wie Gehirn, Niere, Gefäße, Nervenzellen, Blutzellen, Endothelien etc. Sie nehmen Glukose unabhängig vom Insulin auf.

20.2.1 Wirkungen des Insulins

Bei **Nahrungskarenz** produziert die Leber Glukose, ca. 10 g/h, unter dem Einfluss des Glukagons. Diese Glukose stammt aus dem Glykogenabbau und der Glukoneogenese und wird vom Gehirn und bei Bedarf von der Muskulatur und anderen Organen verbraucht. Bei längeren **Hungerzeiten** können insbesondere das Gehirn und die Muskulatur langsam auf die Verwertung von Ketonkörpern aus der Lipolyse umschalten. Lange Hungerphasen steht der Gesunde ohne Hypoglykämie mit BZ-Spiegeln von 50–60 mg/dl (2,8–3,3 mmol/l) aus der Glukoneogenese durch. Eine überschießende Ketogenese und Glukoneogenese findet beim Gesunden nicht statt, weil Glukagon die β-Zellen stimuliert und stets genügend Basisinsulin zur Verfügung steht (▶ Kap. 12).

So führt ein Insulinmangel zur ungehemmten Glukagonämie.

Der **Hauptwirkort** des Insulins ist die Leber (◻ Tab. 20.4). Nach Stimulation der β-Zellen im Inselapparat gelangt das Insulin vom Pankreas über das Portalblut direkt zur Leber. Bei gesunden Menschen werden pro Tag in etwa 46 E Insulin produziert und sezerniert. 1 E/h entfällt auf die **Basissekretion** an Insulin.

> Bei Sport oder langer Nahrungskarenz ist es nur 1/2 E/h. Pro Berechnungseinheit, die gegessen wird, braucht man physiologischerweise in etwa 1–1,5 E Insulin (abhängig von der Muskelarbeit).

□ Tab. 20.4   Insulinwirkungen in verschiedenen Organen und Organsystemen

In der Leber	Glukoseaufnahme Glykogensynthese Glykolyse Eiweiß-, Funktionsprotein- und Enzymsynthese
Im Fettgewebe	Fettaufnahme und Fettsynthese Glukoseaufnahme
In der Muskulatur	Glukoseaufnahme Glykolyse Glykogensynthese Proteinsynthese
Im Pankreas	Hemmung der Glukagonsekretion und -produktion mit konsekutiver Hemmung der Lipolyse Hemmung der Ketogenese Hemmung der Glukoneogenese Hemmung der Glykogenolyse Hemmung der Proteolyse

Dieser kurze Weg des Insulins und die feinsinnige Steuerung über das Inkretinprinzip, den Vagus und schließlich danach erst über den Blutzucker ermöglichen die physiologische Blutzuckerregulation in engen Grenzen.

20.2.2 Insulinwirkung bei s.c.-Injektion

Mit der »Insulinresorption« werden die Geschwindigkeit und die Wirkdauer beschrieben, mit der das Insulin aus dem subkutanen Fettgewebe in die Blutbahn übertritt. Die s.c.-Injektion ist unphysiologisch und führt zu hohen peripheren Insulinspiegeln. Bei Hautveränderungen an Spritzstellen schwankt die Insulinresorption besonders stark, deshalb sollte Insulin nur in »gesundes« Unterhautfettgewebe appliziert werden.

Die **subkutane Resorptionsgeschwindigkeit** hängt von verschiedenen Aspekten ab (□ Tab. 20.5).

Wirkspiegel, Wirkdauer und Injektionsmenge

Bei s.c.-Injektion hoher Dosen werden das Maximum des Insulinspiegels und die Resorptionsgeschwindigkeit proportional ansteigen. Das Depot existiert trotzdem länger, und die Wirkdauer steigt entsprechend. Dies ist bei der Applikation hoher Dosen zu bedenken. So kann die subkutane Injektion von z. B. 16 E Normalinsulin über 10–12 Stunden wirken. Das heißt: Man muss nach vier und acht Stunden wieder essen, um keine Unterzuckerung zu bekommen (□ Abb. 20.1).

20.3   Konventionelle Insulintherapie

Die konventionelle Insulintherapie (CT) ist die am häufigsten eingesetzte Insulintherapie, mehrheitlich bei Patienten mit Typ-2-Diabetes. Bei CT wird nach einem starren Schema in der Regel 2-mal täglich ein Mischinsulin injiziert, meist wird in einer Verteilung von morgens zwei Drittel und abends ein Drittel der Insulindosis vor dem Essen gespritzt. Die modernen Misch- bzw. Prä-Mix-Insuline auf der Basis eines Analoginsulins können auch 3-mal jeweils zu den Hauptmahlzeiten appliziert werden (□ Abb. 20.2).

Es werden verschiedene Mischungsverhältnisse von Normalinsulin und NPH-Insulin angeboten, sodass eine gewisse Flexibilität bei Anwendung der CT möglich erscheint. Die entsprechenden Nach- und Vorteile sind in □ Tab. 20.6 und □ Tab. 20.7 aufgeführt.

Auch zur CT gehören Blutzuckerkontrollen, insbesondere auch nächtliche Blutzuckerkontrollen. Es ist wünschenswert, dass der Patient selbst, Pflegende oder Angehörige zumindest morgens, besser morgens und abends, den Blutzucker kontrollieren. Der Patient oder eine andere »diabetesgeschulte« Person passen die Insulindosierung in gewissen Grenzen ggf. auch an. Damit erreicht man eine bessere Einstellung des BZ und kann den Tag-Nacht-Rhythmus, das Essen und die Aktivitäten etwas flexibler gestalten.

Die konventionelle Insulintherapie ist eine Domäne der Therapie des älteren **insulinbedürftigen Typ-2-Diabetikers**, wenn z. B. eine normnahe Blutzuckereinstellung nicht mehr das primäre Therapieziel ist. Insbesondere ist diese Therapieform einsetzbar, wenn die Patienten durch Dritte (Angehörige, ambulante Pflegedienste) ihre Insulinbehandlung erhalten.

◻ **Tab. 20.5** Aspekte, welche die subkutane Resorptionsgeschwindigkeit beeinflussen

Injektionsort	Abdomen	Hier ist die rascheste Resorption mit Wirkbeginn nach ca. 15–30 min und Wirkmaximum nach 45–60 min für Normalinsulin
	Oberschenkel	Hier ist die trägste Resorption mit Wirkbeginn nach ca. 15–45 min und Wirkmaximum nach 60–90 min. Im Vergleich zur Injektion am Abdomen werden nur 75% der Insulinmenge resorbiert
	Oberarm	Keine geeignete Injektionsstelle, da intramuskuläre Injektionen häufig
Außentemperatur	Wärme: z. B. heißes Bad, Sonnenbad	Sie bewirkt eine Verdoppelung des Insulinspiegels bei sehr schneller Resorption
	Kälte: z. B. im Winter	Dies bewirkt eine verzögerte Resorption, verlängerte Wirkdauer und bis zu 50% reduzierte Insulinspiegel im Vergleich zu normaler Hauttemperatur
Massage	Am Injektionsort	Mit dieser Massage nimmt die Resorptionsgeschwindigkeit um 30% zu und damit auch der Insulinspiegel
Kreislaufverhältnisse	Zentralisation	Nach s.c.-Injektion keine Resorption oder zumindest eine sehr unzuverlässige Wirkung
Muskelarbeit		Schnellere Resorption Dies ist unabhängig vom Injektionsort, also egal, ob sich ein Radfahrer in den Bauch oder den Oberschenkel spritzt
Versehentliche i.m.-Injektion		Die Resorptionsgeschwindigkeit und die Insulinspiegel verdoppeln sich. Diesen Effekt kann man therapeutisch nutzen, hat jedoch bei Verwendung schnell wirksamer Insulinanaloga keine Bedeutung mehr

Indikationen für eine CT

Typ-1-Diabetiker

— Nur wenn eine intensivierte Insulintherapie nicht sinnvoll ist, z. B. bei mentaler Schwäche, hohem Alter, Pflegebedürftigkeit. Wo man die Grenze zieht, hängt von der ärztlichen Einschätzung und der Erwartungshaltung des Patienten ab.

Typ-2-Diabetiker

— Sie können perioperativ oder in anderen Belastungssituationen vorübergehend insulinpflichtig werden.

— Zur partiellen Insulinsubstitution und/oder im Rahmen einer Kombinationstherapie orales Antidiabetikum (OAD)/Insulin.

— Sie ist indiziert, falls die Insulineigenproduktion erschöpft ist und eine intensivierte Insulintherapie nicht sinnvoll ist (s. o.).

— Passager, zur Durchbrechung einer Insulinresistenz bei anhaltend hohen Blutzuckerspiegeln und metabolischem Syndrom ist eine Insulintherapie indiziert.

Spritz-Ess-Abstand Bei Mischinsulinen auf der Basis von Humaninsulin beträgt der Spritz-Ess-Abstand ca. 30 Minuten. Bei einem präprandialen BZ <145 mg/dl (8,0 mmol/l) liegt der Spritz-Ess-Abstand bei (0–)15–30 Minuten, >145 mg/dl (8,0 mmol/l) kann er bei 30–45 Minuten liegen, um eine ausreichende Insulinanflutung zum Essen zu gewährleisten. Biphasische Insuline, die sich aus NPH-gebundenem und freiem Analoginsulin zusammensetzen, zeigen auch weiterhin das typischerweise schnelle Anfluten des Analoginsulins, das bei Zeitvorschlägen zum Spritz-Ess-Abstand berücksichtigt werden muss.

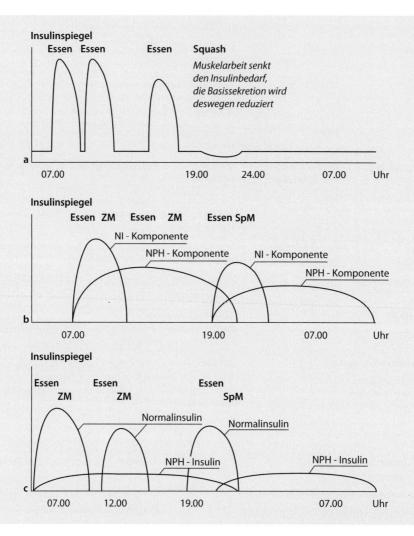

Abb. 20.1 a–c **a** Physiologische Insulinspiegel bei normaler Pankreasfunktion; **b** Insulinspiegel unter Therapie mit NPH-Mischinsulinen, z. B. Mischung Normal/NPH 30/70. Eine konventionelle Insulintherapie mit zwei Drittel der Dosis am Morgen und einem Drittel abends (NI = Normalinsulin, ZM = Zwischenmahlzeit, SpM = Spätmahlzeit); **c** Insulinspiegel unter Therapie mit NPH- und Normalinsulin. CAVE: kleine Mengen NPH-Insulin können nur sehr kurz wirken (~ 8 h!)

Mischinsulin auf der Basis von Analoginsulinen kann somit in der Regel unmittelbar vor den Mahlzeiten oder in Ausnahmesituationen (z. B. ältere Menschen mit stark wechselnden Essmengen) nach dem Essen gespritzt werden.

Praxistipp

Es sollte gerade bei älteren Menschen an eine Insulingabe nach der Mahlzeit bei präprandialem BZ-Niveau <130 mg/dl (~7 mmol/l) gedacht werden, um hypoglykäme Episoden sicher zu vermeiden.

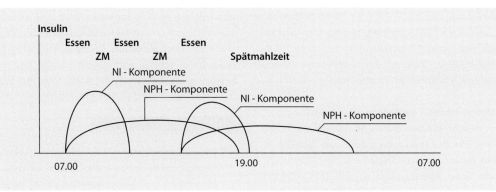

■ **Abb. 20.2**　Insulinspiegel unter einer konventionellen Insulintherapie, z. B. mit Normal/NPH-50/50-Insulin

■ Tab. 20.6　Nachteile der CT	
Häufiges Essen	5- bis 7-mal Essen/Tag, um eine Hypoglykämie zu vermeiden
Starres Schema	Essensunregelmäßigkeiten, Sport oder eine Veränderung des Tag-Nacht-Rhythmus sind kaum möglich
Oft Gewichtszunahme	Diese ist in der Regel unerwünscht. Sie wird bewirkt durch hohe Insulinspiegel plus häufiges Essen; dies kann natürlich im Einzelfall erwünscht sein
CT mit Humaninsulinen versus CT mit Analgoinsulinen	Es gibt Hinweise, dass die Zahl von Hypoglykämien bei Verwendung von Prä-Mix-Analoginsulinen gegenüber Prä-Mix-Humaninsulinen vermindert ist, insbesondere schwere nächtliche Hypoglykämien sind mit Analoginsulinen seltener
Schlechte BZ-Einstellung	In der Regel ist die Einstellung mit der supplementären bzw. komplementären intensivierten Insulintherapie bei Typ-2-Diabetikern »schärfer«

■ Tab. 20.7　Vorteile der CT	
Einfache Handhabung	Der Patient, die Pflegenden oder Angehörigen können mit dem einfachen Behandlungsschema i. A. gut umgehen
Wenige Blutzuckerkontrollen	Falls Selbstkontrolle möglich, 3-mal 3 BZ-Werte/Woche; ansonsten 1-mal 3 BZ-Werte/Woche durch Versorgende

Morgendliche Hyperglykämien sind meist auf die Phase der geringsten Insulinsensitivität zwischen 3.00 und 6.00 Uhr oder eine nicht ausreichend lange Wirkdauer des NPH-Insulins zurückzuführen.

Nächtliche Hypoglykämien treten wegen der maximalen Insulinsensitivität zwischen 0.00 und 3.00 Uhr auf. Die Lösung können eine langsam, aber nachhaltig aufspaltbare Spätmahlzeit (Voll-

kornbrot mit Fettbelag) sein und/oder die Umstellung von einem 25/75-Mischinsulin auf ein 50/50-Mischinsulin. Letzteres wird schneller resorbiert, insbesondere bei Adipösen.

Die **Dosierung** beginnt beim D. m. Typ 2 einschleichend, da meist noch eine Restsekretion vorliegt. Eine partielle Insulinsubstitution ist für Typ-2-Diabetiker in der Regel über viele Jahre ausreichend. Beispielsweise kann eine NI/NPH-30/70-

20

Dosierung von 16–0–0 E oder 20–0–10 E zu einer normnahen BZ-Einstellung führen. Die Wirksamkeit der oralen Antidiabetika wird beim Typ-2-Diabetiker im Rahmen der Kombinationstherapie zusätzlich genutzt (▶ Abschn. 20.7.1).

Beginn einer CT beim Typ-2-Patienten

In diesem Beispiel wäre die Initialdosis 70 kg KG × 0,5 = 35 E Insulin Tagesdosis. Der typische ältere Patient für diese Therapie ist körperlich nicht sehr aktiv. Altersbedingt ist der Energiebedarf um ca. ein Drittel reduziert. Bei 70 kg KG errechnen sich etwa 1600 kcal/Tag, und damit entfallen auf die Kohlenhydrate ca. 800 kcal, entsprechend 200 g, entsprechend ca. 14–16 BE Kohlenhydrate (BE = Berechnungseinheiten; 1 BE = 10–12 g Kohlenhydrate). Bei adäquater Ernährung werden pro BE insgesamt ca. 100 kcal aufgenommen. Die BE-Berechnung hängt von der Art der Kohlenhydrate ab (▶ Kap. 24). Also werden initial 14–16 BE über den Tag verteilt und mit einem Mischinsulin, z. B. 25/75, 22 E morgens und 12 E vor dem Abendessen, abgedeckt. In der Klinik passt man die Insulindosis in 10%-Schritten alle 2–3 Tage an. Bei diesen Patienten geht man davon aus, dass sie zu Hause, unter unveränderten Lebensbedingungen, dieses Schema weiterführen können. Da sich die Lebensbedingungen nach Entlassung aus der Klinik nicht selten etwas ändern, bedarf es im Anschluss an den Klinikaufenthalt noch der ambulanten Therapieüberprüfung und ggf. Therapieanpassung. Eine mittelmäßige BZ-Einstellung erreicht man mit zwei BZ-Selbstkontrollen pro Tag und Anpassung der Dosis.

Eine bedarfsgerechte Insulinsubstitution ist mit einer CT unter Verwendung von Prä-Mix-Insulinen auf Humaninsulinbasis kaum möglich; im Gegensatz dazu bieten Prä-Mix-Insuline auf der Basis von Analoginsulinen hier einige Vorteile und ermöglichen eine gewisse Flexibilisierung der Insulintherapie (z. B. drei statt zwei Injektionen, Flexibilität beim Spritz-Ess-Abstand). Mehrheitlich gilt, dass der Versuch, eine normnahe BZ-Einstellung mit CT zu erreichen, häufig nur stark schwankende BZ Spiegel mit protrahierten Hypoglykämien und Entgleisungen bewirkt. Deshalb wurde diese Methode mehr und mehr verlassen; Typ-2-Diabetiker substituieren ihren Insulinbedarf besser mit der sup-

plementären bzw. komplementären intensivierten Insulintherapie, Typ-1-Diabetiker mit der intensivierten Insulintherapie. Welches Mischungsverhältnis von schnell wirksamem Insulin und Verzögerungsinsulin verwendet wird, muss für jeden Patienten individuell festgelegt werden.

> **Praxistipp**
>
> Thema Korrekturfaktor: 1 IE eines schnell wirksamen Insulins senkt den Blutzucker zwischen 20 und 60 mg/dl. Dieser Wert muss im Rahmen einer Diabetesschulung individuell ermittelt werden und ist im Tagesverlauf bei unterschiedlicher Insulinresistenz different!

Im weiteren späteren Verlauf wird es meist irgendwann notwendig zu den bestehende präprandialen Gaben von kurz wirkendem Insulin abends ein Basal-Insulin hinzu zu geben, um eine adäquate Stoffwechselkontrolle und vor allem eine Kontrolle der nüchtern Blutzuckerwerte zu erzielen.

Hierbei ist auch wieder darauf zu achten, dass bei hohen nüchternen Blutzuckerwerten über 150 ein entsprechend hoher basaler Insulinbedarf abzudecken ist; oder das NPH-Insulin (spätabends) wird in das Oberschenkelfett injiziert, mit langsamerer Resorption und Wirkung bis in die Morgenstunden.

20.3.1 Supplementäre Insulintherapie

Die supplementäre Insulintherapie (SIT) kann häufig gut bei Typ-2-Diabetikern eingesetzt werden und den individuellen Bedürfnissen und Möglichkeiten angepasst werden. Hierbei wird der insbesondere durch die Hauptmahlzeiten vermehrte Insulinbedarf durch dreimal tägliche Bolusgaben eines Normalinsulins oder kurz wirksamen Insulinanalogons substituiert. Der Basalinsulinbedarf des Körpers und die Feinregulierung des Stoffwechsels werden dabei noch ausreichend durch die β-Zell-Restfunktion abgedeckt. Damit erreicht man ein relativ physiologisches Insulinprofil. Man kann ein starres Schema wählen, das natürlich auch eine feste Nahrungsaufnahme impliziert. Darüber hinaus besteht die Möglichkeit der Steuerung nach

◘ Tab. 20.8	Vor- und Nachteile der intensivierten Insulintherapie (ICT)
Vorteile	
Bestmögliche BZ-Einstellung	Durch Selbstkontrollen und Selbstdosierung ist der geschulte Patient aktiv beteiligt. Er kann Stoffwechselentgleisungen selbst korrigieren
Flexibler Tagesablauf	Mahlzeiten, sportliche Aktivitäten und Tag-Nacht-Rhythmus können variiert werden
Weniger Folgeerkrankungen	Die ICT führt durch eine bessere Blutzuckereinstellung zu einer geringeren Wahrscheinlichkeit von Folgeerkrankungen; Grundvoraussetzung für die Vermeidung von Folgeerkrankungen ist nicht die Durchführung der ICT, sondern das Erreichen eines guten HbA$_{1c}$-Wertes mit ICT und Vermeidung von BZ-Entgleisungen (Hypo-, Hyperglykämie)
Nachteile	
BZ-Selbstkontrollen	Bis zu 7-mal/Tag: präprandial, nüchtern ggf. postprandial und spät (▶ Abschn. 20.5) sowie nächtliche BZ-Messungen
Schulungen und Fortbildungen	Grundlegend wichtig, um die Dosierung und den Zusammenhang mit den BE, der Essgeschwindigkeit, dem glykämischen Index, der körperlichen Aktivität und den Tageszeiten zu verstehen
Hypoglykämien	Leichte Hypoglykämien sind auch bei guter Einstellung häufig; der Patient muss lernen, Hypoglykämien rasch zu erkennen, zu behandeln.

BZ-Wert und Kalorieneinheiten. Dies erfordert eine Schulung. Die Dosis pro Mahlzeit und zur Korrektur kann bei Insulinresistenz individuell stark schwanken; dies muss man schrittweise austesten. Dieses SIT-Schema kann sehr flexibel gestaltet werden und erlaubt eine gute Anpassung an die Lebenssituation des einzelnen Patienten.

20.4 Intensivierte Insulintherapie

Die intensivierte Insulintherapie (ICT, Synonyme: funktionelle, intensivierte konventionelle oder Basis-Bolus-Insulintherapie) orientiert sich an der physiologischen Insulinsekretion (◘ Tab. 20.8). Zu den Mahlzeiten spritzt man Normalinsulin/Analoginsulin als Bolusinsulin nach einem Schema (s. u.). Die natürliche Basissekretion substituiert man vorzugsweise durch NPH-Insuline oder aber durch andere lang wirksame Insuline (▶ Abschn. 20.5.5).

Die intensivierte Insulintherapie ist Therapie der Wahl beim Typ-1-Diabetiker und ist somit immer anzustreben. Sie sollte auch bei Typ-2-Diabetikern als mögliche Behandlungsform diskutiert werden. Sie ist im weit fortgeschrittenen Sekundärversagen indiziert, sobald die Kombinationstherapie mit OAD/Insulin keine normnahen BZ-Einstellungen mehr gewährleistet (▶ Abschn. 20.4.4 und ◘ Tab. 20.9).

Strukturierte Schulungen (Einzel- oder Gruppenschulungen), Anleitungen durch die behandelnden Ärzte/Diabetesteam, Anregung zur eigenen Fortbildung und evtl. eine Mitgliedschaft in einer Interessensgruppe für Diabetiker sind optimale Voraussetzungen.

Die Abschätzung der BE bereitet anfangs größere Schwierigkeiten und muss systematisch erlernt und im weiteren Verlauf immer wieder überprüft werden. Eine Waage zum Abmessen ist nur initial sinnvoll, bis man gelernt hat, die Mengen abzuschätzen. Die Art der Zubereitung sowie die Zusammenstellung und Geschwindigkeit des Essens beeinflussen die glykämische Wirkung der Kohlenhydrate ebenso wie die Menge der aufgenommenen »Broteinheiten«. Der Diabetiker muss also das Abschätzen der Kohlenhydrate lernen und individuelle Erfahrungen mit seinen Essgewohnheiten machen (▶ Kap. 24). Die BZ-Sollwerte unter der intensivierten Insulintherapie sind in ◘ Tab. 20.10 aufgeführt.

◘ Tab. 20.9 Indikationen für die intensivierte Insulintherapie

Typ-1-Diabetiker	Eigentlich immer, außer der Patient ist mental nicht dazu in der Lage, zu alt und/oder schwer pflegebedürftig
Schwangere Diabetikerinnen	Typ-1-Diabetikerinnen mit konventioneller Insulintherapie müssen umgestellt werden, um eine optimale Einstellung zu erreichen (▶ Kap. 11)
Gestationsdiabetes	Falls Diät und körperliche Bewegung nicht ausreichen, folgt die intensivierte Insulintherapie
Typ-2-Diabetiker	Der Typ-2-Diabetiker mit erschöpfter Eigenproduktion wird insulinpflichtig. Für die intensivierte Therapie sollten die nötigen Voraussetzungen gegeben sein, also Verständnis und aktive Durchführung der Therapie
Dekompensierter Typ-2-Diabetes	Die anhaltende Hyperglykämie bei metabolischem Syndrom und Insulinresistenz kann durch eine passagere Insulintherapie durchbrochen werden, falls Diät und Bewegungstherapie fehlschlagen. Ebenfalls passager bei schweren Erkrankungen, Traumata, Kortisontherapie oder Operationen

◘ Tab. 20.10 BZ Sollwerte unter der intensivierten Insulintherapie

Präprandial und nüchtern	80–120 mg/dl (4,4–5,5 mmol/l)
1 h postprandial	<160 mg/dl (8,9 mmol/l)
2 h postprandial	<140 mg/dl (7,8 mmol/l)
Vor dem Schlafengehen – bei stabiler Einstellung – bei instabiler Einstellung – bei Brittle-Diabetes	>110 mg/dl (6,1 mmol/l) ~120 mg/dl (6,7 mmol/l) ~140 mg/dl (7,8 mmol/l) 160–180 mg/dl (8,9–10,0 mmol/l)

Bei Patienten mit Typ-1-Diabetes soll zur Vermeidung von mikroangiopathischen und neuropathischen **Folgekomplikationen** ein HbA_{1c}-Zielwert in der Nähe des Normbereichs (< 7 %–7,5 % bzw. 53–58 mmol/mol) angestrebt werden.

Bei **instabiler BZ-Situation** wird der BZ-Abendwert auf 160–200 mg% für 2–8 Wochen akzeptiert, um Hypoglykämien in der Nacht systematisch zu eliminieren; erst dann erfolgt die vorsichtige Absenkung.

Ein präprandialer BZ, der regelhaft <80 mg/dl (4,4 mmol/l) liegt, ist nicht erwünscht, da die Frühzeichen einer Hypoglykämie zunehmend schlechter wahrgenommen werden (zentralnervöser Gewöhnungseffekt und abfallende hormonelle Gegenregulation).

Ein BZ <110 mg/dl (6,1 mmol/l) vor dem Schlafengehen führt in bis zu 50% der Fälle zu nächtlichen Hypoglykämien; deshalb wird ein BZ von 120–140 mg/dl (6,7–7,8 mmol/l) angestrebt. Einmalige Entgleisungen, z. B. ein BZ von 200 mg/dl (11,1 mmol/l) vor dem Schlafengehen, können sich über Nacht ohne zusätzliches Normalinsulin selbst regulieren (Autoregulation, ▶ Abschn. 20.5.8). Bei der Verwendung von lang wirksamen Analoginsulinen vermindert sich – bedingt durch die im Vergleich zu NPH-Insulinen gleichmäßigeren Wirkprofile – die Wahrscheinlichkeit von nächtlichen Unterzuckerungen.

> ❯ Das Ziel ist eine nahezu normoglykämische BZ-Einstellung mit HbA_{1c}-Werten 10–20% über der Norm.

Eine »schärfere« Einstellung scheint das Risiko der Folgeerkrankungen kaum noch zu senken; sie würde jedoch die Inzidenz schwerer Hypoglykämien erhöhen, die den statistischen Nutzen einer intensivierten Insulintherapie zunichtemachen können. Beispielhaft seien die möglicherweise fatalen Risiken schwerer Hypoglykämien bei Patienten mit einer KHK oder im Straßenverkehr erwähnt.

Durch die gute Steuerbarkeit und Flexibilität (◘ Abb. 20.3) können mit der intensivierten Insulintherapie diese beiden Ziele, normnahe Stoffwechseleinstellung und die Vermeidung schwerer Hypoglykämien, erreicht werden. Sie ist der Pum-

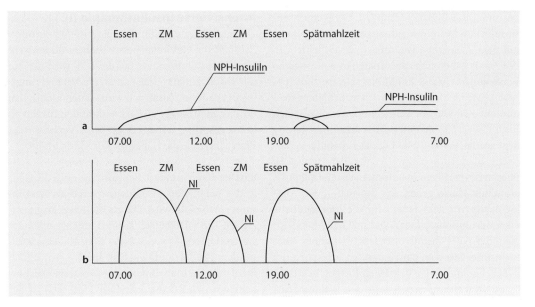

Essen   ZM   Essen   ZM   Essen   Spätmahlzeit

NPH-Insuliln

NPH-Insuliln

a

07.00   12.00   19.00   7.00

Essen   ZM   Essen   ZM   Essen   Spätmahlzeit

NI

NI   NI

b

07.00   12.00   19.00   7.00

◘ Abb. 20.3 a–b   **a** NPH-Insulin als Basisinsulin (2-mal Injektion); **b** lang wirksames Analoginsulin als Basisinsulin (wird nur 1-mal appliziert)

penbehandlung fast ebenbürtig und der konventionellen Insulintherapie eindeutig überlegen.

In der **Remissionsphase** (▶ Kap. 6) ist die Eigenproduktion des Pankreas noch erhalten. Trotzdem werden diese Patienten mit Basal- und Bedarfsinsulin substituiert. In der DCCT-Studie konnte gezeigt werden, dass durch die ICT die Restsekretion länger erhalten bleibt, verbunden mit einer geringeren Wahrscheinlichkeit akuter Entgleisungen (Hypo- und Hyperglykämien) und mikrovaskulärer Komplikationen. Der Insulinbedarf ist reduziert, meist kleiner als 0,4 E/kg KG/Tag. Die Remissionsphase kann durch eine normoglykämische BZ-Einstellung auf 1–2 Jahre ausgedehnt werden. Eine Ansprechbarkeit der β-Zellen erleichtert die BZ-Einstellung und gleicht kleinere Fehler aus.

20.5 Bestimmung der Insulindosis

In diesem Abschnitt wird die vollständige Insulinsubstitution des Typ-1-Diabetikers und des weit fortgeschrittenen Typ-2-Diabetikers mit geringer oder ohne Restsekretion beschrieben.

❯ Die Typ-1-Diabetiker in der Remissionsphase haben noch eine Restfunktion, die ergänzt wird; schrittweise wird eine vollständige Substitution angestrebt.

20.5.1 Insulindosierung bei Typ-2-Diabetes (Supplementäre Insulintherapie [SIT] bzw. Komplementäre intensivierte Insulintherapie [KIT])

Die Insulinbehandlung des Typ-2-Diabetespatienten wird häufig erst dann begonnen, wenn die Maximaldosis verschiedener oraler Antidiabetika nicht mehr zu einer befriedigenden Stoffwechselkontrolle führt. Ist der Stoffwechsel massiv entgleist, sind häufig sehr hohe Insulindosen notwendig. Bei strenger Beachtung heutiger Einstellungsziele des Typ-2-Diabetes sollte für jüngere Typ-2-Diabetespatienten früher als bisher üblich eine partielle Insulinsubstitution durchgeführt werden.

Die Insulinsubstitution orientiert sich am Blutzuckerverlauf (hohe Nüchternblutzucker: Gabe eines abendlichen Verzögerungsinsulins;

20

postprandiale Blutzuckerspitzen: Gabe von Bolusinsulin) und wird individualisiert durchgeführt – mit dem Ziel, eine Insulinmast zu vermeiden. In der Praxis haben sich zur initialen und passageren Einstellung 6- bzw. 8-Punkt Blutzuckerprofile (prä bzw. postprandial sowie vor dem Schlafengehen und um 3.00 Uhr) bewährt, um den individuellen Insulinbedarf zu ermitteln. Die Insulindosierung liegt initial bei 6–20 E/Tag. Das Insulin verabreicht man sinnvollerweise vor den typischen Phasen des relativen Insulinmangels; für die postprandiale Phase geben wir Normal- oder Analoginsulin vor dem Essen, für die morgendliche Dämmerungsphase möglichst spät am Abend appliziertes NPH-Insulin oder lang wirksames Analoginsulin. Mit dem zunehmenden Erlöschen der β-Zell-Funktion, also beim weit fortgeschrittenen Typ-2-Diabetes, gleichen sich der Insulinbedarf und die Dosierung denen eines Typ-1-Diabetikers an. Bei sehr ausgeprägter Insulinresistenz, also bei langzeitig überhöhtem BZ und Adipositas, kann der Insulinbedarf zur BZ-Normalisierung den eines Typ-1-Diabetikers um ein Mehrfaches überschreiten.

In der Regel ist eine Substitution von Verzögerungsinsulin bei bestehendem Typ-2-Diabetes nur vor der Nacht notwendig. Bei unkritischer Gabe von Verzögerungsinsulin am Tage ist wegen der Gefahr der intermittierenden Hypoglykämien oder zu hoher Insulinspiegel beim Typ-2-Diabetiker eine Gewichtszunahme zu erwarten. Eine Notwendigkeit von Verzögerungsinsulin tagsüber ließe sich in präprandial mittags und abends erhöhten BZ-Werten ablesen.

20.5.2 Konventionelle und intensivierte Insulintherapie

Grundsätzlich gelten bei der konventionellen Insulintherapie die gleichen Dosierungsrichtlinien wie bei der intensivierten Insulintherapie. Das konventionelle Schema ist jedoch nur begrenzt steuerbar.

Bei der **intensivierten Insulintherapie** können durch die Trennung von Basal-, Korrektur- und Bedarfsinsulin die einzelnen Komponenten des individuellen Tagesbedarfs gezielt dosiert werden.

Intensivierte Insulintherapie (ICT)

Die intensivierte Insulintherapie ahmt den Insulinhaushalt von Gesunden besser nach als die konventionelle Insulintherapie. Bei der ICT wird der basale Insulinbedarf (Basis) durch ein Verzögerungsinsulin gedeckt. Zusätzlich wird zu den Mahlzeiten die passende Menge an kurz wirksamem Insulin als Bolus gespritzt; ferner erfolgt beim Verfehlen der Blutzuckerziele die Gabe von Korrekturinsulin.

Basalinsulin Grundsätzlich gilt, dass etwa die Hälfte der benötigten Insulintagesmenge als Basalinsulin verabreicht wird. Die meisten neu diagnostizierten Typ-1-Diabetiker können anfangs mit einer Gesamttagesdosis von 0,2–0,4 E/kg KG eingestellt werden. Die Gesamtmenge an Insulin (sowohl an Basal- als auch an Bolusinsulin) beträgt 0,7 Einheiten pro kg KG, bei adipösen Menschen ist der Insulinbedarf aufgrund der bestehenden Resistenz deutlich erhöht, und zwar bis auf 1,5 Einheiten und mehr. Jugendliche, besonders in der Pubertät und in Wachstumsphasen, benötigen oft höhere Insulindosen. Als Basalinsulin können NPH-Insulin oder lang wirkende Insulinanaloga verwendet werden. Bei NPH-Insulin sind in der Regel 2–3 Gaben nötig (► Abschn. 20.5.5); bei ganz feiner Steuerung werden analog zur Insulinpumpe mit Tagesrhythmik 3–4 geringe Dosen NPH-Insulin injiziert (Schema nach Renner und Willms). Lang wirksame Insulinanaloga können einmal täglich (Glargin), morgens oder abends, gegeben werden oder auch zweimal täglich (Detemir).

Zur Bestimmung der benötigten Basalinsulindosis kann ein sog. Fastentest hilfreich sein, bei dem jeweils eine Hauptmahlzeit ausgelassen wird. Zum Beispiel: Beginn bei gutem BZ-Wert morgens; es wird nur das Basalinsulin gegeben und kein Frühstück eingenommen, bei Nahrungskarenz erfolgen alle 2–3 Stunden Messungen; der BZ-Wert sollte zwischen 100 und 150 mg/dl schwanken.

Prandiales Insulin Für die präprandiale Insulingabe werden ausschließlich Normalinsuline oder schnell wirkende Insulinanaloga verwendet. Der prozentuale Anteil am Tagesinsulinbedarf sollte etwa 40–60% des Tagesinsulinbedarfs betragen. Die Analoginsuline sind hilfreich, um postprandiale Hyper- und auch postprandiale Hypoglykämien

◨ Tab. 20.11 Größenordnungen des täglichen Insulin- und Energiebedarfs

Alter	Insulinbedarf (IE/kg KG/Tag)	Energiebedarf (100 kcal ~ 1 BE) (kcal/kg KG/Tag)	Bedarfs-/Basalinsulin-Verhältnis	Basalbedarf (IE/kg KG/Tag)
Kind	1,0	45–70	65/35	0,36
Jugendlicher	0,8	35–45	55/45	0,36
Erwachsener	0,7	25–35	50/50	0,36

zu reduzieren. Die HbA_{1c}-Unterschiede zwischen Normalinsulinen und Analoginsulinen sind nur gering. Bei Umstellung von Normalinsulin auf ein schnell wirksames Analogon muss zum Teil die Basalinsulindosis angepasst werden, weil es zeitverzögert (ca. 5–7 Stunden nach Gabe des Analogons) zu Hyperglykämien kommen kann. Die präprandiale Bolusinsulinmenge ist abhängig vom geplanten Kohlenhydratanteil der geplanten Mahlzeit und vom allgemeinen Aktivitätsniveau.

BZ-Bestimmungen zur **Überprüfung der prandialen Insulinsubstitution**:

- frühe postprandiale Blutzuckerwerte (1–2 Stunden),
- späte postprandiale Blutzuckerwerte (3–5 Stunden) (Wird der individuelle BZ-Zielbereich erreicht?).

Korrekturinsulin Normalinsulin oder Analoginsulin korrigieren präprandial entgleiste BZ-Werte. Die Dosis hängt vom Körpergewicht ab (s. u.).

> **Praxistipp**
>
> Als Faustregel gilt: Beim Erwachsenen senkt 1 E kurz wirksames Insulin den BZ um 30–50 mg/dl (30er- bzw. 50er-Regel zur BZ-Korrektur bei mg/dl, Korrekturzahl 2–3 bei mmol/l).

Ein präprandial erhöhter BZ wird durch zusätzliches Normalinsulin, das zum Bedarfsinsulin addiert wird, korrigiert. Ein postprandialer BZ nach 2–3 Stunden ist also, wenn man zum Bedarfsinsulin beispielsweise 2 E Korrekturinsulin addiert, bei Anwendung der 30er-Regel um 60 mg/dl (3,3 mmol/l) niedriger als präprandial. Würde man 2 E Normal-

insulin vom Bedarfsinsulin weglassen, so ist der postprandiale BZ um 60 mg/dl (3,3 mmol/l) höher.

Da die Korrekturinsulindosis vom Körpergewicht abhängt, sinkt der BZ-Spiegel bei kleinen, schlanken Menschen oder Kindern natürlich pro 1 E Normalinsulin um mehr als 30–50 mg/dl (1,7–2,8 mmol/l) (s. u.) Vorausgesetzt, dass das Bedarfs- und Basalinsulin richtig berechnet und dosiert wurden, lässt sich dieser individuelle Bedarf an Korrekturinsulin ermitteln: Senkt 1 E zusätzliches Korrekturinsulin den BZ nach 2–3 Stunden immer um 70 mg/dl (~4 mmol/l), so rechnet dieser Patient künftig seine Korrekturinsulindosis mit der 70er-Regel aus bzw. wendet die Korrekturzahl 4 an. Andererseits kann dies bei Adipösen mit Insulinresistenz ganz gegenteilig sein; hier gilt nicht selten die 10er-Regel, also 1 IE Insulin senkt den BZ nur um 10 mg/dl. Die Größenordnungen des täglichen Insulin-und Energiebedarfs sind in ◨ Tab. 20.11 aufgeführt.

Bei der Verwendung von **schnell wirksamen Analoginsulinen** (Humalog, NovoRapid, Apidra) als Bedarfsinsulin oder Korrekturinsulin müssen deren schnellere Anflutung und kürzere Wirkzeiten beachtet werden. So kann eine Korrektur hyperglykämer BZ-Werte nach einer Mahlzeit deshalb zeitlich früher im Vergleich zum Normalinsulineinsatz durchgeführt werden. Die sonst dargestellten Regeln für die Verwendung als Bedarfs- oder auch Korrekturinsulin können bei der Einstellung zunächst wie für Normalinsuline übernommen werden.

Fragen zur **Überprüfung des Korrekturfaktors**:

- Blutzuckerwerte nach 3–5 Stunden: Ist der individuelle BZ-Zielbereich erreicht? (Abhängigkeit von der Art des verwendeten Korrekturinsulins beachten)

20

▢ **Tab. 20.12** Korrekturinsulinbedarf, in Abhängigkeit vom Körpergewicht. (Mit freundl. Genehmigung von Prof. Heinze, Ulm)	
20–30 kg KG	1 E Normalinsulin senkt den BZ um 100 mg/dl (5,5 mmol/l)
30–40 kg KG	1 E Normalinsulin senkt den BZ um 70 mg/dl (3,9 mmol/l)
40–50 kg KG	1 E Normalinsulin senkt den BZ um 50 mg/dl (2,8 mmol/l)
ab 50 kg KG	1 E Normalinsulin senkt den BZ um 30 mg/dl (1,7 mmol/l)

▢ **Tab. 20.13** Beispiele für die BZ-Korrektur	
Soll-Nü-BZ	100 mg/dl (5,5 mmol/l)
Ist-Nü-BZ	180 mg/dl (10,0 mmol/l)
Bedarfsinsulin	8 E pro 4 BE morgens (≙BE-Faktor von 2,0)
Körpergewicht	50 kg
Korrekturdosis	Erfahrungsgemäß 40 mg/dl (2,2 mmol/l) pro E, d. f.: 2 E
Präprandiale Dosis	Normalinsulin: 8 + 2 E NPH-Insulin: konstant, wie gewöhnlich

— Empfohlenes minimales Zeitintervall zwischen zwei Blutzuckerkorrekturen (bei Normalinsulin etwa 4–5 Stunden, bei kurz wirksamen Analoga etwa 3–4 Stunden): Wird das Intervall beachtet?

Überprüfung des Insulinplans

Bei zunehmenden Abweichungen zwischen Basal- und Normalinsulindosis oder gehäufter Korrekturnotwendigkeit ist eine sekundäre Insulindosisanpassung erforderlich.

Wird ein großer Anteil der Gesamtinsulindosis als Korrekturinsulin verabreicht (mehr als 20% der Gesamtinsulindosis), sollte der bisherige Insulinplan sofort überprüft und ggf. korrigiert werden (▢ Tab. 20.12).

Dies sind Durchschnittswerte; deshalb muss man individuell prüfen und die Schwankungen des Insulinbedarfs, abhängig von der Tageszeit und der körperlichen Aktivität, bedenken.

Bei der Durchführung einer ICT sollte sich der Patient bei jeder Blutzuckeruntersuchung folgende Fragen stellen:

1. Wie hoch ist der aktuelle Blutzucker?
   a. Ist mein Zielwert erreicht?
   b. Wieso ist der Blutzucker zu hoch? Mehr gegessen, zu wenig Insulin, keine/wenig Bewegung, Zwischenmahlzeit …?
   c. Wieso ist der Blutzucker zu tief? Zu viel Insulin, nicht einberechnete Bewegung, nicht/weniger gegessen …?
2. Wie viel plane ich zu essen (in g Kohlenhydrate)?
   a. Schnell oder langsam resorbierbare Kohlenhydrate?
   b. Verändert ein höherer Anteil an Eiweiß und Fett die Kohlenhydrataufnahme?
3. Habe ich in den nächsten 3–6 Stunden vermehrte oder eine außergewöhnliche körperliche Aktivität?
   a. Wirkt meine körperliche Aktivität der letzten 6 Stunden noch nach?
   b. Welches Insulin wirkt vor allem während meiner vermehrten körperlichen Aktivität?
4. Wie viel Insulin muss ich spritzen? Und zu welchem Zeitpunkt? An welcher Stelle?
   a. Basales Insulin ohne Essen
   b. Insulin für die Kohlenhydrate des Essens – ist ein Spritz-Ess-Abstand notwendig?
   c. Insulin zur Korrektur des erhöhten Blutzuckerwertes
   d. Glukosezufuhr zur Korrektur des zu tiefen Blutzuckerwertes
5. Wann muss ich spätestens die nächste Blutzuckerkontrolle durchführen?

Beispiele für die BZ-Korrektur sind in ▢ Tab. 20.13 aufgeführt.

Probleme sind in ▢ Tab. 20.14 aufgelistet.

Kriterien zur Insulindosierung listet ▢ Tab. 20.15 auf.

In den nachfolgenden Abschnitten wird diese kurze Zusammenfassung zur Insulindosierung im

◘ Tab. 20.14   Probleme bei der BZ

Morgendlicher Nü-BZ	Beispielsweise >2-mal in Folge 180 mg/dl (10,0 mmol/l), d. f.: – Nächtlichen BZ-Verlauf überprüfen, Hypoglykämien zwischen 0 und 3 Uhr ausschließen – Späte (ca. 23.00 Uhr) NPH-Injektion s.c. in den Oberschenkel – Spätabendliche NPH-Dosis um 10% steigern – Länger wirksames Verzögerungsinsulin applizieren, falls Erhöhungen in den frühen Morgenstunden auftreten (»Morgenröte-Phänomen«)
Postprandialer BZ	Z. B. >2-mal in Folge nach 4 h überhöht, d. f.: – Basalratentest und ggf. vorhergehende Basalinsulindosis um 10% steigern Z. B. >2-mal in Folge nach 2–3 h überhöht, d. f.: – Bedarfsinsulin steigern

◘ Tab. 20.15   Kriterien zur Insulindosierung

Körpergewicht	Basalinsulin: E/kg KG/Tag Korrekturinsulin: E/Delta-BZ, abhängig vom KG
BE	Bedarfsinsulin: E/BE
Präprandialer BZ	Korrekturinsulin
Tageszeit	Hormonell bedingte Schwankungen des Insulinbedarfs
Zusätzlich zu beachten sind:	
Erhöhter Bedarf	bei erhöhter Insulinresistenz, z. B. Infekt, Operation etc.
Erniedrigter Bedarf im Rahmen …	– von körperlicher Aktivität – der Remissionsphase – der Autoregulation

Detail vertieft. Die Dosierung wird sich immer auf den schlanken, 70 kg schweren Standardmenschen beziehen, um die Verständlichkeit zu erleichtern und die Ausführungen nicht unnötig zu komplizieren.

20.5.3 Insulindosierung und Blutzuckerspiegel

Je höher der BZ ist, desto weniger wird er pro Einheit Normalinsulin gesenkt:
- BZ <200 mg/dl (11,1 mmol/l) – 1 E Normalinsulin s.c.: BZ-Senkung um 30–40 mg/dl (1,7–2,2 mmol/l),
- BZ <300 mg/dl (16,6 mmol/l) – 1 E Normalinsulin s.c.: BZ-Senkung um 30 mg/dl (1,7 mmol/l),
- BZ >300 mg/dl (16,6 mmol/l) – 1 E Normalinsulin s.c.; BZ-Senkung um 20–25 mg/dl (1,1–1,4 mmol/l).

Eine sehr wichtige Ausnahme ist die kurzfristige Entgleisung des ansonsten immer gut eingestellten Diabetes. Im Rahmen der Autoregulation (► Abschn. 20.5.8) senkt 1 E Normalinsulin den BZ um bis zu 60 mg/dl (3,3 mmol/l). Wird dies missachtet, droht eine Hypoglykämie.

Bei Verwendung von **Normalinsulin** als Korrekturinsulin ist ein BZ-Abfall von maximal 100 mg/dl (5,5 mmol/l) pro Stunde zu erwarten. Bei Verwendung **schnell wirksamer Analoginsuline** kann der BZ-Abfall bis zu 200 mg/dl (11,1 mmol/l) pro Stunde betragen.

Der BZ kann in zwei Ausnahmesituationen schneller abfallen: Zum einen kann er bei körperlicher Belastung bis zu 150 mg/dl (8,3 mmol/l) pro Stunde abfallen, zum anderen kann er noch schneller nach dem Ausgleich einer schweren oder protrahierten Hypoglykämie »abrauschen«, da die insulinabhängigen Zellen einen enormen Glukosebedarf entwickelt haben. Wenn man unterzuckerte Patienten mit 50 ml Glukose 40% i.v. auf einen BZ von 250 mg/dl (13,9 mmol/l) bringt, sind sie nach 15 Minuten wieder im Unterzucker. Die insulinunabhängigen Organe »saugen« nach einer Hypoglykämie Glukose auf.

◘ Tab. 20.16 zeigt die Dosierung des Normalinsulins bei unterschiedlichen Applikationsformen.

20

◘ Tab. 20.16 Dosierung des Normalinsulins bei unterschiedlichen Applikationsformen: Richtwerte, die im Einzelfall sehr schwanken können

Blutzucker		s.c.-Injektion 30er-Regel Ziel-BZ 100 mg/dl (5,5 mmol/l)	Perfusor oft >1% des BZ-Wertes	Bolus i.v. ca. 2% des BZ-Wertes in mg/dl
(mg/dl)	(mmol/l)	(IE)	(IE/h)	(IE)
<200	<11,1	2–3	>1	2–3
200–300	11,1–16,6	3–5	>2	3–5
300–400	16,6–22,2	5–12	>3	5–7
400–500	22,2–27,7	12–20	>4	7–9
>500	>27,7	>16	6–10	>9
400–600	22,2–33,3	CAVE: Hirnödem, langsam senken!		

Normalinsulin zur Glukoseinfusion

In der Praxis wendet man dieses Vorgehen bei unkomplizierten Fällen an, häufig vor allem perioperativ (► Kap. 22). Es gilt: Einheiten Insulin/Glukose in Gramm g=1/5 bis 1/3, u.U. bis 1/2. So sind z. B. in 500 ml Glukose 10% 50 g Glukose enthalten. 10–16 E Insulin werden zugegeben. Mitunter muss man auf 25–50 E Normalinsulin steigern. Dann ist es allerdings keine einfach zu handhabende Methode mehr, und separates Insulin im Perfusomaten gewährt eine bessere Steuerbarkeit.

Das **Bedarfsinsulin** ist das Normalinsulin, das gebraucht wird, um die BE-Aufnahme abzudecken. Idealerweise sollte mit einer richtigen Bedarfsinsulindosierung der BZ vor und 2–4 Stunden nach dem Essen gleich sein; das Bedarfsinsulin ist also nur der Insulinbedarf für die BE-Aufnahme, nicht mehr. Das Korrekturinsulin und der Spritz-Ess-Abstand (SEA) hingegen korrigieren einen entgleisten BZ. Der rechnerisch angestrebte Ziel-BZ liegt zur Sicherheit bei (100–)150 mg/dl (5,5–8,3 mmol/l).

Korrekturinsulin

Das Korrekturinsulin wird zum Bedarfsinsulin, das die BE abdeckt, addiert. Man muss die Tabelle nicht auswendig lernen, es lässt sich leicht berechnen.

Regeln zum Korrekturinsulin

— Beim Erwachsenen sinkt der BZ z. B. um 50 mg/dl (2,8 mmol/l) pro E Insulin (sog. 50er-Regel), der präprandiale Ziel-BZ liegt etwa bei 108 mg/dl (~6 mmol/l).

— Korrekturinsulin = BZ-Ist minus BZ-Soll geteilt durch 50 (bei mmol/l durch 2,8).

— Beim Unterschreiten des Ziel-BZ, z. B. BZ von 50 mg/dl (~3 mmol/l), ist die Differenz minus 100 (5,5), 2 E weniger bewirken theoretisch den erwünschten BZ-Anstieg um 100 mg/dl (~5,5 mmol/l). Üblich und wesentlich sicherer ist jedoch, den Zielwert durch Aufnahme schnell resorbierbarer KH zu erreichen (z. B. 1 BE Traubenzucker oder Saft heben den BZ um etwa 40 mg/dl [2 mmol/l]). Zusätzlich verzichtet man auf das Abdecken 1 BE.

— Im Überzucker, z. B. BZ von 250 mg/dl (13,9 mmol/l), ist die Differenz plus 100, 2 E mehr senken den BZ um 100 mg/dl (~6 mmol/l).

Im Allgemeinen kommt man mit diesen Regeln zurecht. Ausnahmen (s. oben) sind zu bedenken. Beispielsweise können schlanke, körperlich aktive Menschen den BZ um mehr als 50–60 mg/dl mit 1 E Normalinsulin senken. Die individuelle Korrekturinsulindosis wird deshalb immer wieder überprüft.

◘ **Tab. 20.17** Empfehlungen zur Variation des SEA und Korrekturinsulingabe in Abhängigkeit vom präprandialen BZ-Spiegel. Es wird ein präprandialer BZ-Zielwert von ~108 mg/dl bzw. ~6,0 mmol/l zugrunde gelegt

BZ		SEA		Korrekturinsulin früh und abends (40er; 1 IE senkt BZ um ~2 mmol/l)		Korrekturinsulin mittags (50er; 1 IE senkt BZ um ~3 mmol/l)		Korrektur-BE (1 BE hebt BZ ~2 mmol/l bzw. ~40 mg/dl)
(mg/dl)	(mmol/l)	Normal-insulin (min)	Analog-insulin (min)					
<40	<2,2	0	nach dem Essen	−2	IE	−2	IE	+2 BE
40–60	2,2–3,3	0	nach dem Essen	−1	IE	−2 bis −1	IE	+1 BE
60–80	3,3–4,4	0	nach dem Essen	−1	IE	−1	IE	
80–120	4,4–6,7	0	0	0	IE	0	IE	
120–145	6,7–8,0	15–30	10	0 bis +1	IE	0	IE	
145–180	8,0–10,0	30	15	+1 bis +2	IE	0 bis +1	IE	
180–200	10,0–11,1	30	15	+2	IE	+1	IE	
220–240	11,1–13,3	45	20	+2 bis +3	IE	+1 bis +2	IE	
240–270	13,3–15,0	45–60	20–30	+3 bis +4	IE	+2 bis +3	IE	
270–310	15,0–17,2	60	30	+4 bis +5	IE	+3	IE	

Der Spritz-Ess-Abstand (SEA) und das Korrekturinsulin hängen vom präprandialen BZ-Spiegel ab (◘ Tab. 20.17).

Vor dem Schlafengehen korrigiert man BZ-Werte bis 150–200 mg/dl (8,3–11,1 mmol/l) nicht mit kurz wirksamen Insulinen, da der Insulinbedarf nach Mitternacht abfallen kann und sich eine Entgleisung in der Regel nachts von selbst reguliert. Ist der BZ vor dem Schlafengehen wiederholt überhöht, so wird also nicht Korrekturinsulin injiziert, sondern geprüft, ob das vorhergehende Basal- oder Bedarfsinsulin ausreichend ist. Bei erhöhten Werten vor der Nachtruhe, die nicht regelmäßig auftreten, kann mit einer abgesenkten Insulinkorrektur (z. B. 50er-Regel) aufgrund der erhöhten Insulinsensitivität in der Nacht korrigiert werden. Ist der BZ vor dem Schlafengehen wiederholt überhöht, so wird nicht Korrekturinsulin injiziert, sondern geprüft, ob das vorhergehende Basal- oder Bedarfsinsulin ausreichend ist. Wenn man mit 1–2 E vor dem Schlafengehen korrigiert, empfiehlt sich eine BZ-Kontrolle um 2.00 Uhr nachts.

Ausnahmsweise eine niedrigere Dosis ist nach 21:00 Uhr erlaubt, ebenso bei der Einstellung (zur Sicherheit), bei einer Hypoglykämiewahrnehmungsstörung, bei schlanken Menschen und Kindern sowie vor und nach Sport. Eine höhere Dosis darf man verabreichen bei Insulinresistenz (▸ Abschn. 20.7). Ein längerer SEA ist erlaubt bei vorliegender Adipositas und bei Mischinsulin, ein kürzerer SEA (Insulin) nach dem Essen bei schnell wirksamen Insulinanaloga.

□ Tab. 20.18 SEA-Empfehlungen für Patienten mit Bolusinsulin

BZ-Werte	Maßnahmen
BZ unter/bei 3,5 mmol/l (≤63 mg/dl)	+1 BE – (2 BE) Traubenzucker oder gesüßten Saft; dann spritzen; sofort essen (bei Humalog/Novo rapid/Apidra/Liprolog nach dem Essen spritzen)
BZ im Zielbereich	Etwa 10–15 Minuten nach dem Spritzen essen (bei Humalog/Novo rapid/Apidra/Liprolog sofort Essen)
BZ über 8 mmol/l (>145 mg/dl)	Etwa 30 Minuten nach dem Spritzen essen
BZ über 11 mmol/l (>200 mg/dl)	Etwa 45 Minuten nach dem Spritzen essen
BZ über 14 mmol/l (>250 mg/dl)	Etwa 60 Minuten nach dem Spritzen essen

Patienten mit Humalog/Novo rapid/Apidra/Liprolog halbieren ab einem BZ von 8 mmol/l die angegebenen Zeiten!

Spritz-Ess-Abstand (SEA)

Der SEA ist ein wichtiges Instrument in der BZ-Einstellung. Je höher der präprandiale BZ liegt, desto länger ist der SEA; dann flutet das Insulin nicht nur an, sondern senkt auch den präprandialen BZ.

Die Wirkung des Korrekturinsulins reicht natürlich über den SEA hinaus bis in die postprandiale Phase. Ein erhöhter BZ wird durch den knapp bemessenen SEA vor dem Essen nur angenähert, nicht jedoch normalisiert. Dadurch besteht auch eine Sicherheitsmarge bei tendenziell zu hoch berechnetem Korrekturinsulin (s. oben).

> **Praxistipp**
>
> Die BZ-Einstellung wird mit Beachtung des SEA einfacher und berechenbarer; unter Missachtung des SEA ist teilweise mit ausgeprägten BZ-Schwankungen zu rechnen.

Dicke Patienten mit schlecht kapillarisiertem Fettgewebe werden den SEA um 15 Minuten verlängern. NI/NPH-Mischinsulin erfordert ebenfalls einen um 15 Minuten längeren SEA, da die Anflutung aus dem größeren subkutanen Depot verlangsamt ist. Diabetiker mit einer Gastroparese wählen kürzere Intervalle.

Gerade für Berufstätige und für Kinder sind lange SEA oft nicht praktikabel und werden, obwohl notwendig, meist nicht eingehalten. Mit schnell wirksamen Analoginsulinen (Humalog, NovoRapid, Apidra) (▶ Abschn. 20.9) können sehr gut geschulte Patienten einen langen SEA umgehen, z. B. vor dem Frühstück, wenn ein langer SEA bei hohem Nü-BZ nicht einzuhalten ist.

Wirkdauer

Die präprandiale Normalinsulindosis (Bedarfsplus Korrekturinsulin) sollte in der Regel 12 oder gar 15 E nicht überschreiten, da sonst die Wirkdauer (10–12 Stunden) zu lang wird (□ Tab. 20.18). Diesem Problem kann man auf zwei Arten begegnen: Bei massiv entgleistem BZ, z. B. 300 mg/dl (16,6 mmol/l) injiziert man nur die Korrekturdosis von 4–5 E und wählt einen SEA von einer Stunde. Nach dieser Stunde könnte man nochmals den BZ stixen, oder man verlässt sich darauf, dass die BZ-Korrektur so richtig war. Es folgt präprandial ohne SEA das Bedarfsinsulin. Zum zweiten wird die Gesamtdosis Normalinsulin auch kleiner, wenn man die Zwischenmahlzeit nicht mit einrechnet (▶ Abschn. 20.5.2).

Bei Menschen mit Diabetes mellitus Typ 2 mit ausgeprägter Insulinresistenz können teilweise allerdings deutlich höhere prandiale Insulindo-

◘ **Tab. 20.19** Nüchtern-BZ-Spiegel und Konsequenzen für die Insulindosierung

Nüchtern-BZ-Spiegel	Konsequenzen
50 mg/dl (2,8 mmol/l) plus Hinweise für Unterzucker	Die abendliche Basalinsulindosis um 10% reduzieren
50–60 mg/dl (2,8–3,3 mmol/l)	Mit Hypoglykämiesymptomen geht man vor wie oben. Ohne Hypoglykämiesymptome zur Sicherheit Ausschluss einer nächtlichen Hypoglykämie mit BZ-Stix um 2.00–3.00 Uhr
80–120 mg/dl (3,6–5,5 mmol/l)	Dies entspricht einer guten Einstellung
>160 mg/dl (> 5,5 mmol/l)	Die abendliche Basalinsulindosis um 10% erhöhen oder später verabreichen, nächtlichen BZ-Verlauf überprüfen (Kontrolle zwischen 0 und 3 Uhr)

◘ **Tab. 20.20** Normalinsulinbedarf (Bedarfsinsulin) pro BE

5.00 Uhr	morgens	mittags	abends
≤1,5 E	1,3–2,5 E	ca. 1 E	1,0–1,5 E

sierungen als die oben angegebenen 12–15 IE notwendig sein – mit entsprechender Verlängerung der Wirkdauer. Neben den Veränderungen des SEA und den natürlich immer sinnvollen und notwendigen Basismaßnahmen zur Minderung der Insulinresistenz sollte in solchen Fällen auch über die Umstellung auf kürzer wirkende Insulinanaloga nachgedacht werden.

Nüchtern-Blutzuckerspiegel

Der Nüchtern-Blutzuckerspiegel (Nü-BZ) ist die Berechnungsgrundlage für den Spritz-Ess-Abstand, die Normalinsulindosis und die Dosis des abendlichen Verzögerungsinsulins. Konsequenzen aus dem Nü-BZ folgen bei anhaltenden oder gravierenden Veränderungen. Bevor am Therapieschema, der Dosisberechnung und an der Selbstkontrolle variiert wird, prüft man, ob die Nichtberücksichtigung von körperlicher Aktivität, Alkoholgenuss oder ein Essensfehler zu einem einmaligen »Ausrutscher« geführt haben.

Der Nüchtern-BZ-Spiegel und die Konsequenzen für die Insulindosierung sind in ◘ Tab. 20.19 zusammengefasst.

20.5.4 Insulindosierung und Kohlenhydrataufnahme

Eine BE entspricht 10–12 g Kohlenhydrate, enthalten z. B. in ~25 g Brot. Der Blutzucker steigt nach dem Essen von 1 BE um 30–60 mg/dl (1,7–3,3 mmol/l), wenn beim D. m. Typ 1 kein Insulin injiziert wird (► Kap. 24).

> **Praxistipp**
>
> Es ist am Anfang sinnvoll, mit Waage und differenzierten Tabellen jede Mahlzeit zu analysieren, um mit den Größenordnungen vertraut zu werden.

Der Insulinbedarf ist abhängig von der Tageszeit (◘ Tab. 20.20).

Der KE-Faktor beschreibt den Insulinbedarf pro KE/BE.

Tageszeit

Der hohe Insulinbedarf am Morgen ist die Folge einer erhöhten Insulinresistenz (hormonelle Tagesrhythmik, **Dawn-Phänomen**). Das Dawn-Phänomen hängt allerdings nicht nur mit der Tiefschlafperiode, sondern auch mit der Essenspause zusammen. Liegt zwischen zwei Mahlzeiten eine Pause von über fünf Stunden, so nähert sich der Normalinsulinbedarf für die zweite Mahlzeit dem Bedarf pro BE zum Frühstück an (Insulinresistenz nach Hungerperioden).

❯ Der Diabetiker unter einer intensivierten Insulintherapie darf grundsätzlich essen, wann er will. Er passt die Insulindosierung seiner Lebensweise an, nicht umgekehrt. Natürlich tut er sich mit der BZ-Einstellung wesentlich leichter, wenn er einen einigermaßen regelmäßigen Tagesablauf mit geplanten Variationen einhält.

Abstand zwischen den Mahlzeiten

Einschränkend muss gesagt werden, dass die Wirkdauer des Normalinsulins eine Zwischenmahlzeit erforderlich machen kann. Abhängig von der Dosis kann die Wirkdauer <3,5–4 Stunden sein (<6–7 E). Dies entspricht etwa der Verwertungszeit einer Mahlzeit. Eine Zwischenmahlzeit ist dann nicht nötig.

Will man innerhalb von vier Stunden eine Zwischenmahlzeit einplanen, so wird diese der vorhergehenden Mahlzeit bezüglich der Normalinsulindosis mit angerechnet. Dadurch muss man nur einmal spritzen, und die größere Dosis wirkt lange genug, um diese Zwischenmahlzeit mit abzudecken. Sollte die nächste Mahlzeit erst nach vier Stunden stattfinden, wird sie extra abgedeckt. Bei Verwendung kurz wirksamer Insulinanaloga wird im Rahmen der ICT jede Mahlzeit, auch die Zwischenmahlzeit, separat abgedeckt.

Verfügbarkeit

Sehr schnell verfügbare Kohlenhydrate sind ungeeignet, da sie in weniger als drei Stunden anfluten und die Insulinspiegel noch hoch sind. Dies führt zunächst zu periodischen Glukoseüberflutungen und danach zu Heißhungerphasen während des BZ-Abfalls. Deshalb sollte auch der Typ-1-Diabetiker auf eine ballaststoffreiche Kost mit komplexen Kohlenhydraten achten.

Eine Abschätzung der BE oder der Kohlenhydrate ist ausreichend. Der Diabetiker muss dann individuelle Erfahrungen mit seinen Essgewohnheiten und seinem Insulinbedarf machen. Mit entscheidend ist, in welchem Ausmaß und wie schnell die BE dem Körper zur Verfügung stehen.

Die Verfügbarkeit der Kohlenhydrate wird beeinflusst durch die in ◻ Tab. 20.21 angeführten Faktoren.

20.5.5 Insulindosierung und körperliche Aktivität, Sport

Die körperliche Aktivität erfordert zusätzliche Energie (BE), erhöht in der Regel die Insulinsensitivität der insulinabhängigen Organe (v. a. der Muskulatur) und senkt den Insulinbedarf. Der aktive Muskel braucht weniger Insulin, und nach der Aktivität müssen die Glykogenspeicher in der Muskelzelle und der Leber wieder aufgefüllt werden. Körperliche Aktivität muss nicht nur Sport sein, es kann auch ein körperlich harter Arbeitstag oder der abendliche Einsatz auf der eigenen Baustelle sein. Gerade bei Kindern, die ständig sehr aktiv sind, sind die nachfolgenden Überlegungen sehr wichtig.

Zunächst ein Überblick über die wesentlichen Gesichtspunkte:

Insulindosierung und Energiebedarf beim Sport

Eine Übersicht über sportliche Aktivitäten und den entsprechenden Energiebedarf zeigt ◻ Tab. 20.22.

Vermeidbare Gefahren

Hypoglykämie Müdigkeit und Schwitzen während und nach einer Anstrengung können auch auf einer Hypoglykämie beruhen. Eine körperliche Überanstrengung kann zum Verlust der rechtzeitigen Hypoglykämiewahrnehmung führen, v. a. wenn ein Diabetiker auch ohne Sport dazu neigt. Dies ist bei Sportarten, die bei einer Bewusstlosigkeit lebensgefährlich werden, zu bedenken, wie z. B. Schwimmen, Surfen, Drachenfliegen, alpines Klettern etc. **Nach dem Sport** werden die Glykogenspeicher wieder aufgefüllt, entsprechend nimmt man ausreichend BE zu sich, auch noch vor dem Schlafengehen, und reduziert die Insulindosis, ggf. auch abends und am nächsten Morgen.

Ketoazidose Eine akute Hyperglykämie wegen Insulinmangels kann nicht durch Sport therapiert werden, denn der Insulinmangel und die Stresshormone, v. a. die Katecholaminausschüttung, führen zu einem weiteren raschen Anstieg der Hyperglykämie. BZ >250 mg/dl (13,9 mmol/l) und Ketonkörper im Urin sind Kontraindikatio-

Tab. 20.21 Einflussfaktoren bei der Verfügbarkeit der Kohlenhydrate

Einflussfaktor	Pathophysiologisches Korrelat	Auswirkung
Magenpassage	Gastroparese	Sie bewirkt eine verzögerte Entleerung
		Therapie: – Motilitätssteigerung (▶ Abschn. 16.3.2) – »Negativer« SEA – Flüssige Kohlenhydrate (z. B. Cola, Limo) vorweg trinken
	Dumping	Bei Gastrektomie, Billroth-Op, Y-Roux-Anastomose oder funktionell. Zunächst Überzucker, dann Hypoglykämie wegen der noch anhaltender Insulinwirkung nach ca. 2,5 Stunden
		Therapie: – Viele kleine Mahlzeiten – Komplexe Kohlenhydrate – Ballaststoffreiche Kost, Guar und Acarbose – Verzicht auf Getränke zu den Mahlzeiten
Essgeschwindigkeit		Schnelles Essen und flüssige Kohlenhydrate (z. B. Limonade) überfluten die Leber mit Glukose, die sie dann nicht ausreichend schnell extrahieren kann
Zubereitungsform		In flüssiger Form werden Kohlenhydrate rasch und vollständig aufgenommen. In fester Form und in Verbindung mit Ballaststoffen verläuft die Resorption gleichmäßig über viele Stunden und dem Wirkprofil der s.c.-Normalinsulininjektion angepasst. Gekochte Speisen sind schneller und vollständiger verfügbar als rohe
Glykämischer Index (GI)		Der glykämische Index (GI) teilt die Lebensmittel hinsichtlich ihrer Fähigkeit ein, den postprandialen Blutzuckerspiegel zu beeinflussen. Er ist primär abhängig von der Kohlenhydratzusammensetzung der Nahrung. Der GI ist definiert als Fläche unter der 2-h-Blutzucker-Antwort-Kurve (»area under the curve«, AUC) nach einer Testmahlzeit mit 50 g Kohlenhydraten im prozentuellen Vergleich zu einer Standardmahlzeit mit ebenfalls 50 g Kohlenhydraten, gemessen bei derselben Person, z. B. Cola (Glukose in Wasser) (100%), Cornflakes (85%) Weißbrot (80%), Kartoffeln, gekocht (70%) Vollkornbrot (60%), Spaghetti (40%), Bohnen (20%)

nen für körperliche Belastung, z. B. Sport. Fazit: Es müssen bei körperlicher Leistung immer ausreichend Kohlenhydrate und Insulin zur Verfügung stehen.

Kraftsport, Wettkampfsport Kraftsportarten führen zu systolischen Blutdruckwerten über 300 mmHg. Hoher Blutdruck fördert die Entstehung und Progression der Makroangiopathie, Retinopathie und Nephropathie. Bereits viele nichtdiabeteskranke Bodybuilder weisen eine behandlungsbedürftige Hypertonie auf. Spitzenbelastungen führen zudem zur BZ-Entgleisung (s. o.).

Alkohol und Sport Gerade nach körperlicher Anstrengung bei geselligem Sport ist Alkohol beliebt, aber es besteht ein deutlich erhöhtes Hypoglykämierisiko, gerade nach ausdauernden körperlichen Belastungen (z. B. Tanzen in den Abendstunden mit Alkoholgenuss).

Individuelle Belastung und Insulindosierung

Das Ausmaß der individuellen Belastung ist schwer zu definieren. Die aerobe Schwelle mit der Laktatproduktion definiert etwa die individuelle Leistungsfähigkeit. Wird sie überschritten, so über-

20

◘ Tab. 20.22 Insulindosierung und Energiebedarf beim Sport

Aktivität	Energiebedarf und Insulindosierung
Tageswanderung oder leichter Langlauf	An diesem Tag wird die gesamte Insulindosis um 30–50% gesenkt; der zusätzliche Kohlenhydratbedarf beträgt ca. 30–40 g/h, also wird man 1 BE/20 min oder 3 BE/h essen; im Anschluss an derartige Aktivitäten nochmals 1–3 BE essen
Schnelles Schwimmen: 1000 m, schnelles Laufen: 10 km, schnelles Radfahren: 30 km	Kurze heftige Aktivitäten gleicht man nicht über die Insulindosis, sondern durch die Zufuhr von Kohlenhydraten aus. Rasch resorbierbare Kohlenhydrate in kleinen Mengen decken den Energiebedarf einer solchen Aktivität ab, z. B. ein Zucker-Schoko-Riegel oder ein gesüßtes Getränk, etwa 3–5 BE, bei BZ um 200 mg/dl (11,1 mmol/l) nur 1 BE
Ausdauersport mit bis zu 60% der Maximalleistung	Dies ist für den Diabetiker günstig, denn die Insulinwirkung überwiegt, und es werden keine katabolen Stresshormone gebildet. Damit steigt die Insulinsensitivität, Muskulatur wird aufgebaut, und der BZ bleibt im Normbereich
Sport mit >80% der Maximalbelastung	Führt zum BZ-Anstieg durch Aktivierung der Stresshormone (Adrenalin, Kortisol, STH)
Nach Sport oder körperlicher Arbeit	Der Insulinbedarf ist für weitere 17–24 h reduziert. Die ersten Stunden um ca. 50%, dann eine weitere Bedarfsminderung von ca. 20%. Die Basalrate der Insulinpumpe wird entsprechend abgesenkt. Ausreichend BE zum Auffüllen der Glykogenreserven essen

wiegen die Stresshormone (Adrenalin, Kortisol, STH), der Muskel übersäuert, die Insulinresistenz und der BZ steigen (!). Theoretisch ist der Bereich bis 50–60% der maximalen Leistungsfähigkeit für das Training optimal. Dies begünstigt den Muskelaufbau und verbessert die Insulinsensitivität (kein Überschuss an Stresshormonen). Damit fällt der Insulinbedarf individuell unterschiedlich ab. Ideal ist eine gute Dokumentation sportlicher Aktivitäten, die man regelmäßig ausübt, um auf gemachte Erfahrungen mit den Insulindosierungen zurückgreifen zu können. Zu empfehlen ist Ausdauersport – gerade zu Beginn – zu einem festgelegten Zeitpunkt (Ausschluss der unterschiedlichen Insulinsensitivität zu unterschiedlichen Tageszeiten), mit gleicher Intensität (und Streckenführung) und möglichst stabilem Ausgangs-BZ-Wert zwischen 150 und 250 mg/dl. Bewährt hat sich auch eine Kombination aus aerober Belastung und leichtem Krafttraining.

Rechenregeln zum Angleich von Leistung, Insulindosis und BE-Zufuhr beim Typ-1-Diabetiker sind wertvolle Hilfen:

Individuelle Leistungsfähigkeit Für Untrainierte bis Durchschnittssportler kann man mittels Ergometrie den optimalen Trainingsbereich für Dauerbelastungen bestimmen. Man bestimmt die Herzfrequenz in Ruhe und bei maximaler Auslastung. Der optimale Trainingsbereich von 50–60% der maximalen Belastbarkeit liegt in der Mitte, also bei: $(\text{Puls}_{max} - \text{Puls}_{Ruhe}) \times 0,5 + \text{Puls}_{Ruhe}$. Dies entspricht etwa der Größenordnung: optimaler Puls = 160 – Patientenalter.

Energiebedarf Eine BE hebt den Blutzucker um 30–60 mg/dl (1,7–3,3 mmol/l) und braucht etwa 30–45 Minuten, bevor sie im Blut voll zur Verfügung steht. Schnell resorbierbare BE, also Kohlenhydrate mit hohem glykämischem Index, werden während des Sports verwandt.

Die Berechnung der Sport-BE nach der Herzfrequenz wird unten beschrieben. Kurze (1–2 Stunden) und leichte Aktivitäten (30–50% der Leistungsbreite) werden bei unveränderter Insulinmenge nur mit BE abgedeckt. Mit ◘ Tab. 20.23 kann man den Energiebedarf grob orientierend abschätzen. Dieser zusätzliche Energiebedarf durch körperliche Belastung wird aus den Reserven (Glykogen, Fett), der Glukoneogenese und der Nahrungszufuhr gedeckt. Etwa ein Drittel bis die Hälfte des zusätzlichen Energiebedarfs werden vor und während

◘ Tab. 20.23 Kalorienverbrauch pro Stunde bei 70 kg Körpergewicht. (Mod. nach Biesalski et al. 2004)	
Tätigkeit	kcal/h
Schlaf	65
Grundumsatz (liegend nüchtern)	70
Sitzen	73
Theoretischer Unterricht	105
Gehen (4 km/h)	190
Gehen (6 km/h)	259
Tischtennis	315
Gehen (4 km/h, 5% Steigung)	380
Reiten (Galopp)	469
Paddeln (7,5 km/h)	567
Radfahren (21 km/h)	610
Skilanglauf (9 km/h)	630
Laufen (9 km/h)	665
Laufen (12 km/h)	705
Gehen (4 km/h, 5% Steigung + 30 kg Gewicht)	760
Radfahren (30 km/h)	840
Laufen (15 km/h)	847

der Belastung als Kohlenhydrate zugeführt. Da die Tabelle nur Größenordnungen zur groben Orientierung angibt, ist für die praktische Anwendung das Konzept der Sport-BE nach Schmülling oder Deickert bessert geeignet (s. u.).

BZ-Ausgangswert und BE Mit einem BZ <60 mg/dl (~3 mmol/l) wird man erst den BZ über 90 mg/dl (~5 mmol/l) anheben (mit 1 BE). Zusätzlich nimmt man den Energiebedarf für die anfallende Aktivität zu sich. Etwa 45 Minuten wartet man, bis die Kohlenhydrate im Blut vollständig zur Verfügung stehen. Ein BZ von 100 mg/dl (5,5 mmol/l) kann ebenfalls vor Beginn des Sports zu niedrig sein, wenn die letzte Normalinsulininjektion ohne Berücksichtigung der sportlichen Aktivität dosiert wurde und erst 1–3 Stunden vorher injiziert wurde. Ein BZ >250–400 mg/dl (13,9–22,2 mmol/l) spricht

für einen Insulinmangel, v.a. wenn der Urin auf Ketone positiv ist. Ist ein Insulinmangel jedoch ausgeschlossen oder behoben (mit 2–4 E Normalinsulin senkt man den BZ auf etwa 150–200 mg/dl [8,3–11,1 mmol/l]), so kann ohne Weiteres mit leichter bis halbmaximaler Leistung begonnen werden, und der BZ-Spiegel sinkt rasch ab. Nach 2 Stunden wird kontrolliert. ◘ Tab. 20.24 gibt eine Orientierung, wie viel BE man vor einer 45-minütigen Belastung zu sich nimmt. Bei notwendiger BZ-Korrektur vor sportlicher Aktivität haben sich schnell wirksame Analoginsuline bewährt und sollten daher bevorzugt werden.

BZ-Kontrollen sind vor und nach dem Sport obligatorisch, da sich der Verlauf nicht immer vorhersagen lässt. Wenn man mit bestimmten körperlichen Belastungen noch keine Erfahrungen gemacht hat, der Ausgangs-BZ niedrig lag, die letzte Insulininjektion nicht optimal berechnet war und die Hypoglykämie-Wahrnehmung nicht gut ist, sollte man während des Sports alle 1–2 Stunden kontrollieren. Ein BZ-Abfall übersteigt 100–150 mg/dl/h (~5–8 mmol/l) nicht. Einige Beispiele sind in ◘ Tab. 20.25 verzeichnet.

Insulindosierung Bei Aktivitäten (über 2–3 Stunden) sinkt der Bedarf an Basalinsulin bis auf 30–50% ab. Die Dosisreduktion des Basalinsulins kann bei Pumpenträgern kurzfristig einprogrammiert werden. Im Rahmen der intensivierten Insulintherapie wird die Dosisreduktion vorausschauend berücksichtigt. Da der arbeitende Muskel weniger Insulin braucht, fällt auch der Normalinsulinbedarf um 30–60%. Bei sofortigen, lang dauernden Aktivitäten werden also Basal- und Normalinsulin reduziert. Folgt diese Aktivität erst nach Stunden, dann wird nur das Basalinsulin gekürzt (also beispielsweise ein geplanter Langlauf um 10.00 Uhr, Frühstück um 7.00 Uhr).

Kürzere (<2 h) und kurzfristig geplante Aktivitäten werden nur durch die Kohlenhydratzufuhr ausgeglichen, kann eine zusätzliche Reduktion der Normalinsulindosis sinnvoll sein. Die Bedarfsberechnung wird durch die Vorgehensweise nach Schmülling erleichtert (s. u.).

Nach längerem Sport werden die Glykogenspeicher in Muskel und Leber wieder aufgefüllt,

⬛ Tab. 20.24   Wie viel Zusatz-BE brauche ich für 45 Minuten Sport mit unveränderter, normaler Insulindosierung? (Nach DDG-Leitlinie »Diagnostik, Therapie und Verlaufskontrolle des Diabetes mellitus im Alter«)

	Zusatz-BE bei Ausgangs-BZ		
	<80 mg/dl (BE) (<4,4 mmol/l)	80–150 mg/dl (BE) (4,4–8,3 mmol/l)	>150 mg/dl (BE) (>8,3 mmol/l)
Waldlauf	3–4	2–3	0–1,5
Schwimmen	3–4	1,5–3	0–1
Radfahren	1,5–2	1–1,5	0–0,5
Kegeln	1–1,5	0–0,5	0

⬛ Tab. 20.25   Wie stark fällt der BZ bei 45 Minuten Sport mit unveränderter, normaler Insulindosierung? (Mod. nach Deickert)

Sportart	BZ-Abfall
Waldlauf	50–130 mg/dl (2,8–7,2 mmol/l)
Schwimmen	70–135 mg/dl (3,9–7,5 mmol/l)
Radfahren	30–70 mg/dl (1,7–3,9 mmol/l)
Kegeln	10–20 mg/dl (0,55–1,1 mmol/l)

wofür mehr BE und weniger Insulin gebraucht werden. Der Insulinbedarf kann bis zu 24 h reduziert sein. In den ersten Stunden um ca. 50%, dann etwa um 20%. Entsprechend müssen die abendliche und nächtliche Insulindosis verringert werden, um schwere nächtliche Hypoglykämien zu vermeiden. Unter Umständen muss auch die Insulindosis am folgenden Morgen noch reduziert werden, z. B. nach einer ganztägigen Skitour.

Äquivalente sportlicher Belastung und des entsprechenden Kohlenhydratbedarfs bzw. der Insulinreduktion (mod. nach Pfohl u. Schmülling 2004, mit freundl. Genehmigung):

Prozentige Belastung

$$= \frac{\text{aktueller Puls} - \text{Ruhepuls}}{\text{maximaler Puls} - \text{Ruhepuls}} \times 100$$

Hyperglykämie Hyperglykämische Entgleisungen während des Sports und Stunden nach diesem sind Folge eines Insulinmangels oder einer erschöpfenden Belastung (über 60–80% der Belastbarkeit, z. B. Wettkämpfe). Im ersten Fall hat man die Insulindosis zu sehr reduziert. Aber nicht nur die geringe Dosis per se spielt eine Rolle, geringere Dosen haben auch eine kürzere Wirkdauer. Zusätzlich wird das Insulin bei körperlicher Aktivität wesentlich schneller resorbiert.

❯ Gerade bei Dosisreduktionen um mehr als 30% ist eine unerwartete Lücke in der sonst ausreichend überlappenden Insulinversorgung möglich.

Im zweiten Fall ist es ein relativer Insulinmangel wegen eines Überwiegens der kontrainsulinären Hormone. Beides ist grundsätzlich kein Problem. Der Diabetiker sollte sich dessen nur bewusst sein; durch die Verlängerung des Spritz-Ess-Abstands lässt sich dies im Nachhinein beheben, ohne dass zusätzliches Insulin nötig wird. Der erhöhte Energiebedarf wird ausgeglichen. Vorbeugend sollten das nächste Mal bei ähnlicher Belastung mehr Insulin injiziert und mehr Kohlenhydrate gegessen werden.

Hypoglykämie Zum Sport nimmt der Diabetiker ausreichend Kohlenhydrate mit. Durch ausreichende zusätzliche BE hat er im Normalfall einer Hypoglykämie vorgebeugt. Schnell verfügbare BE, wie Traubenzucker oder Glukoselösungen, sollten trotzdem jederzeit verfügbar sein.

❯ Einem Mitsportler oder Begleiter sollte der Diabetes bekannt sein, und er sollte ggf. Notfallmaßnahmen ergreifen oder zumindest Hilfe holen können.

Schlecht geplanter Sport bringt eine **erschwerte BZ-Einstellung** mit sich. Wird z. B. 4-mal/Woche immer zur gleichen Tageszeit und mit gleicher Intensität gejoggt oder geschwommen, so bleibt der verminderte Insulinbedarf berechenbar. Sportarten mit unregelmäßiger Belastung und zu unregelmäßigen Zeiten erfordern eine erhöhte Aufmerksamkeit bezüglich Stoffwechselentgleisungen.

Auswirkungen von körperlicher Aktivität

Maßvolle körperliche Aktivität wirkt sich günstig auf den Stoffwechsel aus und hilft, das Ausmaß von kardiovaskulären Erkrankungen zu reduzieren. Dies gilt nicht nur für den D. m. Typ 2, sondern auch für den Typ-1-Diabetiker.

Ein junger Diabetiker muss nicht auf seine Sportfähigkeit untersucht werden, er kann sich voll belasten. Diabetische **Folgeerkrankungen** schließt man bei länger bestehendem Diabetes (>10 Jahre für Kinder nach der Pubertät) aus.

Die **Hypertonie** wird durch dynamische Ausdauersportarten (Wandern, Walking, Schwimmen, Radfahren) günstig beeinflusst, da die Katecholaminsensitivität abfällt. Stop-and-go-Sportarten (z. B. Basketball), Fitnessstudio mit hohem Anteil an Kraftübungen, Kampf- und Kraftsportarten mit hohem statischen Anteil bewirken das Gegenteil. Die Blutdruckeinstellung wird durch 24-h-Messungen und die Ergometrie überprüft.

Ab welchem Stadium eine **Nephropathie** durch Sport eine Verschlechterung der Nierenfunktion erfährt, ist schwer zu sagen. Grundsätzlich ist es keine Kontraindikation. Flüssigkeitszufuhr vor und nach dem Sport ist obligatorisch, um eine Exsikkose zu vermeiden. Wiederholte Kontrollen der Harnfixa sind wünschenswert.

Eine **schwere proliferative Retinopathie** oder eine unbehandelte proliferative Retinopathie ist eine absolute Kontraindikation für sportliche Betätigungen, weil sie zur Glaskörpereinblutung prädisponiert.

Bei **Neuropathie und diabetischem Fuß** (chronisch stabile Phase) können Fußulzera und schmerzlose Knochenfissuren übersehen werden. Belastungsspitzen sollten besser vermieden werden. Fußinspektion vor und nach körperlicher Aktivität sind obligatorisch.

Die **autonome Neuropathie** (ADN) macht v. a. Probleme durch die Pulsfrequenzstarre und die mangelnde Adapation an die körperliche Belastung. Hier besteht die Gefahr von Synkopen. Erwähnt seien noch Orthostaseprobleme und eine Gastroparese, die die rechtzeitige Energiebereitstellung gefährdet.

Ischämien können bei der Makroangiopathie auftreten, deshalb wird die Aktivität zunächst unter Überwachung dosiert. Insbesondere die Gefahr eines stummen Infarktes sollte bei Verdacht auf eine KHK ausgeschlossen werden. KHK-Diabetespatienten sollten ihre sportlichen Aktivitäten unter den Bedingungen einer Koronarsportgruppe durchführen.

Für Patienten mit metabolischem Syndrom und D. m. Typ 2 ist die körperliche Aktivität die beste Therapie. Unter diätetischer Einstellung, Acarbose, Biguaniden oder DPP IV-Inhibitoren ist die Hypoglykämiegefahr gering; unter Sulfonylharnstoffen ist das Risiko höher. Wird ein jung gebliebener, aktiver Typ-2-Diabetiker insulinpflichtig, so muss er obige Verhaltensmaßregeln berücksichtigen. Ein insulinpflichtiger, übergewichtiger Typ-2-Diabetiker wird leider sehr selten sportlich. Er würde durch körperliche Aktivität, Muskelaufbau und Gewichtsverlust eine massive und nachhaltige Reduktion seines Bedarfs an Antidiabetika erreichen.

Teststreifen und Messgeräte messen im **Temperaturbereich** zwischen 18 und 22(35)°C richtig. Der Temperaturbereich liegt bei den meisten Geräten zwischen 10° und 40°C; der optimale Temperaturmessbereich liegt bei Raumtemperatur. Darunter werden – außer bei neueren Geräten – falsch-niedrige Werte gemessen. Dies ist v. a. bei Wintersportarten zu berücksichtigen.

❗ Cave Hypoglykämiediagnostik! Deshalb werden bei Wintersport-Aktivitäten die Teststreifen unter der Jacke, in einem Täschchen, am Körper getragen. Die Messungen finden in einem geschützten Unterstand oder in einer Hütte statt.

20

Das **Insulin**, v. a. die Verzögerungsinsuline, erfahren unter 3–4°C einen irreversiblen Wirkungsverlust. Darum wird das Insulin im Winter ebenfalls am Körper getragen und nie im Rucksack oder in einem Gepäckraum von Flugzeug, Bahn, Bus oder Auto mitgeführt.

20.5.6 Insulindosierung und Tageszeit

Die Tagesrhythmik der Hormonspiegel des Kortisols und des Wachstumshormons STH erzeugen die typischen Schwankungen der Insulinresistenz bzw. des Insulinbedarfs im Tagesverlauf (s. ◻ Abb 20.3). Entsprechend dieser Kurve variieren der Insulinbedarf pro BE (▶ Abschn. 20.5.2) und der Insulinbedarf zur BZ-Korrektur (▶ Abschn. 20.5.2). Eine physiologische Dosierung des Basalinsulins nähert sich idealerweise dieser Kurve an.

> **Typische Einstellungsprobleme, die ihre Ursache in der Tagesrhythmik haben, werden mit Eigennamen benannt**
> — Morgendliche Hyperglykämien finden ihre Ursache im »Dawn-« und »Aufsteh-Phänomen«.
> — Vormittägliche Hypoglykämien finden ihre Ursache im Phänomen des »frühen Frühstücks«, morgendliche Hyperglykämien im »Somogyi-Phänomen«.
> — Abendliche Hyperglykämien finden ihre Ursache im »Dusk-« oder »Abenddämmerungsphänomen«.

Dawn-Phänomen

Die Phase der geringsten Insulinwirksamkeit ist in den frühen Morgenstunden. Die Folge ist ein erhöhter Nü-BZ.

Das Dawn-Phänomen ist besonders deutlich bei Kindern und Jugendlichen mit ausgeprägter Tagesrhythmik. Es ist u. a. die metabolische Folge der abendlichen Wachstumshormonspitzen (STH), die beim Einschlafen physiologischerweise auftreten. Man spricht nur dann vom »Dawn-Phänomen«, wenn es zuvor zu keiner nächtlichen Hypoglykämie gekommen ist oder aber zu einem deutlichen

Insulinmangel (sog. »End-of-Dose-Phänomen«, welches ein zu kurzes Wirkintervall des abendlichen Verzögerungsinsulin beschreibt – Problem von NPH-Insulinen).

Die STH-Freisetzung hat keine direkte Bindung an die Tageszeit, sondern wird jeweils in der Phase des Einschlafens ausgelöst. Das heißt, bei einem Discobesuch mit Schlaf ab 4.00 Uhr morgens wird das Dawn-Phänomen auf 10.00 Uhr vormittags verschoben. Wenn man durchmacht, fällt das Dawn-Phänomen weg.

Das Dawn-Phänomen hängt allerdings auch mit der Essenspause zusammen. Liegt zwischen zwei Mahlzeiten eine Pause von über fünf Stunden, so nähert sich der Normalinsulinbedarf für die zweite Mahlzeit unter Umständen dem Bedarf pro BE für das Frühstück an.

Die Therapie des hohen Nü-BZ ist die Anhebung des frühmorgendlichen Insulinspiegels; dies gilt nur unter der Voraussetzung, dass in der Nacht keine Unterzuckerung mit Gegenregulation aufgetreten ist. Vor einer Dosisänderung des abendlichen Verzögerungsinsulins sind somit immer nächtliche Blutglukosemessungen zu fordern. Die NPH-Spätdosis wird in den Oberschenkel und so spät wie möglich injiziert, um am Morgen noch wirksam zu sein. Eine Dosiserhöhung des späten NPH-Insulins hebt nicht nur die Insulinspiegel an, sondern verlängert auch die Wirkdauer. Wirkungsspitzen nach Mitternacht können nächtliche Hypoglykämien verursachen (Maßnahme: ▶ Abschn. 14.5).

Falls die Wirkdauer des NPH-Insulins trotzdem nicht ausreicht, kann man lang wirksame Analoginsuline zum Einsatz bringen (Lantus, Levemir) oder in einem zweiten Schritt auf die Insulinpumpe umstellen.

Bei entsprechender Patientenakzeptanz kann auch ein Einsatz kurz wirksamer Analoginsuline oder Normalinsulin nach 4 Uhr erwogen werden, um die frühmorgendlichen Blutzuckerspitzen zu kaschieren.

Somogyi-Phänomen

Die Phase der größten Insulinwirksamkeit liegt zwischen 0.00 und 3.00 Uhr. Eine nächtliche Unterzuckerung in dieser Zeit führt zur hormonellen Gegenregulation, die sich am Morgen auswirkt. Sie wirkt sich jedoch nicht unbedingt als hoher Nü-

BZ aus, wie oft fälschlich angenommen wird. Die nächtlichen Hypoglykämien gehen nämlich häufiger mit einem niedrigen oder normalen Nü-BZ einher. Stattdessen ist der morgendliche, prandiale Insulinbedarf erhöht, und die Patienten entgleisen nach dem Frühstück, obwohl sie die BE mit der üblichen Bedarfsinsulindosis abgedeckt haben.

Es handelt sich meist um Kinder und Jugendliche, die noch eine ausgeprägte hormonelle Tagesrhythmik haben. Die Abklärung erfolgt durch BZ-Stixe um 2.00 oder 3.00 Uhr.

Da Kinder in bis zu 20% der Fälle asymptomatische nächtliche Unterzuckerungen haben, sollte jeder Verdacht geprüft werden. Eine entsprechende Klinik (Albträume etc., ▶ Kap. 14), ein niedriger Nü-BZ und BZ-Werte <110 mg/dl (<6,1 mmol/l) vor dem Schlafengehen sind Verdachtsmomente. Eine routinemäßige Kontrolle des nächtlichen BZ alle 1–2 Wochen kann man als sinnvoll erachten.

Die Therapie besteht in der Regel in der Reduktion der NPH-Dosis vor dem Schlafengehen oder Umstellung auf ein Analoginsulin ohne den NPH-typischen nächtlichen Wirkgipfel oder Insulinpumpentherapie. Alternativ können lang wirksame, resorptionsverzögerte Kohlenhydrate zur Spätmahlzeit gegessen werden, z. B. Kräcker mit Käse, Vollkornkekse mit Quark, Vollkornbrot mit Butter und/oder ein Riegel Schokolade vor dem Einschlafen.

Das Weglassen einer Spätmahlzeit im Rahmen der CT bei zusätzlich niedrigem BZ vor dem Einschlafen kann nächtliche Hypoglykämien hervorrufen, insbesondere um Mitternacht.

Aufsteh-Phänomen

Wenn Diabetiker Frühaufsteher und morgens bereits körperlich aktiv sind sowie erst nach 1–2 Stunden den BZ messen, Insulin spritzen und frühstücken, dann weisen sie sehr oft morgendliche Hyperglykämien auf. Im Einzelfall kann dies im Vergleich zum Ruhenden, der bis zum Frühstück im Bett bleibt, Differenzen bis zu 100 mg/dl (5,5 mmol/l) bewirken. Der fragliche Zeitpunkt für dieses Aufsteh-Phänomen liegt bei ca. 5.00 bis 6.00 Uhr. Dieser Effekt steht im Zusammenhang mit der hormonellen Tagesrhythmik, denn tagsüber senkt körperliche Aktivität den BZ und den Insulinbedarf.

Möglicherweise handelt es sich um ein vorgezogenes Dawn-Phänomen bei frühem Schlafengehen. In dieser Phase spritzt dieser Patient kein Insulin, da er auch nicht frühstückt. Stattdessen wird er im relativen Insulinmangel körperlich aktiv, und es werden noch zusätzlich Stresshormone freigesetzt. Patienten mit diesem Aufsteh-Phänomen sollten dem erhöhten morgendlichen Basalbedarf mit 2–4 E Normalinsulin beim Aufwachen begegnen.

Phänomen des frühen Frühstücks

In der Klinik bekommt der Patient während der BZ-Einstellung um 8.00 Uhr das Frühstück. Er braucht eine bestimmte Insulindosis pro BE bei tageszeitlich mitbestimmter Insulinwirksamkeit.

Frühstückt er nun zu Hause um 5.00 Uhr (Schichtarbeiter, Briefträger etc.), also bei einem tageszeitlich bedingt besseren Ansprechen der Insulinrezeptoren, so gerät er im Laufe des Vormittags in eine Hypoglykämie. Um den Bedarfsinsulinunterschied zu ermitteln, spritzen solche Patienten in der Klinik ein oder zwei Tage auch um 4.45 Uhr und frühstücken um 5.00 Uhr. Er liegt in etwa 25% niedriger als um 8.00 Uhr.

Dusk-(Abenddämmerungs-)Phänomen

Dies ist ein physiologischerweise ansteigender Insulinbedarf am späten Nachmittag. Er ist bedingt durch einen in variablem Ausmaß auftretenden metabolischen Effekt kontrainsulinärer Hormone. Der Insulinbedarf kann bis zu 25% steigen.

20.5.7 Basalinsulindosierung und intensivierte Insulintherapie

Das Verzögerungsinsulin (Intermediär-NPH- oder ggf. Langzeit-Zink- oder auch Langzeit-Analoginsulin) sollte den Insulinbasalbedarf abdecken. Er beträgt bei vollständiger Insulinsubstitution 0,015 E/kg KG/h oder beim Erwachsenen 0,7–1,0 E/h. Beim Erwachsenen sind das etwa 50% seines Tagesinsulinbedarfs. Der Basalinsulinbedarf ist nicht von Stunde zu Stunde konstant, sondern schwankt mit der hormonellen Tagesrhythmik. Die Hormonspiegel beeinflussen die Insulinwirkung und damit den Insulinbedarf. Diese physiologischen Bedarfsschwankungen lassen sich am

20

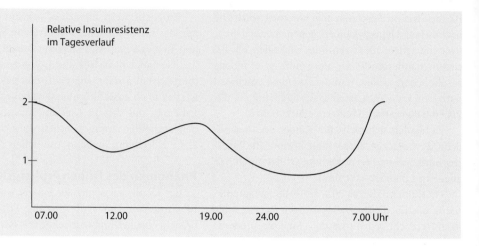

☐ Abb. 20.4 Hormonell bedingte Schwankungen der relativen Insulinresistenz bzw. des relativen Insulinbedarfs im Tagesverlauf

besten mit modernen Insulinpumpen imitieren. Diese Kurve gilt für einen **normalen Tagesverlauf** (☐ Abb. 20.4). Mit einer Verschiebung, z. B. durch Nachtschichten, Reisen, nächtliche Konferenzen oder Discobesuche, verschiebt sie sich.

Bei einer **vollständigen Insulinsubstitution** des D. m. Typ 1 und beim weit fortgeschrittenen Sekundärversagen des Typ-2-Diabetes sollte der Basalinsulinbedarf lückenlos über 24 Stunden abgedeckt werden, da sonst der BZ entgleist. Beim Typ-2-Diabetiker im Sekundärversagen (▶ Abschn. 20.3), der noch eine halbwegs ausreichende Restsekretion hat (s. BZ-Tagesprofil), reicht eine Abdeckung der Mahlzeiten mit Insulin (z. B. 6–8 E Bolusinsulin vor Hauptmahlzeiten) oder eine Basalinsulingabe. Dies gilt theoretisch auch für den Typ-1-Diabetiker in der Remissionsphase. In dieser Phase wird jedoch schrittweise und langsam einschleichend die Abdeckung des Basalbedarfs angestrebt. Die β-Zellen werden dadurch teilweise ruhig gestellt, und die Remissionsphase wird verlängert. Dies verbessert und erleichtert die Insulineinstellung über Jahre.

Klassischerweise wird ein NPH-Insulin morgens und spätabends injiziert; in der Regel ist jedoch der basale Insulinbedarf beim Typ-2-Diabetiker tagsüber lange Zeit ausreichend gedeckt. Das **spätabendliche Verzögerungsinsulin** wird 8–9 Stunden vor dem Aufstehen gespritzt, i. d. R. zwischen 22.00 und 23.00 Uhr, am besten in den

Oberschenkel. Eine geringere Dosis hat man 14–16 Stunden zuvor als **morgendliches Verzögerungsinsulin** gespritzt. Teilweise kann es jedoch auch günstiger sein, die morgendliche NPH-Insulingabe auf mittags zu verschieben, insbesondere bei Vorliegen eines Dusk-Phänomens.

NPH kann auch mehrfach appliziert werden (3- bis 4-mal), um die für NPH-Insuline typischen Wirkspitzen zu vermeiden, z. B. 4–6–2–14 E. Auf Überlappungen ist zu achten, wenn die Dosis hoch ist. Dies ist also gedacht für niedrige Einzeldosen, meist scheitert dieses sehr gute Schema jedoch an der Praktikabilität im Alltag. Eine gute Alternative stellen heute die **lang wirksamen Analoginsuline** dar, die 1- bis 2-mal pro Tag appliziert werden können und in der Regel eine gute Abdeckung des Basalinsulinbedarfs ermöglichen. Die physiologische Substitution erfolgt mittels Insulinpumpentherapie.

Folgende Fragen dienen der **Überprüfung der basalen Insulinsubstitution:**

— Sind die Nüchtern-BZ jeweils im Zielbereich?
— (BZ-Verlauf über Nacht:) Kommt es zu Unterzuckerungen oder zu einem frühmorgendlichen BZ-Anstieg?
— Wie ist der BZ-Verlauf unter Fastenbedingungen?
— Wie hoch ist der prozentuale Anteil am Tagesinsulinbedarf?

Am einfachsten lässt sich eine korrekte Basalinsulindosierung dadurch überprüfen, indem man an verschiedenen Tagen jeweils eine andere Hauptmahlzeit ausfallen lässt.

20.5.8 Insulindosierung und Autoregulation

Bei der Insulindosierung wird das Phänomen der sog. Autoregulation berücksichtigt. Es besagt, dass die Glukoseaufnahme in die insulinabhängigen Gewebe (v. a. in die Muskulatur) bei höheren BZ-Spiegeln schneller vonstattengeht als bei niedrigeren BZ-Konzentrationen. Bei gleichem Insulinspiegel fällt deshalb ein BZ von 250 mg/dl (13,9 mmol/l) schneller ab als einer von 150 mg/dl (8,3 mmol/l).

Voraussetzung ist, dass die Entgleisung beim sehr gut eingestellten D. m. Typ 1 oder Typ 2 unter einer intensivierten Insulintherapie kurzfristig (<6–8 h) aufgetreten ist und der BZ <300 mg/dl (16,6 mmol/l) liegt. Eine sekundäre Insulinresistenz (Infekt, langfristige BZ-Entgleisung etc.) und eine Ketoazidose dürfen nicht vorliegen.

Der **Mechanismus der Autoregulation** ist noch nicht ausreichend verstanden. Klar ist jedoch, dass eine gut trainierte Muskulatur die Autoregulation begünstigt; sie weist eine gute Perfusion und einen gut ausgebauten Energiestoffwechsel auf (hohe Mitochondrien- und Kapillardichte). Durch eine Insulinresistenz (▶ Abschn. 20.7) ist die Möglichkeit zur Autoregulation dagegen vermindert. Das Phänomen der Autoregulation kann man also beobachten, wenn sich der BZ bis 200–250 mg/dl (11,1–13,9 mmol/l) bei einer kurzfristigen Entgleisung teilweise selbst regulieren kann.

Man setzt statt 30–40 mg/dl (1,7–2,2 mmol/l) BZ für 1 E Korrekturinsulin besser 50–60 mg/dl (2,8–3,3 mmol/l) an. Beispielsweise werden bei einem BZ von 300 mg/dl demnach statt 5–6 E Insulin nur 3–4 E injiziert; würde man stattdessen 1 E Normalinsulin pro 30–40 mg/dl (1,7–2,2 mmol/l) bei einem Ziel-BZ von 100 mg/dl (5,5 mmol/l) injizieren, so gerieten diese Patienten in den Unterzucker. Ebenso kann sich ein BZ von 200–250 mg/dl (11,1–13,9 mmol/l) vor dem Schlafengehen über Nacht selbst regulieren.

Autoregulation

Voraussetzung:
- Entgleisung kurzfristig ~200–250 mg/dl (~11,1–13,9 mmol/l)
- Intensivierte Insulintherapie mit ansonsten guter Einstellung
- Keine Insulinresistenz (Azeton i. U., Infekt etc.)
- Regelmäßige körperliche Aktivität

Mechanismus:
- Glukoseaufnahmegeschwindigkeit in die Zellen ansteigend mit der BZ-Konzentration
- Aktivierung der Glukosetransportmoleküle

Konsequenz:
- 1 E Normalinsulin senkt den BZ um 50–60 mg/dl (2,8–3,3 mmol/l). Zur Sicherheit Ziel-BZ 150 mg/dl (8,3 mmol/l).

Beispiel für die intensivierte Insulintherapie: Einstellung eines Typ-1-Diabetikers

Die Patientin ist weiblich, 30 Jahre alt, wiegt 60 kg, ist 165 cm groß, von Beruf Sekretärin und unsportlich. Für die Therapie sind folgende Eckpfeiler sind wichtig:
- Plan: Intensivierte Insulintherapie
- Insulinbedarf: 0,7 E × 60 kg KG = 42 E
- Basalinsulinbedarf: 0,015 E/kg KG/h = 21–22 E/Tag; bzw. >40–50 % vom Tagesinsulinbedarf
- NI/NPH: 22/20 E
- NPH-Verteilung: 2–7–0–11
- Energiebedarf: 25–30 kcal/kg KG/Tag × 60 kg KG (= 1500–1800 kcal = ~15–18 BE)

Die Verteilung von Energiebedarf und NI/NPH auf die Mahlzeiten geht aus ❏ Tab. 20.26 hervor.

Wird eine Zwischenmahlzeit <4 Stunden nach der vorgehenden Hauptmahlzeit gegessen, so wird sie dem Normalinsulinbedarf der Hauptmahlzeit mit angerechnet (▶ Abschn. 20.7.2).

Hätte diese junge Frau einen anderen Beruf, beispielsweise Postbotin, so würde
- der Bedarf an Energie und Broteinheiten höher geschätzt, z. B. 35 kcal/kg KG/Tag;

▣ Tab. 20.26   Verteilung von Energiebedarf und NI/NPH auf die Mahlzeiten am Fallbeispiel

Mahlzeiten	(BE)	NI (IE)	NPH (IE)	BE-Faktor (IE/BE)
Frühstück	3	8	2	2,0
Zwischenmahlzeit	1			
Mittagessen	5	6	7	1,0
Zwischenmahlzeit	1			
Abendessen	5	9		
Spätmahlzeit	1		11	1,5

— durch die körperliche Belastung zwar der Energiebedarf steigen, der Insulintagesbedarf bliebe aber konstant (der Insulinbedarf pro BE ist durch die körperliche Belastung geringer);

— der Normalinsulinbedarf um 5.00 Uhr <1,5 E/BE sein;

— die NPH-Verteilung um Stunden (entsprechend der Aufstehzeit) nach vorne verschoben, wenn die Frau auch entsprechend früher zu Bett geht;

— die NPH-Verteilung nicht verschoben, wenn sie trotz ihres Berufs erst um 23.00 Uhr ihre NPH-Spätdosis spritzt und schlafen geht.

20.6   Blutzuckerkontrolle

Eine **Schulung** des Patienten mit seinem Messgerät und Besprechung der Konsequenzen sind die Grundvoraussetzungen für einen sinnvollen Einsatz der BZ-Selbstkontrolle. In einem Tagebuch notiert der Patient seine gemessenen Werte mit Angabe der Uhrzeit, der Insulindosierung und der Art des Insulins sowie die zugeführten BE/KE. Es gibt heute BZ-Messgerätschaften, die eine umfassende elektronische Dokumentation ermöglichen; die Erfahrung lehrt jedoch, dass die handschriftliche Blutzuckerdokumentation die Selbstwahrnehmung deutlich besser schärft. Deshalb ist diese Form der schriftlichen Dokumentation gerade bei instabilem Stoffwechsel mit häufigen hypo- oder auch hyper-glykämen Episoden zu bevorzugen. In diesem Tagebuch finden sich auch wöchentliche Kontrollen des Körpergewichts und vierteljährliche Kontrollen des HbA_{1c}. Für diese Tagebücher existieren die ver-

schiedenartigsten Vordrucke. Sehr hilfreich ist der **Gesundheits-Pass Diabetes**. In regelmäßigen Abständen erfasst und erinnert er an weitergehende Untersuchungen wie Körpergewicht, Blutdruck, Mikroalbumin, Blutfette etc. Im ICT-Tagebuch finden sich zusätzliche Spalten für die Glukosurie und die Azetonurie. In der Schwangerschaft wird der häufigeren BZ-Selbstkontrolle durch acht Spalten im Vordruck Rechnung getragen.

Die BZ-Selbstkontrolle

— ist gefordert bei allen mit Insulin behandelten Diabetikern;

— erlaubt bei der intensivierten Insulintherapie eine freie Einteilung des Tagesablaufes, der Aktivitäten und der Mahlzeiten;

— ermöglicht gerade bei schwangeren Diabetikerinnen die normoglykämische Einstellung;

— ermöglicht bei der konventionellen Insulintherapie die Angleichung von Insulinregimen und Spritz-Ess-Abstand;

— gibt wertvolle Hinweise bei Umstellung einer oralen Diabetestherapie.

Sie erfolgt (bei ICT) nüchtern, vor dem Essen, vor dem Schlafengehen, vor und nach dem Sport, während des Sports ca. alle zwei Stunden sowie ca. 2-mal monatlich zwei und vier Stunden nach dem Essen und nachts um 2.00 Uhr.

20.6.1   BZ-Messgeräte

Die BZ-Werte können entweder an einer Farbskala abgelesen oder mittels verschiedener Methoden digital angezeigt werden. Letztlich ist nur von Bedeutung, dass der Patient die jeweilige Methode und sein Gerät beherrscht. Für blinde Diabetiker gibt es Geräte, die das Ergebnis akustisch angeben.

Alle derzeit angebotenen Messgeräte sind technisch sehr gut. Hauptfehlerquelle ist eine nicht sachgerechte Handhabung. Es empfiehlt sich, Gerätedefekte und Verschmutzung durch einen Vergleich über mehrere Tage mit dem Labor und regelmäßige Stichproben auszuschließen. Die Streubreite sollte nicht mehr als ±10% zu einer qualitätsgesicherten Referenzmethode im BZ-Bereich von 50–250 mg/dl (2,8–13,9 mmol/l) betragen. Für Kliniken und Arztpraxen sind die Rili-BÄK bindend.

Die **Gewinnung der kapillären Blutprobe** erfolgt mittels spezieller Lanzetten oder eines automatischen Stichgerätes. Entnahmestelle ist üblicherweise die seitliche Fingerbeere. Neue Geräte für alternative Einstichstellen (ASD) wie Daumenballen, Unterarm stehen zur Verfügung. Daumen und Zeigefinger der dominanten Hand sollte man meiden. Vorzugsweise wird an der nichtdominanten Hand auf der ulnaren Seite eingestochen, also an den Stellen, die seltener mechanisch belastet werden. Die Bestimmung erfolgt bei Raumtemperatur (18–22°C). Kälte bewirkt teilweise falschniedrige Werte (Cave: Hypoglykämiediagnose beim Skifahren!). Hitze (etwa beim Karibikurlaub) bewirkt teilweise falsch-hohe Werte.

Heute sind durch Glukosesensoren verlässliche **kontinuierliche Blutzuckermessungen** möglich, die Verläufe des Blutglukosegehaltes charakterisieren und insbesondere unentdeckte Blutzuckerschwankungen aufzeigen können. Durch Glukosesensoren können Therapieformen, wie z. B. die Insulinpumpentherapie, optimal eingeleitet werden.

20.6.2 Urinzuckerbestimmung

Die Urinzuckerbestimmung hat grundsätzlich an Bedeutung verloren und kann nicht mehr empfohlen werden. Sie hat ggf. noch einen, wenn auch sehr eingeschränkten Nutzen für ältere Diabetiker unter konventioneller Insulintherapie. Aus taktilen Gründen kann eine BZ-Messung oft nicht durchgeführt werden. Der Urinstix gibt für diese Gruppe von Patienten nur einen sehr groben Anhalt für die

Einstellung und eine etwaige Unterdosierung. Die Nierenschwelle muss vorher individuell bestimmt werden.

Im Allgemeinen kann man von folgenden BZ-Nierenschwellen für eine Glukosurie ausgehen:
- Kinder: 140 mg/dl (7,8 mmol/l),
- Jugendliche: 160 mg/dl (8,9 mmol/l),
- Erwachsene: 160–180 mg/dl (8,9–10,0 mmol/l),
- ältere Typ-2-Diabetiker: meist >200 mg/dl (>11,1 mmol/l).

20.7 Insulinresistenz

Eine Insulinresistenz, also ein überhöhter Insulinbedarf, ist auf drei Ursachen zurückzuführen:
- das genetisch determinierte metabolische Syndrom bzw. D. m. Typ 2,
- seltenst durch neutralisierende Insulinantikörper,
- auf eine sekundäre Insulinresistenz (Infekte, Operation etc.).

Entgegen einer früheren Definition, die die Insulinresistenz ab einem Insulinbedarf >150–200 E festlegte, wird heute jede Verminderung der Insulinwirkung als Insulinresistenz bezeichnet.

20.7.1 Metabolisches Syndrom bzw. Diabetes mellitus Typ 2

Pathogenese und Pathophysiologie des metabolischen Syndroms bzw. des D. m. Typ 2 sind ausführlich in ▶ Kap. 5, 9 und 10 beschrieben.

Das Vollbild der Insulinresistenz beim Diabetes mellitus Typ 2 mit Adipositas erfordert die in ◨ Tab. 20.27 beschriebenen Maßnahmen.

20.7.2 Insulinantikörper

Insulinantikörper sind beim Einsatz hochreiner Humaninsuline selten und nicht die Ursache für eine Insulinresistenz. Es gibt in der Regel bei der Verwendung von Humaninsulinen keine Korrelation zwischen IgG-AK-Titer gegen Insulin und dem Insulinbedarf. Dies gilt auch für die Verwen-

20

▫ Tab. 20.27   Therapeutische Maßnahmen bei Diabetes mellitus Typ 2 mit Adipositas und Insulinresistenz

Erste Maßnahme	Gewichtsreduktion; mit der beginnenden Gewichtsreduktion verbessert sich bereits die Glukosetoleranz
Bewegung	Einmal werden Kalorien verbraucht, bedeutsamer ist, dass die Insulinsensitivität, v. a. der Muskulatur, gebessert wird
Ernährung	Beispielsweise eine Erhöhung des Anteils von Ballaststoffen
Orale Antidiabetika	Therapieoptionen sind: – Metformin ist die 1. Wahl, wenn keine Kontraindikationen oder Unverträglichkeiten bestehen, es verbessert die Insulinsensitivität – Glitazone (in Deutschland ist nur das Pioglitazon zugelassen) verbessert die Insulinsensitivität. Es ist in der GKV nicht erstattungsfähig – Sulfonylharnstoffe oder Glinide in Kombination mit Metformin oder Glitazonen – DPP4-Hemmer, eine perorale inkretinbasierte Therapie, sind ein modernes Wirkprinzip. Durch ein physiologisches Wirkprinzip senkt es den Blutzucker ohne Hypoglykämien und ohne Gewichtszunahme. Kombinierbar mit Insulin oder Metformin – GLP-1-Analoga als inkretinbasierte Therapie werden subkutan gegeben. Gut kombinierbar wie die DPP4-Hemmer – Acarbose und Guar reduzieren die akute schnelle Glukosebelastung als Resorptionsverzögerer – SGLT-2-Hemmer reduzieren die Reabsorption von Glukose im proximalen Tubulus und führen zur verstärkten Ausscheidung überflüssiger Glukose im Urin
Insulin s.c.	Die frühzeitige Insulingabe, z. B. mit präprandialen Bolusinsulingaben, ist unmittelbar in der Differenzialtherapie des Typ-2-Diabetes mellitus zu berücksichtigen. Ziel ist die Durchbrechung der Hyperglykämie, in deren Folge die pulsatile Eigensekretion von Insulin deutlich vermindert sein kann (Glukosetoxizität). Mit der BZ-Senkung sinkt auch der Insulinbedarf, sodass eine Remissionsphase ohne Notwendigkeit zur Fortführung einer Insulintherapie eintreten kann. Diabeteskost, regelmäßige körperliche Aktivität, verbunden mit einer Gewichtsreduktion um einige Kilogramm, unterstützen die Stoffwechselverbesserung und den Erhalt der Remission. Auch eine Insulintherapie sollte bei Diabetes mellitus Typ 2, wenn möglich, mit Metformin kombiniert werden

dung von Analoginsulinen, die formal gegenüber Humaninsulin eine höhere Immunogenität aufweisen. Aus klinischen Prüfungen mit Analoginsulinen konnte keine Beziehung zum Auftreten der Insulinantikörper und der benötigten Insulinmengen oder auch zum jeweils erreichten HbA$_{1c}$ nachgewiesen werden. Unter Analoginsulinen können in Einzelfällen extra hohe und klinisch relevante Insulinantikörper gefunden werden.

20.7.3 Sekundäre Insulinresistenz

Die Ursachen einer sekundären Insulinresistenz sind in ▫ Tab. 20.28 aufgeführt.

Als **Lipohypertrophie** bezeichnet man ein lokales Wachstum des Unterhautfettgewebes. Sie entstehen an den »Lieblingsstellen« des Patienten zur Insulininjektion. Es ist ein lokaler Insulineffekt auf das Fettgewebe. Diese Stellen werden immer beliebter, da sie einfach zu erreichen sind, es sich in den weichen »Hubbel« so schön reinspritzen lässt und weil der Einstich immer weniger schmerzhaft wird. Die Insulinresorption ist allerdings sehr schlecht, und die BZ-Einstellung entgleist trotz ansteigender Insulinmengen. Es liegt also keine echte Insulinresistenz vor; die Lipohypertrophie ist jedoch eine sehr häufige Ursache unerklärlicher Einstellungsprobleme und eines sehr hohen Insulinbedarfs.

Nachdem man diese Areale geschont hat, dauert es Monate bis Jahre, bis sich das vermehrte Unterhautfettgewebe wieder zurückbildet.

◻ **Tab. 20.28**   Ursachen einer sekundären Insulinresistenz

Exsikkose	Die Mangelperfusion, hohe Katecholaminspiegel, die zelluläre Dehydratation und eine Azidose vermindern die Insulinwirkung
Medikamente	Diuretika (v. a. bei Exsikkose), Glukokortikoide, Steroide (Antibabypille, Doping), β-Blocker (Vasokonstriktion, schlechtere Muskelperfusion) und Phenytoin wirken diabetogen; Statine. Asthmatherapie: Asiatische Asthmatees können Steroide enthalten Dosierung einer Thyroxintherapie prüfen
Infektionen	Pneumonien, Pyelonephritiden etc.; v. a. auch an okkulte Infekte denken, wie die oft unerkannten Osteomyelitiden bei diabetischem Fuß, asymptomatische Harnwegsinfekte, Dermatosen und Z. n. Aborten. Der Insulinbedarf steigt bereits in der Inkubationszeit (z. B. grippaler Infekt), für Patient und Arzt noch unerklärlich, um 10–100% an
Entzündliche oder konsumierende Krankheiten	Rheumatische Erkrankungen und Tumorleiden sowie Morbus Crohn, Kolitis, peptische Ulzera, Gichtanfall etc.
Liphypertrophie und -atrophie	An Stellen häufiger Insulininjektionen verändert sich das Fettgewebe, und die Resorption wird schlechter (s. u.)
Hyperlipidämie	Freie Fettsäuren hemmen die Insulinwirkung an der Leber
Überinsulinierung	Unter Diabeteskost und Überwachung ausschleichen. Gerade im Rahmen einer schlechten Einstellung »schaukeln« sich die BZ-Spiegel und Insulindosen langsam nach oben
Schlechte Einstellung	Hohe BZ-Werte >6 h führen per se zur zunehmenden Insulinresistenz (sog. Glukosetoxität)
Hypoglykämie	Nachfolgende Insulinresistenz über viele Stunden wegen hormoneller Gegenregulation (Adrenalin etc.)
Endokrinopathien	Beispielsweise Morbus Cushing, Hyperthyreose, Akromegalie, Phäochromozytom, Schwangerschaft
(Post) Aggressionsstoffwechsel	Stress, akutes Abdomen, Verbrennungen, Traumen-Schock, Operationen, Herzinfarkt, Schlaganfall, Hirnödem, Ketoazidose etc. Sie bewirken überschießende katabole Stresshormone und erfordern zur Überwindung der Insulinresistenz mehrfach erhöhte Insulinspiegel
Lebererkrankungen	Glukose wird nicht aus dem Pfortaderblut extrahiert
Elektrolyte	Die Insulinwirkung ist an ausreichend hohe Phosphat-, Kalium- und Magnesiumspiegel geknüpft
Azidose	Sie bewirkt für sich bereits eine Insulinresistenz
Acanthosis nigricans	Braun-schwarze verrukös-hyperplastische Verfärbung der Haut, meist beidseitig symmetrisch in Achselhöhlen, Gelenkbeugen, im Nacken- oder Leistenbereich. Im Zusammenhang mit dem Diabetes sind zwei Varianten bekannt; Typ-A-Syndrom: Kausal sind genetische Defekte des Insulinrezeptors; Typ-B-Syndrom: Kausal sind Autoantikörper gegen den Insulinrezeptor Acanthosis findet sich auch bei Endokrinopathien wie Hypothyreose, Hyperkortisolismus, Androgenexzess, bei polyzystischem Ovarsyndrom sowie unter Östrogentherapie. Ferner bei Adipositas oder als paraneoplastisches Syndrom
Seltene Ursache	Genetische Syndrome (Pädiatrie)

20

◰ **Tab. 20.29**	Insulinnebenwirkungen
Hypoglykämie	Wirkung (BZ-Senkung) und Nebenwirkung einer Insulintherapie Unterzuckerungen treten in unterschiedlichen Insulinregionen variabel auf: So zeigten sich in der K-T-Studie unter einer BOT-Therapie die wenigsten, unter einer SIT-Therapie die meisten Hypoglykämien
Sehstörungen	Rasche osmotische Veränderungen durch BZ-Abfall oder -Anstieg können zu Refraktions-anomalien oder, bei proliferativer Retinopathie, zu Glaskörpereinblutungen führen; bei Bestehen einer diabetischen Retinopathie sind kurzfristige augenärztliche Kontrollen bei Verbesserung der Stoffwechsellage angezeigt
Insulinödeme	Sie treten passager bei der Ersteinstellung in den ersten Wochen oder bei Dosiserhöhungen auf. Ursache dürfte die natriumretinierende Wirkung des Insulins sein; eine latente Herz-insuffizienz kann nach sistierender Glukosurie manifest werden
Insulinallergie	Die Inzidenz ist mit Einführung von hochgereinigten Insulinpräparaten und dem Humanin-sulin mit neutralem pH extrem gering. Therapie: Akutes Vorgehen wie bei Allergien üblich. Hochgereinigtes Humaninsulin i.c. austesten. Selten Therapie mit Antihistaminika oder Kortikoiden indiziert
Lipohypertrophie	Bei zu häufigem Spritzen in einen kleinen Bereich bildet sich ein weicher Fettgewebsknoten als lokaler Insulineffekt aus. Insulininjektionen in diese Bereiche werden schlecht resorbiert
Lipoatrophie	Lokale Reaktion auf verunreinigte Insuline unklarer Pathogenese. Wird mit modernen Insuli-nen nicht mehr beobachtet

20.8   Insulinnebenwirkungen

Insulinnebenwirkungen sind in ◰ Tab. 20.29 auf-geführt.

20.9   Index von Insulinpräparaten

Bezüglich der verfügbaren Insuline und der jeweili-gen Injektionshilfen (z. B. Insulin-Fertigpens) ver-weisen wir auf die Angaben der Hersteller und auf die im Internet verfügbaren Informationen (z. B. http://wapedia.mobi/de/Insulinpr%C3%A4parat).

20.10   Insulininjektionen

Zur s.c.-Injektion hebt man eine Hautfalte und greift dabei eine »Rolle« subkutanes Fett. Die Nadel wird längs dieser Rolle im Winkel von 40–90° ein-gestochen. Injiziert man nicht bei gehaltener Haut-falte, kann man leicht zu tief kommen und riskiert eine **intramuskuläre Injektion**.

> **Praxistipp**
>
> Die intramuskuläre Injektion von Insulin führt zur Verdoppelung der Resorptionsgeschwin-digkeit und zu erhöhtem Insulinspiegel, womit ein erhöhtes Hypoglykämierisiko besteht. Insulin Glargin wirkt, wenn es intramuskulär gespritzt wird, wie schnell wirkendes Normal-insulin.

Die Injektion sollte auch deshalb nicht zu tief ge-raten, um nicht in das tief gelegene **Speicherfett** zu geraten. Dies gilt v. a. bei adipösen Patienten. Deren reichlich vorhandenes tiefes Fettgewebe ist wesentlich schlechter kapillarisiert (die Kapillaren stehen weiter auseinander) als das subkutane Fett. Die Resorption aus dem tief gelegenen Fett (im Gegensatz zum subkutanen Fett) ist damit verlang-samt. Aspirieren vor der Injektion wird nicht als nötig erachtet, da im subkutanen Fettgewebe nur sehr kleine Blutgefäße liegen

Eine zu oberflächliche, also **intrakutane Injek-tion** entsteht, wenn man die Hautfalte während der Injektion nicht festhält, sondern loslässt (häufig in Informationsheftchen falsch beschrieben). Die

◻ **Tab. 20.30** Insulinpräparation und bevorzugter Injektionsort. (Mod. nach Böhm et al. 2001a)

Insulinpräparation	Injektionsort	Prinzip
Intermediärinsulin	Oberschenkel/Hüfte	Langsame Freisetzung
Normalinsulin/Insulinanalogon	Abdomen	Rasche Freisetzung
Freie Mischung von Verzögerungs- und Normalinsulin	Abdomen (morgens)	Rasche Freisetzung des kurz wirksamen Insulins bedeutsam
	Hüfte, Oberschenkel (abends)	Langsame Freisetzung des Verzögerungsinsulins mit gutem Nüchternniveau am Folgetag bedeutsam

i.c.-Injektion führt, wie die i.m.-Injektion, zur beschleunigten Resorption.

Die **Einstichstelle** sollte systematisch gewechselt werden. Trotz Wechsels der Einstichstelle muss man innerhalb des jeweiligen Bereichs (Bauch, Oberschenkel) wegen der unterschiedlichen Resorptionskinetik bleiben (▶ Abschn. 20.2.2). Vor allem in Pflegediensten und Altenheimen – in denen der Patient nicht selbst injiziert – kann es sinnvoll sein, die Spritzenstellen nach einem festgelegten Tagesrhythmus innerhalb einer Woche zu wechseln (am Bauch montags rechts unten anfangen und im Laufe der Woche halbkreisförmig nach links unten wechseln). Falls man diese zwei Körperteile durchwechselt, sollte man zu bestimmten Tageszeiten in den jeweils gleichen Bereich injizieren. Damit bleiben die Pharmakokinetik und -dynamik abschätzbar.

Bei der Injektion großer Dosen (insbesondere Normalinsulin > 30 E/Injektion) empfehlen wir ggf. eine Splittung der Insulinmenge (z. B. 16 + 16 E) und die Injektion in verschiedene Injektionsorte. Das zweimalige Einstechen tolerieren gut geschulte Patienten meist ohne Probleme. Das Teilen einer großen Dosis verringert eine zu lange Wirkzeit des gespritzten Normalinsulins (▶ Abschn. 20.5.3). Es ist außerdem damit möglich, dem Zurücklaufen des Insulins aus der Einstichstelle vorzubeugen. Bevor man die Nadel herauszieht, wartet man einige Sekunden, damit sich das Insulin im Subkutangewebe verteilen kann.

Die Injektion in den Oberarm wird nicht mehr empfohlen. Es wird versehentlich zu oft i.m. oder intradermal injiziert, da man die Falte nicht mit einer Hand abheben kann. In beiden Fällen ist die Resorption so sehr beschleunigt, dass die Gefahr einer Hypoglykämie droht. Die Injektion in den Oberschenkel eignet sich z. B. gut für das späte NPH-Basalinsulin (◻ Tab. 20.30). Durch die langsame Resorption reicht es in der Regel bis zum Frühstück. Als Oberschenkel gilt auch das Gesäß bis zur Crista iliaca. Die untere Hälfte des Oberschenkels hat zu wenig subkutanes Fett für Insulininjektionen.

Nadeln sind Einwegprodukte und sollen nach jeder Injektion gewechselt werden. Die Mehrfachverwendung führt u.a. durch die Reizung zu Liphypertrophien oder Dystrophie. Die Hauteinstichstelle muss nicht desinfiziert werden. Bakterizide Stabilisatoren im Lösungsmittel oder Suspensat der Insuline (bei NPH- und Normalinsulinen das Phenol und das Cresol) beugen mikrobiellen Kontaminationen vor und verhindern Infektionen.

20.10.1 Insulininjektionen mit der Spritze

Normal- oder Analoginsuline befinden sich in Lösung, sodass direkt aus der Insulinampulle das Insulin entnommen werden kann. Trübe, d. h. NPH- oder zinkbasierte Verzögerungsinsuline müssen vor dem Aufziehen gerollt und mindestens 10-mal gewendet werden, um eine optimale Suspension zu erreichen.

Zur Entnahme von Insulin injiziert man diejenige Menge Luft in die Stechflasche, die man als Insulin aufziehen will. Dadurch entsteht kein Unterdruck, und eine Blasen- oder Schaumbildung wird vermieden, v. a. bei größeren Dosierungen.

20

Wenn man Normal- und NPH-Insuline mischt, sollte kein Protamin in die Normalinsulinflasche kommen, da sonst das Normalinsulin trüb wird und seine Eigenschaft verändert.

Deshalb wird Normalinsulin zuerst aufgezogen. Luft, entsprechend der Dosis, wird vorher in die Spritze aufgezogen und in die Flasche injiziert, um einen Sog zu vermeiden. Verzögerungsinsulin wird vor dem Aufziehen durch Schwenken oder Rollen durchmischt. Schaum darf nicht entstehen. Es werden nur Insuline derselben Firmen verwandt, um die Mischbarkeit gesichert zu haben.

Im Allgemeinen werden Einmalspritzen mit aufgeschweißter Kanüle verwendet. Bei Verwendung von aufsetzbaren Kanülen muss vor der Injektion der Totraum in der Kanüle aufgefüllt werden. Deshalb wird mehr als nötig aufgezogen, damit Kanüle und Spritze vor der s.c.-Injektion sicher entlüftet werden können. Nicht mehr zu empfehlen sind Glasspritzen und Spritzpistolen, die eine exakte Dosierung nicht gewährleisten.

20.10.2 Insulininjektionen mit dem Pen

Der Insulinpen ist optisch ähnlich einem Füllfederhalter aufgebaut. An der Stelle der Feder sitzt die Injektionsnadel und darüber die Insulinpatrone. Am Ende des Schafts kann durch Drehung die gewünschte Dosierung festgelegt werden.

Nadellänge und Durchmesser der Nadeln sollten auf die jeweiligen Verhältnisse angepasst sein.

Der Vorteil des Pens ist, dass das Insulin und die Spritze aufgeräumt in einem kleinen Gerät vorliegen. Die aufgeschraubte Nadel muss nach jedem Gebrauch gewechselt werden. Die Injektionsstelle muss nicht desinfiziert werden, eine normale Körperhygiene ist ausreichend. Bei der Verwendung von Verzögerungs- oder Mischinsulin ist die Herstellung einer optimalen Suspension durch Schwenken, Wenden oder auch Rollen des Pens besonders wichtig. Es wird bis zu 20-maliges Wenden empfohlen.

Es steht heute eine große Vielfalt an Injektionshilfen zur Verfügung, sodass für alle Anwender optimal handhabbare Gerätschaften bereitstehen.

20.10.3 Insulininjektionen mit der Insulinpumpe (CSII)

Dieses Thema würde den Rahmen dieses Buches sprengen, wenn man es in allen Details abhandelte (das Kürzel CSII steht übrigens für »continuous subcutaneous insulin infusion«). Die Bedeutung und die (noch) geringe Anwendung stehen in einem inversen Verhältnis zu dem Raum, den eine exakte, praxisrelevante Beschreibung einnehmen würde. Die Anwendung soll Ärzten und Zentren vorbehalten sein, die diese Methode öfter oder regelmäßig anwenden und bereit sind, sich mit den Feinheiten dieser Technik anhaltend auseinanderzusetzen. Erfahrung und die Möglichkeit zur Patientenschulung sind obligatorisch. Ein Ansprechpartner sollte immer erreichbar sein.

Eine Pumpe injiziert Normalinsulin oder Analoginsulin s.c. (◘ Abb. 20.5). Die Steuerung erfolgt über einen kleinen programmierbaren Computer. Die Applikationen über die Vene oder das Peritoneum haben theoretische Vorteile. Praktisch haben sie sich nicht durchgesetzt. Über einen dünnen Plastikschlauch mit einer eingeschweißten Nadel oder einem kleinen Kunststoffkatheter, der mit der Nadel appliziert wird, gelangt das Insulin wie bei der klassischen Insulininjektion in das Unterhautfettgewebe. Die Nadel wird vom Patienten regelmäßig gewechselt oder kann bei bestimmten Aktivitäten, wie z. B. beim Schwimmen oder Duschen, entfernt und anschließend neu platziert werden. Die Nadel bleibt bis zu 48 Stunden liegen. Da die Nadel so lange liegen bleibt, wird vor der Applikation die Einstichstelle sauber desinfiziert. Der Bedarf zur Nahrungsaufnahme wird entsprechend der intensivierten Insulintherapie bemessen und injiziert bzw. die Dosis einprogrammiert.

Kombinationen aus einer kontinuierlichen Blutzuckermessung mit einer Insulinpumpe stellen heute die modernste Form der Insulinsubstitution dar.

Ein schwer einstellbarer (Brittle-)Diabetes, ein ausgeprägtes Dawn-Phänomen (ggf. mit Hypoglykämien um ca. 2.00 Uhr nachts), stark schwankende BZ-Spiegel (ggf. mit gehäuften Hypoglykämien), Diabetes und Schwangerschaft mit Problemen der Einstellung sowie rasch beginnende Folgeerkrankungen (v. a. die schmerzhafte Neuropathie) recht-

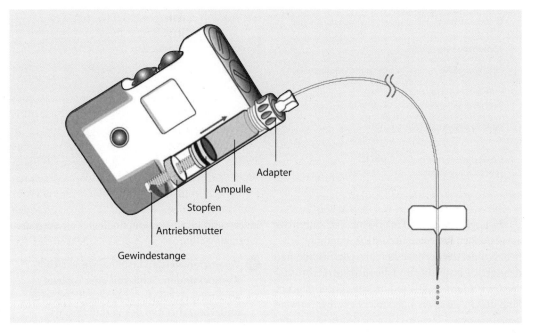

Abb. 20.5 Kontinuierliche subkutane Insulininfusion mit der Insulinpumpe. Prinzip der Pumpe: Die Drehbewegung des Motors wird von der Gewindestange in eine Längsbewegung des Stopfens in der Ampulle umgewandelt; dabei wird Insulin in den Katheter abgegeben. (Mit freundl. Genehmigung der Fa. Disetronic Medical Systems AG; Aus: Böhm u. Heinze 2001)

fertigen eine Pumpenbehandlung. Der Wunsch des Patienten, der die mentalen Voraussetzungen mitbringen muss, kann eine Indikation sein. Diese Patienten müssen die intensivierte Insulintherapie mit Selbstkontrolle beherrschen.

Die Patienten sollten für die Pumpenbehandlung motiviert sein. Die BZ-Einstellung ist bei richtiger Indikationsstellung besser. »Pumpen-Patienten« fühlen sich unter ihrer neuen Therapieform im Allgemeinen wohler.

Der besondere Vorteil der Insulinpumpe ist die Annäherung der Normal- oder auch Analoginsulininjektionen an physiologische Bedingungen. Die Resorptionsschwankungen bei intensivierter Insulintherapie werden vermieden. Bei der Pumpenbehandlung können die zirkadianen Schwankungen der Insulinsensitivität berücksichtigt werden. Auch körperliche Aktivitäten sind in gewohnter Weise mitzuberechnen. Bei körperlicher Aktivität wird beispielsweise die Basalrate von 1 E/h auf 0,5 E/h gesenkt. Dem Dawn- und Dusk-Phänomen kann durch stufenweisen Anstieg der Basalrate begegnet

werden. Da fast kein Depot gebildet wird, wirkt sich diese Anpassung sofort aus.

Probleme sind das Abknicken der Leitung, Lecks und eine Nadeldislokation mit sich rasch entwickelnder Ketose bei Insulinmangel innerhalb von weniger als vier Stunden. Das Depot beträgt maximal 4 E. Die Lipolyse beginnt vor der Glukoneogenese, sodass eine Ketose bei hoch-normalem BZ auftritt. Häufige Fehldiagnose sind die Enteritis mit Übelkeit und Erbrechen oder die Diagnose einer psychischen Dekompensation. Deshalb sollte bei diesen Patienten umgehend der Urin auf Ketonkörper gestixt werden. Störungen müssen schnell erkannt werden.

Infektionen an der Einstichstelle sind zu beachten, da die Nadel 48 Stunden liegen darf. Der Patient muss mit einer hygienischen Vorgehensweise vertraut gemacht werden. Allergische oder allergoide Reaktionen können durch das Pflaster und die Plastikanteile auftreten. Mechanische Reize durch Mikrotraumen entstehen durch die Nadel.

▣ **Tab. 20.31** Insulinpumpenschema nach Renner			
Vorbehandlung mit ICT		**Dosisempfehlung für die CSII**	
Charakteristika	Gesamte Insulindosis	Gesamtinsulindosis	Basalrate
Gute BZ-Einstellung wenige Hypoglykämien	100% z. B. 40 I.E	Etwa 85% 34 I.E.	40–45% 16-18 I.E.
Häufige Hypoglykämien	100% z. B. 40I.E.	70% z. B. 28 I.E.	35% z. B. 14 I.E.
BZ-Werte meistens hoch, selten Hypoglykämien	100% z. B. 40 I.E.	100% z. B. 40 I.E.	50% z. B. 20 I.E.

Hypoglykämien sind in erfahrenen Zentren mit ausgewählten Patienten für die Insulinpumpe seltener als unter der Spritzentherapie. Die Gründe sind die stabile Einstellung und die niedrigeren Insulinspiegel bei um 10–20% reduziertem Insulinbedarf. Sind diese Voraussetzungen nicht gegeben, so sind gehäuft schwere Hypoglykämien beschrieben worden. Darauf ist besonders nachts zu achten. Nächtliche BZ-Kontrollen sind zu Beginn der Pumpenbehandlung obligatorisch.

Die Basalrate bei der Insulinpumpenbehandlung beträgt ca. 50% des Gesamt-Insulinbedarfes. Um die Basalrate bei vorbestehender ICT zu ermitteln, kann man nach dem Renner-Schema vorgehen (▣ Tab. 20.31).

20.11 Insulinaufbewahrung und Haltbarkeit

Angebrochene Insulinflaschen können über 30 Tage bei Raumtemperatur aufbewahrt werden. Danach werden sie aus hygienischen Gründen und wegen einer etwaigen Instabilität des Insulins verworfen. Ungebrauchte Insulinflaschen werden bei 2–8°C gelagert, also nicht in einer Senke am Kühlschrankboden oder unter dem Tiefkühlfach, sondern im Butterfach in der Tür. Ungeöffnete Packungen lagert man bei Raumtemperatur bis zu zwei Jahre lang.

Ein Wirkungsverlust entsteht durch Hitze und direkte Sonneneinwirkung, Gefrieren bei Temperaturen unter 2°C und durch starkes Schütteln. Verzögerungsinsuline und insbesondere Analoginsuline sind thermisch empfindlicher als die klaren Normalinsuline.

❯ Verworfen werden Insuline, wenn sich Ausflockungen, Schlieren oder Farbveränderungen zeigen, sowie nach Gefrieren und Überschreiten des Verfalldatums. Unerklärliche BZ-Schwankungen können auch an einem veränderten Insulin liegen, die Flasche sollte bei Verdacht verworfen werden.

Gerade bei Wintersportarten und auf Reisen ist die Aufbewahrung ein Problem. Insulin darf nie in den Gepäckraum eines Flugzeugs gesteckt werden und im Winter nicht in den Gepäckraum von Bahn, Bus oder Auto bzw. in den Rucksack. Bei Wintersportarten wird das Insulin in einem Täschchen um den Hals und am Körper getragen. Im Sommer kann die Aufbewahrung im Auto, speziell in und auf den Ablagen, zu starker Hitzeeinwirkung führen.

Patienten sollten mit einem ärztlichen Attest (»doctor's letter«) ausgerüstet werden, sodass das Insulin sowie die Spritz- und Blutzuckermessutensilien immer im Handgepäck mitgeführt werden können.

20.12 Häufige Fehler bei der Insulintherapie

Sie sind dem Erfahrenen geläufig. Die Auflistung kann jedoch wertvolle Tipps für den Anfänger enthalten. Diese Aussagen sind in den ▶ Abschn. 20.4 und 20.5 besprochen, sollen hier jedoch noch einmal hervorgehoben werden. Sie sind in loser Reihenfolge aufgelistet.

Überbehandlung Eine Insulinüberdosierung und die Nahrungsaufnahme können sich langsam nach oben schaukeln. Unnötig hohe Insulinspiegel zwischen den Mahlzeiten erfordern eine unnötig hohe Kohlenhydrataufnahme. Ursachen sind Mahlzeiten mit schnell resorbierten Kohlenhydraten, zu kurze Spritz-Ess-Abstände, eine konventionelle Insulintherapie sowie eine unphysiologische Basalinsulinabdeckung mit NPH-Injektionen am Morgen und am Abend.

Überhöhte Insulinspiegel führen zum Heißhunger bei BZ-Abfall. Der Heißhunger wird gestillt, der nachfolgende BZ-Anstieg wird wieder mit Insulin ausgeglichen. Die BZ-Spiegel schwanken immer stärker, was zu einer zunehmend schwierigeren Stoffwechseleinstellung führt. Falls sogar Unterzuckerungen auftreten, werden Stresshormone freigesetzt und die Lipolyse eingeleitet. Stresshormone sowie eine Lipolyse mit freien Fettsäuren und Ketonkörpern führen zusätzlich zur zunehmenden Insulinresistenz.

Man denkt an eine Überbehandlung, wenn sich mit zunehmenden Insulinmengen (>1,0 E/kg KG/Tag) die Einstellung nicht verbessert und der Patient dicker wird (Insulinmast).

Typischerweise geschieht dies beim Typ-2-Diabetiker unter einer konventionellen Insulintherapie und ohne Schulung bzw. Diätberatung. Es wird ihm eine Non-Compliance angedichtet (mit diesem Urteil sind sich die »behandelnden« Ärzte schnell einig, man kennt das ja, es ist so hoffnungslos).

Die Insulinüberdosierung wird unter Beachtung von drei Regeln schrittweise wieder zurückgeführt.

Schrittweise Rückführung bei einer Insulinüberdosierung

- Schnell wirksame Kohlenhydrate werden vermieden.
- Ausreichend lang gewählte Spritz-Ess-Abstände sind notwendig.
- Man sollte mehrere kleine Injektionen Normalinsulin statt weniger hochdosierter Injektionen eines Mischinsulins wählen.

Spritz-Ess-Abstand Leider wird der Spritz-Ess-Abstand (SEA) als Instrument zur BZ-Einstellung zu oft nicht genutzt. Als klassischer Fehler wird bei hohem präprandialen BZ lieber eine hohe Insulindosis gewählt, statt den SEA zu verlängern. Die Folge ist eine postprandiale Hyperglykämie. Selbst hohe Insulindosen können, bei schlechten präprandialen BZ-Ausgangswerten und zu kurzem SEA, eine Mahlzeit nicht abdecken. Allerdings folgt nach vier Stunden eine Hypoglykämie, die zu Heißhunger, BZ-Anstieg, Insulinüberbehandlung usw. führt (s. o.).

Gerade bei Adipositas und der Gabe von NI/NPH-Mischinsulinen soll der SEA entsprechend angepasst sein. Für viele Diabetiker sind derart lange SEA nicht praktikabel; hier bieten die schnell wirksamen Insulinanaloga als Korrekturinsulin oder als Bolus und, falls notwendig, zusätzlich als Korrekturinsulin eine gute Alternative.

Prä-Mix-Insuline bei Adipositas Bei Adipositas kann der Einsatz von Prä-Mix-Insulinen besonders zur »Insulinmast« führen; bezüglich der gefürchteten Gewichtszunahme zeigen Prä-Mix-Insuline auf Analogbasis Vorteile. Noch einmal: Unnötig hohe Insulindosen führen auf dem Wege der Überbehandlung zur zunehmenden Adipositas und Insulinresistenz. Das ist ein Behandlungsfehler und hat nichts mit Non-Compliance des Patienten zu tun. Prä-Mix-Insuline auf Analogbasis können hier Abhilfe schaffen.

Wenig Injektionen – hohe Dosierung Eine instabile BZ-Einstellung erfordert öfter kleine Dosen Normalinsulin, z. B. Wechsel von der konventionellen zur intensivierten Insulintherapie. Mit weniger Insulin erreicht man eine bessere Stoffwechseleinstellung.

Basalinsulin Der Basalinsulinspiegel sollte bei Typ-1-Diabetikern lückenlos und möglichst den physiologischen Tagesschwankungen angepasst sein. Unphysiologisch hohe Spiegel am Mittag und zu geringe Spiegel am Abend und am Morgen führen nie zu einer leicht steuerbaren und guten Einstellung. Lücken entstehen beispielsweise, wenn man die Wirkdauer des NPH-Insulins überschätzt

20

(Argument: »Irgendwie klappt das bei diesem Patienten nicht – ich geb's auf; soll sich doch jemand anders mit diesem Diabetiker herumschlagen.«). Ein Wechsel zu lang wirksamen Analoginsulinen stellt eine gute therapeutische Alternative dar.

Injektionsstellen Die Injektionsorte sollten vom Arzt immer wieder inspiziert und palpiert werden. Typischerweise gibt es die Lieblingsspritzstellen, die man gut erreicht – es entwickeln sich Lipohypertrophien. Aus diesen Polstern wird zu langsam resorbiert.

Spritztechnik Es lohnt sich immer, die Spritztechnik und die Gerätschaften (Pens) regelmäßig zu prüfen. Spritzstellen sollten im Verlauf auch durch Palpation kontrolliert werden.

Injektionsregion Es ist nicht ausreichend bekannt, dass die Injektionsregion pro Tageszeit konstant bleiben soll. In der Regel injiziert man präprandial abdominell, spätabends in den Oberschenkel. Das spätabendliche NPH-Insulin sollte idealerweise gegen 22.00–23.00 Uhr in den Oberschenkel gespritzt werden. Wird es in den Bauch gespritzt, so deckt es vielleicht nicht ausreichend den hohen Basalinsulinbedarf der Dawn-Phase um 6.00 Uhr.

Aufmischen der Verzögerungsinsuline Eine gleichmäßige Wirkung eines NPH-Insulins erfordert das intensive Aufmischen insbesondere der Pen-Insuline.

Sinkender Insulinbedarf Nach Korrektur einer schlechten Stoffwechseleinstellung sprechen die Insulinrezeptoren wieder sehr gut an. Dieser Prozess der Verbesserung der Insulinsensitivität kann bis zu sechs Wochen dauern. Entsprechend wird die Insulindosis nach und nach verringert.

Eiweiß Sehr eiweißreiche Mahlzeiten führen zur BZ-Erhöhung. Dies sollte man bei der Abklärung unerklärlicher BZ-Schwankungen bedenken, z. B. bei Bodybuildern oder Eiweißreduktionsdiäten. Hohe Aminosäurespiegel stimulieren die Glukagonsekretion, sodass höhere Insulindosen benötigt werden und das Gleichgewicht der BZ-Hormone nachhaltig gestört wird. Zum anderen wird überschüssiges Eiweiß im Rahmen der Glukoneogenese zu Glukose umgebaut.

Wirkdauer des Insulins Sie wird überschätzt, wenn man sich auf die Herstellerangaben verlässt. Sie wirken u. a. dosisabhängig. So können z. B. kleine Dosen Normalinsulin (<6 E) nach drei Stunden in der Wirkung abgeklungen sein. NPH-Insuline wirken sehr oft kürzer als 10–12 Stunden.

Psyche Bei schwerer Einstellbarkeit muss man auch Folgendes abklären:
- Stress (Katecholamine),
- Essstörungen,
- Psyche und soziales Umfeld.

Hypoglykämiesymptome Sie müssen nicht wegen einer Hypoglykämie auftreten. Man muss Psyche, Kreislaufschwäche, Hyperthyreose, Überanstrengung, Schweißneigung etc. berücksichtigen.

Infekte Dosisreduktion des Normalinsulins bei Diarrhoe, der Basalbedarf muss jedoch beibehalten werden. Bei Infektionen steigt der Insulinbedarf bereits vor der Manifestation des Infekts (z. B. viral, okkulter Infekt wie Osteomyelitis etc.) um 10–100% an.

Kurvengläubigkeit Schön gezeichnete BZ-Kurven sagen nur bedingt etwas über die Qualität der Einstellung aus. Zwischen den Dokumentationsintervallen, die durch gerade Linien verbunden sind, können sich starke Schwankungen verbergen.

Überreaktion oder: Einmal ist keinmal Einmalige Entgleisungen werden nur mit Korrekturinsulin korrigiert. Einmalige Entgleisungen kommen immer wieder vor, ohne dass sich ein guter Grund findet, der eine nachhaltige Veränderung der BZ-Einstellung erfordert. Grundsätzliche Veränderungen sollten erst bei der zweiten oder dritten Entgleisung stattfinden. Insulindosisanpassungen sollten zunächst nur präprandial vorgenommen werden. Postprandiale Korrekturen sollten unterbleiben, da sie mehrheitlich in den Wirkbereich des zuvor gespritzten Insulins fallen.

Muss der Insulinplan geändert werden, müssen alle drei bisherigen Algorithmen hinterfragt werden, d. h. die Menge an Basalinsulin, der BE/KE-Faktor und der gewählte Korrekturfaktor.

Zu frühe, zu heftige oder zu vielseitige Umstellungen sind eine Überreaktion. Die Folge wird eine stark schwankende und kaum berechenbare BZ-Einstellung sein.

Therapie des Typ-2-Diabetes mellitus

Die Therapie des Typ-2-Diabetes mellitus setzt sich aus zwei zentralen Elementen zusammen:

- der **Basistherapie** mit Umstellung des Lebensstils (Ernährung, Gewichtsreduktion, körperliche Aktivität), anhaltender Motivation und strukturierter Schulung des Betroffenen, unter Einbindung der Angehörigen/Familie,
- der **medikamentösen Therapie** mit oralen Antidiabetika und Insulin.

Regelmäßige körperliche Bewegung und Sport können unabhängig von der begleitenden Gewichtsreduktion die Stoffwechselführung bei Menschen mit Diabetes mellitus Typ 2 verbessern. In der Prävention kann Sport – neben der Ernährungsumstellung – die Hälfte aller Neuerkrankungen an Diabetes verhindern. Der HbA_{1c}-Spiegel verändert sich bei 4- bis 5 maliger körperlicher Aktivität pro Woche um ca. 0,7%. Dies entspricht der Absenkung wie mit den meisten oralen Antidiabetika. Die Wirkung der regelmäßig erhöhten Muskelaktivität führt zu einer verbesserten Insulinresistenz, die wiederum der Hauptmechanismus für die Entstehung des D. m. Typ 2 darstellt. Über eine Verbesserung der muskulären Glukoseaufnahme sinken die Blutzuckerspiegel regelmäßig, vorausgesetzt, der Trainingseffekt wird alle 48 Stunden wiederholt. Eine längere Sportpause kann zu Blutzuckerschwankungen führen!

Die aktuellen Leitlinien[1] sehen zur Verbesserung der Insulinresistenz eine Kombination aus Ausdauer- und Krafttraining als effektivste Therapieform vor. Dabei lauten die Empfehlungen für das Kraftausdauertraining: 8–10 Wiederholungen mit submaximaler Intensität von möglichst allen Muskelgruppen, mindestens 3-mal pro Woche. Und die Empfehlungen für das Ausdauertraining lauten: 150 Minuten pro Woche an mindestens 3 Tagen bei moderater Intensität. Dabei sollte die Sportauswahl an individuellen Vorlieben, Alter, Diabetes-assoziierten Folgeerkrankungen und der Stoffwechseleinstellung orientiert sein.

Somit kann regelmäßige Bewegungstherapie ein effektives Medikament sein, was neben stoffwechselregulatorischen auch positive Wirkungen auf den Lipidstoffwechsel (HDL-Anstieg), eine arterielle Hypertonie sowie gewichtsregulierende Effekte zeigt.

21.1   Schulung

Die Grundlagen der Diabetikerschulungen unter aktiver Einbeziehung des Patienten in die Dauerbehandlung einer chronischen Erkrankung gehen auf Michael Berger und seine Arbeitsgruppe in Düsseldorf zurück. Dabei soll es dem Patienten selbst ermöglicht werden, aktiv ins Krankheitsgeschehen über Erlernung von Selbstkontrollen und Therapieanpassungen einzugreifen (Empowerment soll dazu beitragen, individuelle Therapieziele zu erzielen, die in einem partnerschaftlichen Beratungsgespräch zwischen Arzt und Patient festgelegt werden).

Folgende Schulungsprogramme sind zurzeit für D. m. Typ 2 zertifiziert:

- Behandlungs- und Schulungsprogramm für Typ-2-Diabetiker, die nicht Insulin spritzen,
- Behandlungs- und Schulungsprogramm für Typ-2-Diabetiker, die Insulin spritzen,
- Behandlungs- und Schulungsprogramm für Typ-2-Diabetiker, die Normalinsulin spritzen,
- Diabetes & Verhalten, Schulungsprogramm für Menschen mit Typ-2-Diabetes, die Insulin spritzen,
- Diabetes II im Gespräch,
- LINDA-Diabetes-Selbstmanagementschulung,
- MEDIAS 2 – »Mehr Diabetes Selbstmanagement« für Typ-2-Diabetiker,

---

[1]   Informationen finden sich unter der Nationalen Versorgungsleitlinie Typ-2-Diabetes (http://www.diabetes.versorgungsleitlinien.de/); über das Netz sind auch sog. Patienten-Leitlinien verfügbar. Die Empfehlungen der Deutschen Diabetesgesellschaft (DDG) zur medikamentösen Therapie des Typ-2-Diabetes mellitus sind in einer Version von 09/2011 verfügbar unter http://www.deutsche-diabetes-gesellschaft.de/redaktion/mitteilungen/leitlinien/EBL_Dm_Typ2_Update_2011.pdf. Zur Durchführung der Hausarztprogramme (DMP) ist ebenfalls ein umfangreiches Schriftenmaterial erstellt worden: Hausarzt Handbuch zum Disease-Management-Programm Diabetes mellitus Typ 2 vom Deutschen Hausärzteverband und der AOK (Quelle: http://www.medkomm.de/handbuch/index.php).

- MEDIAS 2 ICT – »Mehr Diabetes Selbstmanagement« für Typ-2-Diabetiker, die mit einer intensivierten Insulintherapie behandelt werden,
- Behandlungs- und Schulungsprogramm für intensivierte Insulintherapie bzw. Diabetes Teaching and Treatment Program (DTTP) (bei Bedarf),
- SGS (Strukturiertes Geriatrisches Schulungsprogramm),
- Blutglukosewahrnehmungstraining (BGAT) III – deutsche Version (nur für erwachsene Patienten ab 18 Jahren geeignet, die mit intensivierter Insulintherapie behandelt werden und nicht an folgenden Erkrankungen leiden: körperliche Erkrankungen wie Herz- oder Gefäßerkrankungen, ohne sich in ärztlicher Kontrolle zu befinden, Depressionen und Erkrankungen, die mit Essstörungen oder Substanzabusus einhergehen).

Für Typ-2-Diabetiker mit arterieller Hypertonie gibt es weitere Schulungsprogramme:
- Hypertonie-Behandlungs- und Schulungsprogramm (HBSP),
- Behandlungs- und Schulungsprogramm für Patienten mit Hypertonie (Deutscher Ärzte Verlag),
- Modulare Blutdruck-Schulungen IPM (Institut für Präventive Medizin).

Nur als Zusatz zu einem Schulungsprogramm für Typ-2-Diabetiker sind bekannt:
- DiSko-Schulung (DiSko: wie Diabetiker zum Sport kommen),
- HyPOS – Hypoglykämie-Wahrnehmungsschulung.

Da der Typ-2-Diabetes eine chronisch fortschreitende Erkrankung darstellt, sind häufig Modifikationen der Diabetestherapie und auch der Behandlung von Begleiterkrankungen notwendig. Die medikamentöse Therapie des Typ-2-Diabetes orientiert sich an den individuell sehr unterschiedlich ausgeprägten Symptomen wie Insulinresistenz und einem fortschreitenden Sekretionsdefizit der β-Zellen. Die Therapieziele sind dabei individuell

festzulegen und müssen sich an folgenden Punkten orientieren:
- Grad der Stoffwechselstörung,
- bestehende Begleit- und Folgeerkrankungen,
- Bereitschaft des Patienten, die gewählte Therapieform mitzutragen und verantwortungsbewusst durchzuführen.

Für die Therapie eines erstdiagnostizierten Typ-2-Diabetikers geben die Daten der intensivierten Diabetestherapie im Rahmen der United Kingdom Prospective Diabetes Study (UKPDS) aufgrund positiver Effekte auf mikro- und makrovaskuläre Endpunkte heute eine klare Richtschnur vor.

Die aktuellen Richtlinien empfehlen ein Vorgehen in diskreten Schritten und damit ein strukturiertes, am Therapieziel HbA_{1c} orientiertes Vorgehen in der Behandlung des Typ-2-Diabetespatienten (◘ Abb. 21.1). Zusätzlich sind das Ausmaß der Stoffwechselkompensation, das Alter, die Möglichkeiten und Fähigkeiten zur Selbsttherapie, das Ausmaß bereits vorhandener Folge- und Begleiterkrankungen und damit auch die weitere Prognose der Betroffenen Aspekte, die bei der Therapiewahl immer wieder neu beachtet werden müssen.

❯ Der Typ-2-Diabetes mellitus ist durch eine Insulinunempfindlichkeit der peripheren Gewebe charakterisiert. Im weiteren Verlauf findet ein fortschreitender Leistungsverlust der insulinproduzierenden Zellen statt. Daher werden Therapieänderungen bereits durch diese spezifische Eigendynamik regelhaft notwendig.

Wegen der Symptomarmut wird die Diagnose mitunter erst spät mit deutlichen BZ-Entgleisungen festgestellt, und eine umfassende medikamentöse Therapie ist erforderlich. Oft erkennt man den Diabetes Typ 2 schon früh. Man sieht überzeugende Erfolge einer Lebensstilintervention in der prädiabetischen Phase; zusätzlich wird der sofortige Einsatz von Metformin empfohlen.

Zur Pharmakotherapie stehen **insulinotrope** und **nichtinsulinotrope Pharmaka** sowie Insulin zur Verfügung.

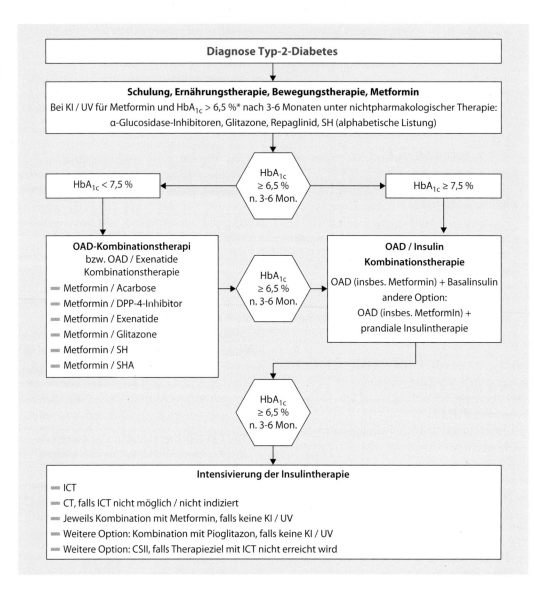

Diagnose Typ-2-Diabetes

Schulung, Ernährungstherapie, Bewegungstherapie, Metformin
Bei KI / UV für Metformin und HbA$_{1c}$ > 6,5 %* nach 3-6 Monaten unter nichtpharmakologischer Therapie:
α-Glucosidase-Inhibitoren, Glitazone, Repaglinid, SH (alphabetische Listung)

HbA$_{1c}$ ≥ 6,5 % n. 3-6 Mon.

HbA$_{1c}$ < 7,5 %

HbA$_{1c}$ ≥ 7,5 %

OAD-Kombinationstherapi
bzw. OAD / Exenatide
Kombinationstherapie
- Metformin / Acarbose
- Metformin / DPP-4-Inhibitor
- Metformin / Exenatide
- Metformin / Glitazone
- Metformin / SH
- Metformin / SHA

HbA$_{1c}$ ≥ 6,5 % n. 3-6 Mon.

OAD / Insulin Kombinationstherapie
OAD (insbes. Metformin) + Basalinsulin
andere Option:
OAD (insbes. Metformln) +
prandiale Insulintherapie

HbA$_{1c}$ ≥ 6,5 % n. 3-6 Mon.

Intensivierung der Insulintherapie
- ICT
- CT, falls ICT nicht möglich / nicht indiziert
- Jeweils Kombination mit Metformin, falls keine KI / UV
- Weitere Option: Kombination mit Pioglitazon, falls keine KI / UV
- Weitere Option: CSII, falls Therapieziel mit ICT nicht erreicht wird

◘ Abb. 21.1 Flussdiagramm zur antihyperglykämischen Therapie des Typ-2-Diabetes (evidenzbasierte Leitlinie der DDG, Update von 2011). Abkürzungen: KI = Kontraindikation, UV = Unverträglichkeit, HbA$_{1c}$ = glykosyliertes Hämoglobin, SH = Sulfonylharnstoffe, OAD = orale Antidiabetika, SHA = Sulfonylharnstoff-Analoga, ICT = intensivierte konventionelle Insulintherapie, CT = konventionelle Insulintherapie, CSII = kontinuierliche subkutane Insulininfusion)

Pharmakotherapie des Typ-2-Diabetes
Insulinotrope Pharmaka
    Sulfonylharnstoffe
- Glibenclamid (Euglucon®, Maninil® …)
- Glimepirid (Amaryl®, Magna®)
- Gliquidon (Glurenorm®)

    Glinide/Sulfonylharnstoff-Analoga
        Benzoesäurederivate, Repaglinide (Novo-
norm®), D-Phenylalanin-Derivate, Nateglinide
(Starlix®)
        GLP-1-Analoga
- Exenatide (Byetta®, Bydureon®)
- Liraglutid (Victoza®)

Dipeptidyl-Inhibitoren (DPP-IV-Inhibitoren)
- Sitagliptin (Januvia®, Xelevia®)
- Vildagliptin (Galvus®)
- Saxagliptin (Onglyza®)

Insulinsensitizer (nichtinsulinotrope Pharmaka)
- Metformin (Glucophage®, Siofor® …)
- Pioglitazon (Actos®)

β-Glukosidaseinhibitoren(nichtinsulinotrope Pharmaka)
- Acarbose (Glucobay®)
- Miglitol (Diastabol®)

Glukosurika (SGLT2-Inhibitoren)
- Dapagliflozin (Forxiga®)

Insulin
- Insulin ist unmittelbarer Bestandteil der Mono- und Kombinationstherapie des Typ-2-Diabetes mellitus.

Eine bedarfsgerechte Energiezufuhr, die kohlenhydratbetont und ballaststoffreich sein sollte und sich an die Ernährungsempfehlungen für Gesunde anlehnt, bildet die Grundlage jeder Behandlung des Typ-2-Diabetikers. Nur auf der Basis einer diabetesgerechten Ernährung gelingt auch die medikamentöse Therapie.

Gesunde Ernährung: Vollwertige und bedarfsdeckende Kost
- >45% komplexe Kohlenhydrate
- <10% einfacher Zucker
- 30 g Ballaststoffe
- Eiweiß: 10–20% an Energie %; 0,8 g/kg Normalgewicht
- Fett: 30–35% an Energie %
- Anteil gesättigter Fettsäuren: <10%
- Salzkonsum: <6 g/Tag
- (Alkohol: Frauen <15 g/Tag, Männer <25 g/Tag)

21.2 Therapieplanung und Therapieziele

Weniger als 20% der Typ-2-Diabetiker können durch Allgemeinmaßnahmen allein eine gute Stoffwechseleinstellung erreichen. Der hohe BZ zusammen mit Hypertonie, Dyslipidämie und Übergewicht ist der entscheidende Risikofaktor für die diabetischen Folgeerkrankungen, und die gestörte Glukoseverwertung führt zu körperlicher und mentaler Schwäche.

> Beim Typ-2-Diabetespatienten ist eine individuelle Therapieplanung entscheidend, die die besonderen Aspekte wie Diabetesdauer und das kardiovaskuläre Risikoprofil berücksichtigt. Von großer Bedeutung ist dabei auch die Berücksichtigung des biologischen Alters des Betroffenen.

Die angestrebten Therapieziele sind individuell zu definieren. Beispielsweise wird ein junger Typ-2-Diabetiker gut eingestellt, für einen pflegebedürftigen »älteren« Patient wird sich ein solches Therapieziel nicht immer umsetzen lassen, im Gegenteil: Eine scharfe BZ-Einstellung ist als gefährlich anzusehen, z. B. wegen einer größeren Hypoglykämiegefahr. Selbstverständlich ist der Versuch einer guten BZ-Einstellung auch für sehr alte Patienten lohnenswert, da sich in Einzelfällen der Allgemeinzustand und damit die kognitive und körperliche Leistungsfähigkeit deutlich verbessern. Man sollte sich aber immer vor Augen halten, dass in der Gruppe der älteren Betroffenen (>60. Lebensjahr) ein viel höheres Maß an klinischer Heterogenität anzutreffen ist und damit unmittelbar die jeweiligen Therapieziele viel weiter gefächert anzusiedeln sind als bei jüngeren Patienten. Insbesondere die strukturierte Schulung sollte sich besonders auf diese Personengruppe einstellen (DDG-Leitlinie »Diagnostik, Therapie und Verlaufskontrolle im Alter«).

Die in den Tabellen aufgeführten Kriterien beschreiben Ziele und Qualität einer BZ-Einstellung beim Typ-2-Diabetiker (◘ Tab. 21.1) und definieren zusätzlich auch (Be-)Handlungskorridore:

Zwingender Handlungsbedarf besteht bei Werten, die in ◘ Tab. 21.2 angeführt sind.

21

◨ **Tab. 21.1** Therapieziel Glukose	
Nüchternglukose	<120 mg/dl (<6,7 mmol/l)
Postprandiale Glukose	<180 mg/dl (<10,0 mmol/l)
HbA$_{1c}$	<7% (6,5%)

◨ **Tab. 21.2** Modifikation der Diabetestherapie	
Nüchternglukose	>140 mg/dl (>7,8 mmol/l)
Postprandiale Glukose	>180 mg/dl (>10,0 mmol/l)
HbA$_{1c}$	>8% (dabei Vermeidung von Hypoglykämien und Gewichts- zunahme)

◨ **Tab. 21.3** Weitere Therapieziele	
Gesamtcholes- terin LDL-C HDL-C	<180 mg/dl (<4,7 mmol/l) <100 mg/dl (<2,6 mmol/l), bei KHK <70 mg/dl (<1,8 mmol/l) Männer >40 mg/dl, Frauen >50 mg/dl
Triglyceride	<150 mg/dl (<1,7 mmol/l)
RR systol	Zuverlässig <150 mmHg
RR diastol	<80 mmHg
Inhalationsrau- chen	Beenden
Körperliche Aktivität	Vermehren, z.B. initial jeden Tag 30 Minuten strammes Spazieren, Radeln, Walken, Schwimmen, Joggen und, auch ganz wichtig, der Mus- kelaufbau
BMI	≤25 (für Erwachsene), im Senium 25–30 gewünscht

Weitere Therapieziele (Korrektur von Dyslipi- dämie, arterieller Hypertonie, endothelialer Dys- funktion) sind in ◨ Tab. 21.3 angeführt.

21.3   Orale Antidiabetika

21.3.1 Nicht-β-zytotrop wirkende orale Antidiabetika

Biguanide

Der prominenteste Vertreter ist das Biguanid Met- formin.

Metformin

Diese Substanz zeigte sich in zahlreichen Prüfun- gen als sicher und erfolgreich zur Therapie des Typ- 2-Diabetes und auch zur Diabetesprävention in der Diabetes-Prevention-Program-Studie. Das Bigua- nid Metformin ist extrem selten und in der Regel nur unter Missachtung der Kontraindikationen mit einer Laktatazidose assoziiert.

❯ Metformin gehört zu den Standardthe-
rapeutika beim Typ-2-Diabetes mellitus.
Es handelt sich bei Beachtung der Kontraindikationen um ein sehr sicheres
Therapieprinzip, das eine kostengünstige
medikamentöse Mono- oder auch Kombinationstherapie ermöglicht. Metformin ist
der bewährteste Insulinsensitizer.

Wirkmechanismus Das Therapeutikum bewirkt eine Steigerung der Glukoseaufnahme in Muskula- tur und Fettgewebe und die Hemmung der hepati- schen Glukoneogenese.

Therapie Die Therapie mit Metformin erfolgt eben- falls einschleichend, um gastrointestinale Neben- wirkungen zu vermeiden (s. u.). Man beginnt mit Metformin 1-mal 500 mg oder auch 1-mal 850 mg, am besten abends vor der Nachtruhe (gastrointes- tinale Verträglichkeit). Gesteigert wird wöchentlich bis maximal 2-mal 1000 mg. Biguanide benötigen 3–7 Tage, um ihre Wirksamkeit zu entfalten.

Die Ansprechbarkeit auf die Metforminther- apie ist individuell unterschiedlich. Dabei sind Adipositas und Hyperinsulinämie die idealen In- dikationen. Unter dieser Konstellation sind auch die besten Ergebnisse zu erwarten. Je jünger der Betroffene, desto besser greift das Medikament.

Indikation Diabetes mellitus Typ 2, zusammen mit Basistherapie. Blutzuckersenkung ist bei überge- wichtigen und auch bei Patienten mit normalem Körpergewicht belegt.

Dosierung 500–2000 mg/Tag. Immer einschleichend eindosieren.

Antihyperglykämische Wirksamkeit HbA_{1c}-Senkung um bis zu 1,5%.

Vaskuläre Endpunktdaten Signifikante Reduktion von mikro- und makrovaskulären Endpunkten in UKPDS.

Weitere Effekte Gewichtsreduktion favorisiert, verbesserte Lipidparameter, antithrombotische Effekte.

Nebenwirkungen Intestinale Nebenwirkungen, deshalb einschleichend dosieren, ggf. auch auf laktosefreie Zubereitungen ausweichen; metallischer Geschmack, Vitamin-B_{12}-Mangel, wenig Hypoglykämien. Selten Laktatazidose, insbesondere bei Nichtbeachten der Kontraindikationen.

Medikamentöse Kombinationstherapie des Diabetes Kombination mit Sulfonylharnstoffen, Gliniden, Analoga, α-Glucosidase-Inhibitoren, PPAR-γ-Liganden (Pioglitazon), DDP-IV-Inhibitoren, GLP-1-Analoga und Insulin sind möglich, dabei HbA_{1c}-Absenkung zwischen 0,5–2,0%. Mit den DPP4-Hemmern stehen Kombinationspräparate zur Verfügung.

Kontraindikationen Eingeschränkte Nierenfunktion, schwere Lebererkrankungen, Pankreatitis, C2-Abusus, konsumierende Erkrankungen, hypoxische Zustände, vor/nach Operationen, vor/nach Kontrastmittelgabe, hohes Alter, Reduktionskost <1000 kcal/Tag.

❯ Die Inzidenz der Laktatazidose gilt eigentlich nicht für Metformin-induzierte, sondern für Metformin-assoziierte Azidosen. Laktatazidosen treten auch unabhängig von Medikamenten bei Kreislauf-, Nieren-, Leberversagen und Alkoholexzessen auf.

Unter Beachtung aller Kontraindikationen ist Metformin als ein sehr sicheres Diabetesmedikament anzusehen.

Kontraindikationen für eine Metformin-Therapie

- Leberschäden aller Art: Unter anderem auch der Alkoholabusus, selbst wenn die Leber noch nicht geschädigt ist.
- Niereninsuffizienz: Ein Kreatinin ≥1,2 mg/dl (≥106 µmol/l) oder eine GFR <60 ml/min gilt als Grenzwert. Verschlechterungen sind jederzeit möglich. Gerade bei Kontrastmittelgabe muss mit einer akuten Verschlechterung gerechnet werden. Metformin wird renal ausgeschieden. 48 Stunden vor und bis 48 Stunden nach intravenöser Kontrastmittelgabe muss Metformin abgesetzt werden.
- Hypoxie: Mangelperfusionen, AVK, Schock, Sepsis, Lungenembolie, pulmonale Erkrankungen, perioperativ etc.
- Saure Metabolite: Sie werden freigesetzt bei Infektionen, bei Pankreatitis, Nekrosen und Gangränen, Sepsis, Hungerketosen (Diäten <1000 kcal/Tag) oder bei Ketoazidose sowie bei konsumierenden Prozessen.
- Andere: Schwangerschaft, Reduktionsdiät, hohes Alter oder unzuverlässige Patienten.

Die spezifischen metabolischen Effekte machen Metformin auch zum Medikament der ersten Wahl für Patienten mit einem **polyzystischen Ovarsyndrom (PCO-S)**. Durch die Gabe von Metformin kann bei dieser Störung die Hyperandrogenämie deutlich reduziert werden.

❯ Es kommt unter Metformin zu einer Fertilitätssteigerung bei infertilen PCO-Patienten bis zu über 40%. Dies muss insbesondere deshalb besprochen werden, da bei einem Gewicht mit einem BMI von 40 und mehr von einem deutlich erhöhten Schwangerschaftsrisiko für Feten und Mutter ausgegangen werden muss.

Günstige Effekte im Sinne einer Reduktion der Diabetesmanifestion sind ebenfalls nachgewiesen (▶ Kap. 10). Für diese beiden Anwendungen gibt es zurzeit keine Zulassung, sodass die dafür geltenden besonderen Regularien bei der Anwendung (»off-label-use«) beachtet werden müssen.

Die UKPDS konnte zeigen, dass trotz vergleichbarer HbA_{1c}-Senkung von Sulphonylharnstoffen, Insulin und Metformin die makrovaskulären Komplikationen wie Herzinfarkt, Schlaganfall und diabetesbedingter Tod nur durch Metformin – und hier erst nach dem 6. Behandlungsjahr – signifikant gesenkt werden konnte. Als Erklärung dienen hierzu plaquestabilisierende Effekte.

α-Glukosidasehemmer (AGI)

AGI sind Enzyminhibitoren, die die Aufspaltung von Di- und Oligosacchariden in Monosaccharide im Darm verhindern.

Acarbose, Miglitol, Voglibose

Indikation Diabetes mellitus Typ 2, zusammen mit Basistherapie.

Dosierung Acarbose: Start mit 50 mg direkt zur Hauptmahlzeit, ggf. auch 25 mg. Immer einschleichend eindosieren.

Antihyperglykämische Wirksamkeit HbA_{1c}-Senkung zwischen 0,5 und 1,4%.

Vaskuläre Endpunktdaten Keine ausreichende Datenlage, daher sorgfältige Risiko-Nutzen-Abwägung notwendig.

Weitere Effekte Gewichtsneutral.

Nebenwirkungen Intestinale Nebenwirkungen mit Blähungen, Durchfall und Bauchschmerzen.

Medikamentöse Kombinationstherapie des Diabetes Kann gut mit allen anderen Antidiabetika kombiniert werden.

Kontraindikationen Patienten <18 Jahre, Schwangerschaft, chronisch entzündliche Darmerkrankungen, Hernien, spastisches Kolon, Ileus oder Subileus, Niereninsuffizienz.

PPAR-γ-Liganden

Von den Glitazonen ist nur noch das Pioglitazon auf dem Markt. Es vermindert die Insulinresistenz.

Dosierung Pioglitazon Start mit 15 oder 30 mg bis auf 45 mg einmal täglich.

Antihyperglykämische Wirksamkeit HbA_{1c}-Senkung zwischen 0,5 und 1,4%.

Nebenwirkungen Flüssigkeitsretention mit Gewichtszunahme und peripheren Ödemen, erhöhte Frakturraten bei postmenopausalen Frauen. Eine erhöhte Rate an Blasenkrebs wird diskutiert.

Kontraindikationen Leberfunktionsstörungen, Herzinsuffizienz (NYHA 1–4, vor Beginn Echokardiografie) oder Insuffizienz in der Vorgeschichte, Schwangerschaft und Stillzeit, diabetische Ketoazidose oder Präkoma, Kreatinin-Clearance <30 ml/min.

Insbesondere in Kombination mit der Insulintherapie kann bei ausgeprägter Insulinresistenz und unbefriedigender Stoffwechsellage trotz hoher Insulindosis unter Pioglitazon gelegentlich durch die Minderung der Insulinresistenz eine Besserung der Glukosestoffwechsellage beobachtet werden. Einzelne Patienten können mit Pioglitazon optimal geführt werden. Pioglitazon wird allerdings nicht mehr von den Gesetzlichen Krankenversicherern erstattet.

SGLT-2-Inhibitoren (Glukosurika)

Mehr als 90% der glomerulär filtrierten Glukose wird rückresorbiert. Ein Extrakt aus der Rinde des Apfelbaums bewirkt eine Glukosurie. Diese bewirkt eine Hemmung des SGLT-2-Transporters in den Nierentubuli. Apfelrinde hemmt einen ähnlichen Transporter im Darm mit starker Diarrhoe. Nun gibt es einen ganz nierenspezifischen Hemmstoff, die neueste Entwicklung ist das Dapagliflozin, das 2012 in der EU zugelassen wurde.

Antihyperglykämische Wirkung HbA_{1c}-Senkung um bis zu 0,8%; Blutzuckersenkung um 50 mg/dl.

Weitere Effekte Gewichtsreduktion um 2–3 kg, leichte Blutdrucksenkung bis 5 mmHg.

Nebenwirkungen Bei Frauen um 1% höhere Harnwegsinfektrate versus Plazebo, bei Männern kein Unterschied. Bei Frauen erhöhte Genitalinfekte um

Tab. 21.4 Auswahl und Eigenschaften gebräuchlicher oraler Sulfonylharnstoff-Antidiabetika

	Bioverfüg barkeit	T_{max} (h)	Plasma-protein-bindung (%)	Wir-kungs-dauer (h)	T1/2el (h)	Tbl.-Stärke (mg)	Dosie-rung (mg)	Metaboli-sierung Leber	Ausscheidung	
									Niere	Leber/Fäzes
Gliben-clamid	voll-ständig	1–3	99	15	10	1,75/3,5	1,75–10,5	vollstän-dig zu inaktiven Metaboli-ten 100%	50% der Metabo-liten	50%
Glibor-nurid	91–98%	3–4	95–97		5–11	25	12,5–75	6 Meta-boliten, inaktiv	60–72% der Meta-boliten	23–33%
Gliso-xepid	voll-ständig	1	93	5–10	1,7	4	2–12	50% inak-tive Meta-boliten	70–80% der Meta-boliten, 50% un-verändert	15–25%
Gliqui-don	voll-ständig	2–3	99		4–6	30	15–120	100% (inaktive) Metabo-liten	5% als Metabo-liten	95%
Glicla-zid	voll-ständig	4–8	85–97	6		30	30–120	99% inak-tive Meta-boliten	60–70% der Meta-boliten	10–20%
Glime-pirid	voll-ständig	2–3	99	24	5–8	1,2, 3	0,5–3	100%	60%	40%

7%, bei Männern von 3%. Bei punktueller Beobachtung waren vermehrt Blasen- und Mamaneoplasien gesehen, wobei dies bei diesem kurzen Zeitfenster auch ein Zufallsbefund gewesen sein könnte; dies wird in weiteren Studien abgeklärt.

Da die SGLT-2-Hemmung ein insulinunabhängiges Wirkprinzip ist, kann sie in allen Stadien des Typ-2-Diabetes eingesetzt werden. Eine Kombination mit allen OAD und Insulin ist möglich, bei Metformin-Unverträglichkeit ist auch eine Monotherapie zugelassen.

21.3.2 β-zytotrop wirkende orale Antidiabetika

Sulfonylharnstoffe

Sulfonylharnstoffe wirken auf die insulinproduzierenden β-Zellen des Inselzellapparates im Pankreas und steigern die Insulinsekretion.

Indikation Diabetes mellitus Typ 2, zusammen mit Basistherapie. Am besten belegt ist die Monotherapie in UKPDS.

Dosierung Immer einschleichend eindosieren, das heißt z. B. 1,75–3,5 mg für Glibenclamid, 1 mg für Glimipirid. Maximaldosierungen: 10,5 mg Glibenclamid, 6 mg Glimipirid (**Tab. 21.4**).

Antihyperglykämische Wirksamkeit Eine HbA_{1c}-Senkung um bis zu 1,0% ist möglich.

Vaskuläre Endpunktdaten Signifikante Reduktion von mikro- und makrovaskulären Endpunkten in UKPDS.

Weitere Effekte Eine Gewichtszunahme ist wahrscheinlich.

21

□ **Tab. 21.5**   Relevante Nebenwirkungen der Sulfonylharnstoffe

Hypoglykämie	Zu hohe Initialdosis bei Beginn der SH-Therapie Erhöhtes Risiko bei alten Patienten, v. a. ohne Dosisanpassung Bei unzuverlässiger Nahrungsaufnahme und/oder Alkoholabusus Bei Niereninsuffizienz und Kumulation Bei Arzneimittelinteraktionen Bei lang wirksamen SH-Derivaten (Hypoglykämie 12–72 h) Bei unterlassener Dosisreduktion nach Gewichtsverlust
Hypothyreose	Sulfonamide hemmen die Hormonsynthese (Carbimazol) und führen auch zum Schilddrüsenwachstum
Blutbild	Leukopenie Agranulozytose Thrombozytopenie
Cholestatischer Ikterus	Wahrscheinlich als seltene allergische Reaktion
Allergische Reaktionen	Sie sind in jedem Ausmaß beschrieben, jedoch sehr selten. Deshalb Vorsicht wegen Kreuzreaktionen mit anderen Sulfonamiden, wie Thiamazol, Diuretika, Probenecid etc.

Nebenwirkungen Unterzuckerungen sind zu beobachten, 1,4% der Patienten in UKPDS erlebten schwere Unterzuckerungen, was noch häufiger bei Kombinationstherapie möglich ist. Die Hypoglykämiegefahr ist bei Niereninsuffizienz erhöht; protrahierte Hypoglykämien treten insbesondere unter lang wirksamen Sulfonylharnstoffen wie Glibenclamid auf.

Kontraindikationen Typ-1-Diabetes, Pankreatektomie, eingeschränkte Nierenfunktion, schwere Lebererkrankungen, Überempfindlichkeit gegen Sulfonylharnstoffe und Sulfonamide, Schwangerschaft und Stillzeit.

Die Sulfonylharnstoffe werden derzeit noch relativ häufig in der oralen Therapie des Diabetes mellitus eingesetzt, verlieren jedoch zunehmend an Bedeutung gegenüber modernen Therapieansätzen, insbesondere wegen der Hypoglykämiegefahr und Gewichtszunahme. Wenn man Sulfonylharnstoffe in der Therapie einsetzt, sollte man moderneren Vertretern der Stoffgruppe den Vorzug geben, wie beispielsweise dem Glimepirid.

Ursachen für das Versagen einer oralen Diabetestherapie

Krankheitsbezogene Ursachen
- Zunahme des Sekretionsdefizits
- Zunahme der Insulinresistenz
- Glukosetoxizität mit weiterer Verstärkung einer bereits verminderten Glukoseutilisation und reduzierter Insulinsekretion
- Komorbidität
- Kontra-insulinäre Komedikation (z. B. Glukokorti.koide)

Patientenbezogene Ursachen
- Schulungsdefizite
- Fehlende Umsetzung einer Diabetes- und/oder Reduktionskost
- Mangelnde körperliche Aktivität

Nebenwirkungen der Sulfonylharnstoffe
Eine der gravierendsten Nebenwirkungen der SH-Therapie sind Unterzuckerungen. Prinzipiell wird die Zahl von Hypoglykämien beim SH-behandelten Diabetespatienten erheblich unterschätzt (□ Tab. 21.5).

Das **Risiko** einer schweren Hypoglykämie unter oraler Antidiabetikatherapie mit Sulfonylharnstoffen liegt bei etwa 1:50 bis 1:4000 behandelten Patienten pro Jahr. Im Alter steigt dieses Risiko sprunghaft auf 10–20% pro Jahr. Ursächlich sind wahrscheinlich eine mangelnde Nahrungszufuhr, Medikamenteninteraktionen, Lebererkrankungen mit mangelnder Glukoneogenese. Patienten mit einer Niereninsuffizienz sind einerseits durch die Retention von SH und andererseits durch die ge-

◘ Tab. 21.6	Therapie einer »SH-Hypoglykämie«
Klinikeinweisung	Die Hypoglykämieneigung kann 12 Stunden und auch bis zu 72 Stunden andauern
50 ml Glukose 40% i.v.	Dosierung je nach Symptomatik
Glukosedauerinfusion	Zunächst 1/4-, dann 1/2- bis 1-stündliche BZ-Kontrollen, meist >10 g Glukose/h
Elektrolytlösung	Als begleitende Maßnahme, um den Tagesflüssigkeitsbedarf zu gewährleisten
Kalium	Einbau von Glukose erfordert Kalium und Phosphat Kaliumkontrollen nach Ausgangswert und Verlauf, zunächst stündlich
Begleiterkrankungen	Besonders ist an einen zerebralen Insult, Herzinfarkt oder eine Nebennierenrindeninsuffizienz (NNRI) zu denken
Relative NNRI	Im stationären Verlauf bei sehr schwerer Hypoglykämie 75 mg Prednisonäquivalent/Tag und Glukagon i.m. 2-mal/Tag

◘ Tab. 21.7	Medikamenteninteraktionen
Wirkungsverlängerung	Hemmung des Abbaus durch: – Kumarinderivate, Chloramphenicol, Phenylbutazon – Ranitidin und Sulfonamide
Wirkungssteigerung	Verdrängung aus der Eiweißbindung durch: – Analgetika wie Salicylate und Phenylbutazon, – Antibiotika wie Sulfonamide, Chloramphenicol, Rifampicin und Tetracycline, – Gichtmittel wie Allopurinol und Sulfinpyrazon – Clofibrat

störte Glukoneogenese gefährdet (◘ Tab. 21.6 und ◘ Tab. 21.7).

❯❯ Viele Patienten nehmen mit zunehmendem Alter Gewicht ab, und das SH-Derivat läuft in unveränderter Dosierung weiter. Die Mortalität der schweren Hypoglykämie liegt bei 6–18%, abhängig von den Begleiterkrankungen.

Kontraindikationen für Sulfonylharnstoffe sind in ◘ Tab. 21.8 aufgeführt.

Kardiovaskuläre Einflüsse

Sulfonylharnstoffrezeptoren finden sich auch außerhalb des Inselzellapparates. Der durch die Sulfonylharnstoffe angesteuerte ATP-abhängige Kaliumkanal hat zumindest nach elektrophysiologischen Untersuchungen einen Einfluss u. a. auf die sog. **Präkonditionierung für Ischämien am Herzen und Gehirn.** Medikamente, die diesen Kanal ansteuern und damit den K^+-Ausstrom blockieren, können zu einer Verminderung der Tole-ranz gegenüber ischämischen Ereignissen führen. Zum gegenwärtigen Zeitpunkt kann die klinische Bedeutung dieser Befunde nicht sicher bewertet werden.

❯❯ Aus der prospektiven UKPDS-Untersuchung lassen sich unmittelbar keine Schlüsse im Hinblick auf eine gesteigerte Herz-Kreislauf-Mortalität oder -Morbidität durch den Einsatz moderner Sulfonylharnstoffe ableiten.

Glinide

Wirkmechanismus Kurzzeitige Stimulation der Insulinsekretion. Zur Verfügung stehen Repaglinid und Nateglinid.

Indikation Diabetes mellitus Typ 2, zusammen mit Basistherapie. Bisher fehlende Risiko-Nutzen-Abwägung.

Dosierung Immer einschleichend eindosieren, das heißt z. B. 0,5 mg als Einzeldosis zur Hauptmahlzeit bei Repaglinid (maximale Einzeldosis 4 mg, Nateglinid jeweils 60 mg (maximale Einzeldosis 180 mg). Nateglinid (Starlix) ist nur in Kombination mit Metformin zugelassen.

Antihyperglykämische Wirksamkeit Eine HbA_{1c}-Senkung um bis zu 1,7% ist möglich.

Vaskuläre Endpunktdaten Keine Daten vorrätig.

Tab. 21.8 Kontraindikationen für Sulfonylharnstoffe (SH)

Typ-1-Diabetes	Keine Wirkung und kontraindiziert. Der Effekt in der Remissionsphase ist nicht ausreichend
Kinder	Gefährliche Nebenwirkungen, besonders auf die Schilddrüse und Hämatopoese
Gravidität	Möglicherweise fetotoxisch und fetale Hyperinsulinämie; nicht abschließend geprüft
Alkoholismus	Hohes Hypoglykämierisiko wegen Hemmung der Glukoneogenese durch Alkohol und/oder Leberschaden
Ungenügende Compliance	Eine regelmäßige Nahrungszufuhr muss gewährleistet sein
Niereninsuffizienz	Renale Retention, v. a. bei Exsikkose. Umsetzen auf Gliquidon (z. B. Glurenorm), das zu 95 % hepatisch eliminiert wird, bei einer Kreatinin-Clearance <60 ml/min bzw. einem Kreatininspiegel >1,5–1,8 mg/dl (>133–160 µmol/l)
Hepatose	Hypoglykämierisiko bei mangelnder Glukoneogenese und mangelnder Glykogenspeicherung. Alle SH müssen vor der renalen Elimination hepatisch metabolisiert werden, deshalb besteht bei Hepatosen eine Kumulationsgefahr
Allergien	Kreuzallergien mit allen Sulfonamid-Derivaten
Ketose	Die Insulinsekretion ist nicht mehr stimulierbar
Andere	Bei allen konsumierenden Erkrankungen, Schock, Laktatazidosen, Ketoazidosen, Sepsis, Infarkten etc., sind Pharmakokinetik und -dynamik nicht kalkulierbar. Man wird bevorzugt unter Überwachung mit Insulin behandelt. Auch Pankreasinfektionen sind KI für Sulfonylharnstoffe

Weitere Effekte Eine Gewichtszunahme ist möglich.

Nebenwirkungen Unterzuckerungen wurden beobachtet, offenbar nicht geringer in der Frequenz zu Sulfonylharnstoffen.

Kontraindikationen Kombination mit Gemfibrozil, Typ-1-Diabetes, Pankreatektomie, azidotische Stoffwechseldekompensation, Präkoma oder Koma, schwere Lebererkrankungen, Schwangerschaft und Stillzeit, operative Eingriffe, Unfälle, Infektionen mit Gefahr eines Postaggressionsstoffwechsels. Niereninsuffizienz bei Nateglinid, bei schwerer Niereninsuffizienz mit Kreatinin-Clearance < 30 mg/dl auch bei Repaglinid.

DPP-4-Inhibitoren

DPP-4-Inhibitoren stellen eine neue Klasse von oralen Antidiabetika dar, die über eine Hemmung der Dipeptidyl-Peptidase-4 (DPP-4) den Abbau der Inkretine Glukagon-like Peptid-1 (GLP-1) und »glucose-dependent insulinotropic polypeptide« (GIP) hemmen. Konsekutiv wird somit die endogene Konzentration dieser Inkretinhormone erhöht.

Weitere Effekte Im Tiermodell zeigen die DPP-4-Hemmer günstige Effekte auf Inselmasse und Inselmorphologie. Der Effekt beim Menschen konnte bisher noch nicht bestätigt werden.

Nebenwirkungen Die Wechselwirkungen der DPP-4-Hemmer sind gering. Die Einnahme kann unabhängig von den Mahlzeiten durchgeführt werden.

Sitagliptin, Vildagliptin, Saxagliptin, Linagliptin

Indikation Indiziert sind diese Medikamente bei Diabetes mellitus Typ 2, zusammen mit der Basistherapie. Es sind DPP-4-Inhibitoren zur Kombinationsbehandlung, insbesondere mit Metformin; hier stehen auch Kombinationspräparate zur Verfügung. Die Kombination ist auch mit Pioglitazon oder Sulfonylharnstoffen möglich. Sitagliptin ist auch für die Monotherapie oder in Kombination mit Insulin zugelassen.

Dosierung Sitagliptin 100 mg 1-mal täglich, Vildagliptin 50 mg 2-mal täglich, Saxagliptin 5 mg 1-mal täglich, Linagliptin 5 mg 1-mal täglich. Die Dosisanpassung bei Niereninsuffizienz ist notwendig: Sitagliptin muss bei Kreatinin-Clearance 30–60 ml/min auf 50 mg/die, bei einer Kreatinin-Clearance <30 ml/min auf 25 mg/die reduziert werden. Vildagliptin muss bei einer Kreatinclearance von 30–60 ml/min auf 50 mg/die reduziert werden und ist bei schwerer Niereninsuffizienz nicht empfehlenswert; analog bei Saxagliptin, das aber nur mit Metformin verordenbar ist und damit bei Niereninsuffizienz ohnehin nicht gegeben werden kann.

Antihyperglykämische Wirksamkeit HbA_{1c}-Senkung um bis zu 0,8%.

Vaskuläre Endpunktdaten Keine Daten vorliegend.

Weitere Effekte Gewichtsneutralität.

Nebenwirkungen Bei Monotherapie gibt es extrem selten Nebenwirkungen; in Kombination mit Sulfonylharnstoffen häufiger Hypoglykämien durch den Sulfonylharnstoff, deshalb ist eine Dosisanpassung notwendig. Da GLP-1, dessen Abbau durch die DPP-4-Inhibition gehemmt wird, glukoseabhängig nur bei Hyperglykämie die Insulinsekretion stimuliert und die Glukagonsekretion hemmt, treten sowohl bei Monotherapie als auch in Kombination mit Metformin im Prinzip keine relevanten Hypoglykämien auf. In der Regel werden die DPP-4-Hemmer gut vertragen, selten kann es unter Vildagliptin zu einem Transaminsasenanstieg kommen, ebenfalls selten zu einer Pankreatitis.

Kontraindikationen Typ-1-Diabetes, Alter <18 Jahre, Schwangerschaft, Alter über 75 Jahre, Kreatinin-Clearance beachten, je nach Substanz entsprechende Einschränkungen

21.4 Injektabile Therapieformen

21.4.1 Inkretinmimetika (GLP1-Analoga)

Inkretinmimetika sind Peptide, die den Rezeptor für GLP-1 (Glucagon-like-peptide-1) aktivieren und darüber zu einer glukoseabhängigen Stimulation der Insulinsekretion, Glukagonsuppression und Magenentleerungsverzögerung führen. Als Peptide würden sie bei oraler Gabe im Darm zerstört werden, sodass die Verabreichung ähnlich wie beim Insulin subkutan ins Unterhautfettgewebe erfolgt. Aktuell verfügbar ist das Mimetikum **Exenatide** (Byetta), welches zweimal täglich subkutan oder in abgeänderter Zubereitungsform mit deutlich verlängerter Halbwertszeit (Bydureon) nur einmal wöchentlich injiziert wird. Ebenfalls steht für eine einmal tägliche Gabe das Liraglutid (Victoza) zur Verfügung.

Indikation Diabetes mellitus Typ 2, zusammen mit Basistherapie und OAD wurden die Therapieziele nicht erreicht.

Dosierung Exenatide (Byetta) mit Fertigpen 5 µg 2-mal/Tag vor dem Frühstück und Abendessen; ggf. Steigerung auf 2-mal 10 µg nach vier Wochen bei guter Verträglichkeit und unzureichender Wirkung der 5-µg-Dosis.

Das Bydureon (lang wirksames Exenatide) soll einmal wöchentlich mahlzeitenunabhängig injiziert werden. Es wird aus der Ampulle in die Spritze aufgezogen. Dies bedarf einer Schulung des Patienten. Liraglutid (Victoza) wird einmal täglich zunächst in der Dosis von 0,6 mg s.c. mit Fertigpen injiziert; nach einer Woche erfolgt die Dosissteigerung auf 1,2 mg/die. Im Einzelfall kann die Dosis noch auf 1,8 mg/die gesteigert werden.

Antihyperglykämische Wirksamkeit Es ist eine HBA_{1c}-Senkung um bis zu 1,1% möglich.

Vaskuläre Endpunktdaten Keine Daten vorliegend.

Weitere Effekte Eine Gewichtsreduktion ist beobachtbar, im Durchschnitt um ca. 3–4 kg, in einzelnen Patientenpopulationen auch deutlich höher (20–40 kg).

Nebenwirkungen 50% zeigen Nebenwirkungen wie Übelkeit, Brechreiz, Erbrechen. In 14% der Fälle führt dies zum Abbruch der Therapie; meist klingen diese Nebenwirkungen im Verlauf der ersten Woche ab. Versuche mit einschleichender oder alternierender Dosierung kann man unternehmen. Selten gibt es allergische Reaktionen oder Pankreatitiden, Letzteres bei Risikokonstellationen (Gallensteine, Alkohol).

21.4.2 Insulin

Die Indikation für eine Insulintherapie beim Diabetes mellitus Typ 2 besteht spätestens beim »echten« Sekundärversagen der oralen Medikation, welches sich im Krankheitsverlauf nach Jahren mit zunehmendem Verlust der Insulinproduktion durch die β-Zellen des Pankreas einstellt. Ab diesem Zeitpunkt muss dem Körper Insulin »von außen« im Rahmen der Therapie zur Verfügung gestellt werden, um einen Abstrom der Blutglukose in die Zellen der insulinabhängigen Gewebe zu ermöglichen. Eine Insulintherapie oder Kombinationstherapie aus Insulin und oralen Medikamenten kann jedoch durchaus auch schon vor Eintreten des Sekundärversagens der oralen Medikation begonnen werden, um eine Entlastung der β-Zellen zu erreichen, mit einer möglichst lange erhaltenen Restfunktion zur Feinsteuerung. Durch einen Auslassversuch kann man testen, ob ein orales Therapieprinzip noch einen klinischen Effekt aufweist.

Vom echten Sekundärversagen zu unterscheiden ist das Diätversagen, das man als »unechtes« Sekundärversagen der OAD (s. u.) bezeichnen kann (◘ Tab. 21.9). Ernährungsberatung, insbesondere eine praxisnahe Beratung nimmt eine wichtige Stellung ein (z. B. sollte der Einkaufszettel überprüft werden, ein Kochkurs zeigt rasch die Probleme bei Auswahl und Einschätzung der Nahrungsmittel). Eine Forcierung der Basismaßnahmen in Form einer Ernährungs- und Bewegungstherapie ist wünschenswerterweise der erste Schritt in einer solchen Situation.

Die differenzierten Empfehlungen der Fachgesellschaften stehen oft im Widerspruch zur Machbarkeit in der täglichen Praxis. Beispielsweise wird eine Gewichtsreduktion nur von wenigen, motivierten Patienten wirklich erreicht und aktiv angestrebt. Ebenso scheitert eine Therapie mit Normalinsulin zur Abdeckung der Bedarfsspitzen oft an der schlechten Schulung oder Schulbarkeit, an der Spritzenangst und der Sorge vor Hypoglykämien. Bei sehr vielen Typ-2-Diabetikern im Sekundärversagen bestehen bereits Kontraindikationen für verschiedene Kombinationstherapien. Diese praktischen Probleme werden am Ende des ► Abschn. 21.4 diskutiert.

Primärversagen

Hierunter werden Patienten mit einem Typ-2-Diabetes zusammengefasst, bei denen es beim erstmaligen Einsatz von oralen Antidiabetika nicht innerhalb von Wochen zu einer befriedigenden Kompensation des Stoffwechsels gekommen ist.

Neben Problemen der Compliance sollte dabei an das Vorliegen eines Typ-1-Diabetes gedacht werden. Die UKPDS-Studie zeigte klar, dass das klinische Erscheinungsbild eines spät manifestierenden Typ-1-Diabetes bei Diagnosestellung häufig nur schwer vom Typ-2-Diabetes zu trennen ist. Bei konsequenter Beachtung der Therapieziele werden auch ohne aufwändige immunologische und auch metabolische Tests (z. B. Inselzellantikörper-Bestimmung [GAD-Ak sind besonders diagnostisch, ► Kap. 4] und Insulin-/C-Peptidbestimmungen) die richtigen klinischen Entscheidungen mit dem frühzeitigem Einsatz von Insulin getroffen werden. Eine Antikörperbestimmung und evtl. Insulin-/C-Peptidbestimmung zum Nachweis bzw. Ausschluss eines Diabetes mellitus Typ 1 ist in einer solchen Situation jedoch sinnvoll (z.B. Inselzellantikörper, GAD-AK und IA2-AK sind diagnostisch besonders zweckmäßig; ► Kap. 4, Abschn. »Autoantikörper als Marker der Insulitis«).

»Echtes« Sekundärversagen

Es gibt einige Merkmale des »echten« Sekundärversagens.

> **Merkmale des »echten« Sekundärversagens**
> — Anfangs erfolgreiche Therapie mit oralen Antidiabetika über mehr als zwei Jahre
> — Dekompensation des Stoffwechsels trotz maximaler oraler Medikation und Einhaltung von Diabeteskost, körperlicher Bewegung und nahezu Normgewicht
> — Präprandialer BZ-Spiegel >120 mg/dl (>6,7 mmol/l), postprandialer BZ >160 mg/dl (>8,9 mmol/l)

◼ **Tab. 21.9** Differenzialtherapie beim Versagen der OAD	
Insulinmonotherapie, bzw. Kombination mit Metformin	Verkanntes Primärversagen – Ein D. m. Typ 1 wurde zunächst nicht erkannt oder ein D. m. Typ 2 wird erst bei fast erschöpfter β-Zell-Funktion diagnostiziert. »Echtes« Sekundärversagen (syn. Tablettenversagen) – Mit maximaler oraler Therapie nach Jahren nicht mehr einstellbar – Patient ist schlank bis leicht adipös – Mit Compliance bzgl. Diät und Aktivität – Hier ist die Kombination Insulin-Metformin sinnvoll (oder inkretinbasierte Prinzipien).
Kombinationstherapie OAD/Insulin	»Unechtes« Sekundärversagen (Synonym: Diätversagen) D. m. Typ 2: – Mit OAD nicht mehr einstellbar – Deutlich übergewichtiger Patient, der die Diät nicht einhält und körperlich nicht aktiv ist.
Passagere Insulinsubstitution	Hormonell bedingte Insulinresistenz – Stress- oder Postaggressionsstoffwechsel, z. B. Operation, Trauma, Infektion, Herzinfarkt, Apoplex, Schwangerschaft etc. Metabolische Insulinresistenz – Wiederherstellung der Insulinsensitivität: nach längerer Entgleisung, z. B. nach unterlassener Medikamenteneinnahme oder Stressstoffwechsel (s. o.), oder bei passager entgleistem Diätversager

- HbA$_{1c}$ >7,0%
- Neu aufgetretene Glukosurie
- Basales C-Peptid über 1 ng/ml und Anstieg auf Stimulation um 50%, evtl. sogar noch um 100%

Das »echte« Sekundärversagen wird auch als **Tablettenversagen** oder SH-Versagen bezeichnet. Streng genommen trifft diese Bezeichnung nur auf körperlich aktive Typ-2-Diabetiker zu, die die Diabeteskost einhalten.

»Unechtes« Sekundärversagen

Beim »unechten« Sekundärversagen liegt die Ursache nicht in erster Linie im Versagen der Insulinproduktion der β-Zellen, sondern vielmehr an der unzureichenden Umsetzung der Ernährungs- und Bewegungstherapie als Basismaßnahmen der oralen Medikation. Meist handelt es sich um übergewichtige Patienten mit ausgeprägter Insulinresistenz, die durch falsche, kalorienreiche Ernährung und Bewegungsarmut trotz der durchgeführten oralen Medikation den Glukosestoffwechsel zur Dekompensation bringen und sich nicht in der Lage sehen, entsprechende Empfehlungen hinsichtlich der Basismaßnahmen umzusetzen. Unter Umständen spielen auch Unverträglichkeiten oraler Therapieprinzipien, Einschränkungen körperlicher Aktivität durch Begleiterkrankungen (Bewegungsapparat, Herz-Kreislauf) oder auch blutzuckersteigernde Co-Medikation (Prednisolon, Rheuma) eine zusätzliche ursächliche Rolle.

Differenzierte Insulintherapie

Insulin ist das älteste und das erfolgreichste parenterale Therapeutikum zur Behandlung des Typ-2-Diabetes mellitus.

Insulin, Insulinanaloga

Indikation Bei Diabetes mellitus Typ 2, zusammen mit Basistherapie, und wenn möglich zusammen mit Metformin. Insulin wird dann verabreicht, wenn OAD plus Basistherapie nicht mehr ausreichen. Darüber hinaus bei akuten Stoffwechselentgleisungen, gelegentlich perioperativ, bei Ketonurie, bei akutem Myokardinfarkt und Diabetes mellitus, bei Gestationsdiabetes mit nicht ausreichender Ernährungstherapie (▶ Kap. 11).

Dosierung Therapie muss durch Blutglukoseselbstkontrolle begleitet werden. Für die Durchführung der Insulintherapie und der Blutzuckerselbstmessungen muss eine Patientenschulung erfolgen. Je nach Ausmaß der Insulinresistenz können die individuellen Dosierungen sehr differieren. Unterschiedliche Regime sind möglich: die basal unterstützte orale Therapie (BOT), die supplementäre mahlzeitenbezogene Insulintherapie (SIT), die konventionelle Insulintherapie (CT) oder die intensivierte konventionelle Insulintherapie (ICT). Eine Kombination mit OAD ist gut möglich (▶ Abschn. »Insulintherapien«).

Antihyperglykämische Wirksamkeit HbA$_{1c}$-Senkung um bis zu 2,0% ist möglich.

Vaskuläre Endpunktdaten Signifikante Reduktion von mikrovaskulären Endpunkten in UKPDS.

Weitere Effekte Gewichtszunahme: Sie ist Folge des verbesserten Stoffwechsels und der anabolen Wirkung des Insulins. Die Fortführung der Basistherapie ist deshalb enorm wichtig. Gerade der Mukelaufbau muss bedacht werden. Ausdauertraining schützt zwar das Herz-Kreislauf-System, bringt aber für die Gewichtsreduktion überraschend wenig. Der Aufbau und der Erhalt von Muskulatur ist hierfür ganz wesentlich. Deshalb empfiehlt man heute 50% Ausdauertraining und 50% Muskeltraining.

Eine Gewichtszunahme ist mit der Insulinierung normal. Sie entspricht einer Verbesserung der Stoffwechsellage und dem Unterschreiten der Nierenschwelle. Gerade beim schlanken Typ-2-Diabetiker mit erschöpften β-Zellen und absolutem Insulinmangel wirkt sich dieser Effekt ganz positiv auf Wohlbefinden und körperliche Belastbarkeit aus. Er wird, im Gegensatz zum adipösen Typ-2-Diabetiker, nur begrenzt an Gewicht zunehmen.

Nebenwirkungen Unterzuckerungen, Lipohyper- und Lipohypotrophien, selten Allergien.

Insulintherapien

Beim Typ-2-Diabetes kann die Insulintherapie auf der Basis einer noch vorhandenen endogenen Insulinfreisetzung als supplementäre Therapie oder auch als basal unterstützte Therapie in Kombination mit oralen Prinzipen durchgeführt werden (◻ Tab. 21.10).

Additiver Einsatz von Langzeit- oder Intermediärinsulinen zu einem oralen antidiabetischen Prinzip Start: 10 E Basalinsulin (Lantus oder Levemir)

oder Intermediärinsulin (NPH-Insulin) gegen 22.00 Uhr. Anpassung der Insulindosis in wöchentlichen Schritten unter Bestimmung der nächtlichen und der morgendlichen BZ, Therapieziel: morgendlicher BZ 100 mg/dl. Die genauen Anpassungen sind in ◻ Tab. 21.11 beschrieben.

Welche Wirkprinzipien sollten zur Behandlung des Typ-2-Diabetikers primär zum Einsatz kommen? Vorrangig sollen zur Blutglukosesenkung Medikamente verwendet werden, deren Wirksamkeit und auch Sicherheit im Hinblick auf kardiovaskuläre Endpunkte mit einem positiven Resultat geprüft wurden. Hierzu gehören die Substanzen Metformin, der Sulfonylharnstoff Glibenclamid oder auch das Insulin.

Wichtige Hinweise für die Typ-2-Therapie Eine medikamentöse Therapie (Tabletten oder Insulin oder beides) ist niemals der Ersatz für eine konsequent durchgeführte Basistherapie des Diabetes.

Insulinotrope Substanzen wie Sulfonylharnstoffe und Analoga entfalten einen ausreichenden Effekt bereits bei niedrigen und/oder mittelhohen Dosierungen, Maximaldosierungen sind in der Regel nicht hilfreich.

Die Kombination einer insulinotropen Substanz in Maximaldosierung mit einem weiteren medikamentösen Prinzip führt vermehrt zu Nebenwirkungen (z. B. Hypoglykämierate erhöht bei der Kombination von DPP-4-Inhibitor und Sulfonylharnstoff).

Bei Versagen eines oralen Wirkprinzips wird sich durch den Wechsel auf einen Vertreter eines anderen Wirkprinzips in der Regel keine Stoffwechselverbesserung erzielen lassen, hilfreich ist dagegen eine Kombinationstherapie.

Eine Kombinationstherapie mit drei verschiedenen medikamentösen Prinzipien ist nicht sinnvoll, insbesondere gelingt es in der Regel nicht, bei Versagen von zwei medikamentösen Prinzipien durch ein weiteres orales Antidiabetikum wieder eine gute Stoffwechseleinstellung zu erreichen.

Die Insulingabe ist keinesfalls die letzte Möglichkeit in der Typ-2-Diabetestherapie.

Eine Kombination aus abendlichem Insulin und einem oralen Antidiabetikum kann zu einer guten

◻ Tab. 21.10 Therapiemöglichkeiten

SIT mit Normalinsulin oder Analoginsulin	Zunächst Abdeckung des Frühstücks, bedarfsweise weitere Mahlzeiten, insbesondere bei erhöhten postprandialen Blutzuckerwerten >180 mg/dl unter oraler Medikation
NI/NPH-Mischinsulin	Meist wird die Umstellung zur Kombinationstherapie viel zu spät eingeleitet, dann kann ein Mischinsulin vor dem Frühstück der erste Schritt sein. Über 20 E Mischinsulin pro Tag sollten im Verhältnis 2:1 auf das Frühstück und das Abendessen verteilt werden
Basalinsulin zur Nacht (BOT)	Die zusätzliche Gabe eines nächtlichen Basalinsulins erfolgt bei hohem Nü-BZ und/oder ab einem Tagesbedarf >20–30 E, also wenn die basale Sekretion ebenfalls insuffizient geworden ist. Die orale Medikation wird fortgeführt unter Hinzunahme eines Basalinsulins zur Nacht (s.u.) Dies ist der erste Schritt der Kombinationstherapie, wenn der Nü-BZ bei erstmaliger Insulintherapie bereits erhöht ist Wird zunehmend als erster Schritt beim Sekundärversagen empfohlen
Metabolische Insulinresistenz	Bei länger bestehender hyperglykämischer Entgleisung entwickelt sich eine metabolische Insulinresistenz mit einer Dyslipidämie. Die Insulinempfindlichkeit wird durch eine initial stationäre Therapie wiederhergestellt durch: – Normoglykämie mit häufigen BZ-Kontrollen (6-mal/Tag) und Normalinsulininjektionen – SH-Pause – überwachte Diabeteskost mit bedarfsgerechter Energiezufuhr – körperliche Aktivität (sehr wichtig!) – Kontrolle des Körpergewichts (möglichst Anstieg <2–3 kg) – Reduktion der BE und der Insulindosis bei ansteigendem Körpergewicht und abfallendem BZ (s. u.)Nach der Stoffwechselrekompensation (etwa 2–3 Wochen) kann man – die Insulindosis reduzieren – die orale Medikation wieder ansetzen – den Insulintagesbedarf unter Kombinationstherapie ermitteln
Körpergewicht	Idealerweise sollte das Körpergewicht um weniger als 2–3 kg ansteigen. Die Vermeidung einer Insulinüberbehandlung sowie körperliche Aktivität und richtige Ernährung sind deshalb ein wichtiger Bestandteil einer erfolgreichen Kombinationstherapie
Insulinmonotherapie	Ab einem Insulinbedarf >20–30 E/Tag und zusätzlichem Bedarf eines nächtlichen Basalinsulins wird ein SH-Auslassversuch durchgeführt, um zu prüfen, ob die Gabe des SH noch sinnvoll ist. Die Insulinmonotherapie kann je nach Möglichkeiten des Patienten individuell gesteuert werden. Bei Diabetes mellitus Typ 2 ist in der Regel eine Kombination mit Metformin sinnvoll
Ziel	Ziele sind möglichst eine normnahe BZ-Einstellung, HbA$_{1c}$ ~7,0%, normales Körpergewicht, normaler Blutdruck und normale Blutfette Ausreichend Insulin verbessert das Allgemeinbefinden wesentlich, deshalb profitieren auch sehr alte Menschen von einem zumindest zufriedenstellenden BZ

Stoffwechseleinstellung führen und ähnlich erfolgreich sein wie mehrfache präprandiale Insulingaben.

Insulin sollte frühzeitig genug in die Therapie aufgenommen werden, um die Restfunktion der β-Zellen möglichst lange zu erhalten.

Differenzialtherapie des Typ-2-Diabetes auf der Basis von Laborbefunden

Der entscheidende Laborwert zur Beurteilung der Stoffwechselsituation ist der Blutzucker, nüchtern und postprandial bestimmt. Weiterhin helfen der

21

▣ Tab. 21.11	Insulinanpassungen
Morgendlicher Blutzucker	**Erhöhen der Insulindosis**
≥180 mg/dl	6–8 E/Tag
≥140– <180 mg/dl	4–6 E/Tag
≥120– <140 mg/dl	2–4 E/Tag
≥100– <120 mg/dl	0–2 E/Tag
Morgendlicher Blutzucker	**Reduzieren der Insulindosis**
≤80 mg/dl	Zunächst keine Änderung, falls BZ um 2–3 Uhr nicht tiefer 80 mg/dl, jedoch enge Kontrolle
≤60 mg /dl	2–4 E/Tag

HbA_{1c} und Parameter des Lipidstoffwechsels, um den Handlungsbedarf für Änderungen in der Diabetestherapie rechtzeitig zu erkennen (▶ Kap. 19 sowie ▣ Abb. 21.1). Auch wenn der C-Peptid-Spiegel die β-Zell-Reserve formal gut erfasst, ist seine Bestimmung nur in sehr engen Grenzen geeignet, aus einem basalen oder auch stimulierten C-Peptid-Niveau unmittelbar therapeutische Implikationen abzuleiten.

Wenn ein Patient mit OAD nicht mehr normnah einstellbar ist, ist auch ohne weitere aufwändige Labortests die Insulingabe angezeigt.

Differenzialdiagnostisch sollten sekundäre Diabetesformen ausgeschlossen bzw. in weitere differenzialdiagnostischen Überlegungen Eingang finden, wie

- **Hyperkortisolismus**, Auschluss mittels Dexamethasonhemmtest;
- **primärer Hyperaldosteronismus** mit den Leitbefunden Hypertonie, Hypokaliämie und sekundärer Diabetes, der durch Bestimmung von Aldosteron und Renin bzw. der Betrachtung des Quotienten aus beiden Parametern gut erfasst werden kann;
- **Hyperthyreose**, die per se mit gestörter Glukosetoleranz einhergehen kann oder bei einem bestehenden Diabetes die Stoffwechselsituation erheblich verschlechtert;
- **Phäochromozytom** mit Hypertonie als Leitbefund, welcher durch Bestimmung der freien Katecholamine Adrenalin, Noradrenalin und Dopamin sowie durch Erfassen der Metanephrine erfasst wird;
- **Akromegalie** mit einer aus dem STH-Exzess resultierenden Stoffwechselverschlechterung; hier ist im Einzelfall die Beweisführung unter Einsatz eines STH-Suppressionstestes (OGTT) schwierig (Neumeister et al. 2003), gleichwohl kann man mit der IGF-1-Bestimmung weiterkommen.

Perioperative und periinterventionelle Diabetestherapie

Muss ein Diabetiker operiert werden, so hängt das Vorgehen von einer Reihe von Kriterien ab:

Wichtig ist, welche Art von Diabetes vorliegt, wie er bis dato therapiert wurde und wie die Qualität der bisherigen Einstellung war.

Wichtig ist auch die Dringlichkeit der Operation/Intervention: elektiv, semielektiv, dringlich oder notfallmäßig.

Die Art der Narkose hängt in der Regel von der Operation/Intervention ab und beeinflusst die perioperative bzw. periinterventionelle Planung.

Das Ausmaß der Operation und damit das Ausmaß des Postaggressionsstoffwechsels werden in das Procedere miteinbezogen.

Begleiterkrankungen, v. a. die diabetischen Folgeerkrankungen, müssen erfasst werden. Wie viel Zeit man hierzu hat, hängt von der Dringlichkeit der Operation ab.

Diese Auflistung verdeutlicht, dass der Entscheidungsweg zur korrekten perioperativen Überwachung und Insulintherapie kein einfacher Algorithmus sein kann, der in einer Tabelle darstellbar ist.

> **Ursachen für das erhöhte perioperative und periinterventionelle Risiko**
> - Präoperativ schlechte Diabeteseinstellung: Sie bedingt gehäuft gestörte Wundheilungen, z. B. Wundinfektionen, Platzbauch und perioperative Entgleisungen in die Hypo- oder Hyperglykämie.
> - Postaggressionsstoffwechsel, postoperativ, bei Sepsis oder Trauma: So genannte Stresshormone wie Katecholamine, Kortisol, Glukagon und STH (somatotropes Hormon), erzeugen als Insulinantagonisten eine katabole Stoffwechsellage mit Hyperglykämie, Lipolyse und Proteolyse.
> - Diabetische Folgeerkrankungen: Internistische Abklärung vor elektivem Eingriff (▶ Kap. 16–19).

22.1 Einfluss des Operationszeitpunktes

Elektiver Eingriff, z. B. asymptomatische kleine Gallensteine, Varizen, Schönheitsoperationen etc.:

Der Zeitpunkt der Operation kann über Monate nach Bedarf verschoben werden und bietet somit die Möglichkeit zur optimalen präoperativen Diabeteseinstellung. Anzustreben sind BZ-Tagesprofile im Normbereich oder zumindest Nü-BZ 130 mg/dl (~7 mmol/l) und postprandial <200 mg/dl (<11 mmol/l). Idealerweise sollte der HbA_1-Wert maximal 20% über dem Normbereich liegen. Liegen die Blutzuckerwerte regelhaft nüchtern über 180 mg/dl und postprandial über 230 mg/dl sollte ein elektiver Eingriff möglichst verschoben und zunächst eine Besserung der Stoffwechsellage angestrebt werden. Ebenfalls werden die Begleiterkrankungen erfasst. Dabei soll der Formenkreis der diabetischen Folgeerkrankungen berücksichtigt werden.

Semielektiver Eingriff, z. B. sekundäre Osteosynthesen, Tumor-Operationen etc.: Diese Eingriffe sind zwar aufschiebbar, jedoch im Allgemeinen für maximal einige Wochen. Oft bleibt der Patient in der Klinik. Hier muss zwischen dem Vorteil einer raschen Operation, also z. B. bessere Osteosyntheseergebnisse, und der maximalen Vorbereitung des Diabetespatienten, abgewogen werden.

Dringlichen Operationen geht oft eine Stabilisierungsphase voraus; ein Beispiel ist der Patient mit Ileus. In dieser Stabilisierungsphase sollte bereits auf eine ausreichende Energiezufuhr von ca. 10 g Glukose/h geachtet werden unter begleitender Insulingabe nach BZ.

Notfalloperation: Traumapatienten müssen mitunter ohne Vorbereitung direkt in den Operationssaal. Idealerweise sollte ein Arzt die Möglichkeit haben, über den Diabetespatienten so viel fremdanamnestische Informationen wie möglich zu erhalten (z. B. Diabetes-Pass, Hausarzt, Angehörige), während das Operationsteam beginnt.

22.2 Anästhesieverfahren und Tageszeit

Regionalanästhesieverfahren erleichtern das Procedere sehr, da der Patient postoperativ wieder essen kann. Die Nahrungskarenz liegt bei maximal 4–6 Stunden. Präoperativ sollten gerade bei Diabetikern Polyneuropathien erfasst werden. Etwaige

Verschlechterungen von nervalen Ausfällen werden sonst dem Anästhesisten angelastet.

Bei **Vollnarkosen** besteht v. a. die Gefahr von intraoperativen Hypoglykämien, die wegen fehlender klinischer Symptomatik nicht erkannt werden. Obligat sind stündliche BZ-Kontrollen. Bei BZ-Werten im unteren Normbereich und bei Ausgleich einer Hypoglykämie wird der BZ alle 30–60 Minuten bestimmt.

❯ Der Diabetiker sollte keinen ambulanten Eingriff in Vollnarkose bekommen, da die postoperative Überwachung dabei zu kurz ist.

Tageszeit Einige Autoren fordern, dass der Diabetespatient morgens an erster Stelle operiert wird. Dies erleichtert das Management des Diabetespatienten perioperativ sehr. In modernen Kliniken mit leistungsfähigem Labor und optimaler Vorbereitung ist diese Forderung nachrangig.

22.3 Operation und Postaggressions-stoffwechsel

Große Operationen Intra- und postoperativ verändert sich der Stoffwechsel im Sinne eines sogenannten Postaggressionsstoffwechsels. Diese Stoffwechselsituation entspricht einer Entgleisung, wie sie z. B. nach Traumata oder Sepsis sowie auch nach Herzinfarkten und zerebralen Insulten beobachtet wird. Diese Phase kann bei Hüftoperationen einen Tag, nach Hemikolektomie zwei Tage dauern und geht bei nekrotisierender Pankreatitis über Wochen. Gekennzeichnet ist diese Phase durch ein Überwiegen der Insulinantagonisten Glukagon, Kortisol, ACTH, STH und der Katecholamine, die insgesamt eine katabole Stoffwechselsituation erzeugen. Der »physiologische Sinn« ist die Bereitstellung von Energieträgern zur Bewältigung körperlicher Herausforderungen. Eine überschießende Glukoneogenese führt zur Hyperglykämie bei gleichzeitig bestehender peripherer Glukoseverwertungsstörung. Entsprechend diesem Ungleichgewicht der Hormonwirkungen werden auch körpereigene Proteine und Fette abgebaut.

Der Nichtdiabetiker kann den erhöhten Bedarf, mitunter das 2- bis 3-Fache des normalen Insulinbedarfs, ausschütten und wahrt ein Gleichgewicht, das die möglichst rasche Rekompensation dieser Stoffwechselentgleisung erlaubt.

Diabetiker haben oft einen protrahierten Verlauf, durch den mitunter trotz hoher Dosen Insulin nicht gestoppt werden kann, da sie und besonders Typ-2-Diabetiker eine Insulinresistenz aufweisen. Außerdem führt die periphere Zufuhr zu einer unphysiologischen Insulinverteilung (▶ Abschn. 20.1). Man stellt eine Glukosezufuhr von 100–200 g Glukose pro Tag sicher. Zu viel Glukose oder gar Fette werden initial (2–3 Tage) nicht verstoffwechselt (▶ Abschn. 22.5). Die Insulinzufuhr erfolgt intraoperativ stündlich, postoperativ nach 2- bis 4-stündlichen BZ-Kontrollen. Bis zu 100 E Insulin und mehr werden pro Tag gebraucht.

❯ Volumenmangel, Mikrozirkulationsstörungen, Hypoxien, Azidose, Schmerzen, Elektrolytentgleisungen und septische Streuungen müssen beseitigt werden, um die katabolen Stimuli zu drosseln.

Kleine Eingriffe Kleine Eingriffe, z. B. Handchirurgie in Regionalanästhesie, bedürfen nur einer präoperativen Reduktion der Antidiabetika. Nach der Operation fährt der Patient wie gewohnt mit seinem Diabetesregime fort.

22.4 Begleiterkrankungen und diabetische Folgeerkrankungen

Häufige Begleit- und Folgeerkrankungen, die präoperativ erfasst werden sollten, sind in ◘ Tab. 22.1 angeführt.

Gastroparese, sei sie akut (reversibel) durch eine schlechte Einstellung (BZ >200 mg/dl [>11,1 mmol/l]) oder chronisch durch die autonome Neuropathie, erhöht das Aspirationsrisiko. Prokinetika und Säureblocker werden am Vorabend der Operation angesetzt. Vor der Narkose wird der Magen abgesaugt, und in Oberkörperhochlage wird schnell, ohne Maskenbeatmung, intubiert.

Die **diabetische Neuropathie** prädisponiert zur besonderen Druckempfindlichkeit peripherer

◨ Tab. 22.1   Häufige Begleit- und Folgeerkrankungen

Autonome Neuropathie	Aspirationsneigung bei Gastroparese
	Verlängerte postoperative Darmatonie
	Herzrhythmusstörungen
	Orthostatischer Blutdruckabfall
	Kreislaufversagen bei gestörter Gefäßregulation
	Blasenentleerungsstörungen
Periphere Neuropathie	Motorische und sensible periphere Ausfälle
Hypertonie	Präoperative Einstellung
	Perioperative Überwachung
Angiopathie	Stumme Herzinfarkte
	Zerebrale Insulte
	Mangelperfusionen, u. a. mit Wundheilungsstörungen
Leukozyten	Gestörte Immunabwehr mit Infektionsneigung
Hyperviskosität, Hämostaseveränderungen	Thrombosen
	Embolien
Nephropathie	Kontrastmittel bei Kreatinin 2 mg/dl (177 µmol/l) nur bei guter Hydrierung, Ausscheidung und stabilem Kreislauf; danach Kreatininkontrollen
	Kontrastmittel bei Kreatinin >3 mg/dl (>265 µmol/l), besonders wenn auch eine Proteinurie vorliegt, relativ kontraindiziert
	Keine nichtsteroidalen Antirheumatika (NSAR, Diclofenac etc.). Die Autoregulation der Niere wird beeinträchtigt mit konsekutivem Nierenversagen

Nerven. Eine Peroneusläsion bei Diabetikern wird gerne auf eine inadäquate Lagerung zurückgeführt. Man tut gut daran, ganz besonders auf eine korrekte Lagerung und Polsterung vor und während der Operation zu achten. Aus forensischen Gründen werden vorbestehende Schäden dokumentiert.

22.5   Therapie

Das praktische perioperative Vorgehen kann neben der Beachtung einiger wesentlicher Punkte (wie der engmaschigen BZ-Kontrolle und dem rechtzeitigen Absetzen von Biguaniden) variieren. Elementar sind die Kenntnis des Krankheitsbildes Diabetes, seiner Komplikationen, entsprechende Überwachung und eine rationale perioperative Therapie. Sollten perioperative Insulingaben erforderlich werden, so bietet sich die i.v.-Applikation

an. Die s.c.-Injektion ist bezüglich der Wirkung in der Regel schlecht steuerbar.

22.5.1   Insulin über Perfusor

> Insulin läuft am besten parallel zur Infusion kontinuierlich über einen Perfusor (Dosierung: ▸ Abschn. 20.5).

Als Standard gilt: 50 ml NaCl 0,9% oder Glukose 5% enthalten 50 E Normalinsulin, also 1 E Insulin/ml.

Um Hypoglykämien zu vermeiden, strebt man perioperativ BZ-Werte um 120 mg/dl (6,7 mmol/l) bis ca. 160 mg/dl (8.9 mmol/l) an. Eine zu aggressive Blutzuckersenkung ergibt keine Vorteile.

Insulin in Glukoseinfusion Insulin in der Glukoseinfusion ist auch praktikabel (▸ Abschn. 20.5). Nur ist das nötige Verhältnis von Insulineinheiten zur

Glukosemenge im Verlauf nicht immer voraussehbar. Im Allgemeinen liegt das Verhältnis von Insulineinheiten zu Glukose in Gramm (also E Insulin/Glukose in g) bei 1/5 bis 1/3. Im Einzelfall kann es aber auch 1/1 und größer sein. Dies hängt vom Ausmaß der Insulinresistenz ab. Günstig sind der schlanke Diabetiker und eine kleine Operation. Bei Sepsis mit Leberversagen wird die Dosierung enorm ansteigen. In 500 ml Glukose 10% gibt man also 10–16 E Normalinsulin, evtl. aber auch 25–60 E. Vergleichsweise einfach ist die separate Insulininfusion über den Perfusor zur Dosisanpassung nach den BZ-Kontrollen.

Bedarfsinsulin perioperativ Abgedeckt durch das Bedarfsinsulin wird der Energiebedarf entsprechend 5–10 g Glukose/h (also die Glukoseinfusion).

Basalinsulin perioperativ Beim insulinpflichtigen/-bedürftigen Diabetiker (Typ 1 und Typ 2) wird der Basalinsulinbedarf perioperativ mit 1 E/h (0,015 E/ kg KG/h) substituiert. Bei kleinen, ggf. auch bei mittleren Eingriffen wird eine basale Insulinsubstitution s.c. weitergeführt. Ansonsten wird der Basalbedarf dem errechneten Normalinsulinbedarf zur Abdeckung der Glukoseinfusion zugeschlagen. Hierzu ist die Perfusorapplikation natürlich am übersichtlichsten und einfachsten.

Korrekturinsulin Überhöhte BZ (>160 mg/dl [>9 mmol/l]) werden korrigiert; Entgleisungen sind in der Regel die Ursache einer akuten Insulinresistenz, z. B. bei großer Operation, Sepsis etc.

Vollständige Substitution Der Typ-1-Diabetiker braucht zusätzlich zum Bedarfsinsulin die Substitution des Basalinsulins. Bei Typ-2-Diabetikern mit vollständiger oder fast vollständiger Insulinsubstitution (>0,5 E/kg KG) plant man perioperativ eine Abdeckung des Bedarfs- und Basalinsulins ein.

22.5.2 Partielle Substitution des Typ-2-Diabetikers

> Der diätetisch eingestellte Typ-2-Diabetiker braucht in der Regel perioperativ kein Insulin.

Kleine (bis mittlere) Operationen werden ohne Insulin und Glukose durchgeführt, da der Stoffwechsel sich ausreichend selbst reguliert. Bei großen Infektionen etc. kann die Insulinresistenz so stark zunehmen, dass die Eigensekretion nicht mehr ausreicht. Dies ist im Einzelfall nicht vorherzusehen, sollte aber durch zweistündliche BZ-Kontrollen erkannt werden.

Der Typ-2-Diabetiker unter oralen Antidiabetika, partieller Insulinsubstitution oder einer Kombinationstherapie OAD/Insulin braucht bei mittleren bis großen Eingriffen auch perioperativ eine partielle Insulinsubstitution. Das Ausmaß ist nicht vorhersehbar. Die Glukoseinfusion wird immer mit Insulin, also dem Bedarfsinsulin, abgedeckt (~1–2 E/5 g Glukose).

Hohe Insulindosen Sehr hohe Insulindosen, teilweise weit über 100 E/Tag, können für alle Formen des Diabetes nötig werden. Dies hängt vom Ausmaß der Insulinresistenz ab (► Abschn. 20.7). Ein klassisches Beispiel wäre die nekrotisierende Pankreatitis mit Sepsis und Schock.

Die in der Übersicht angeführten Maßnahmen der präoperativen Diagnostik sind heute vor **planbaren Wahloperationen** oder auch **Interventionen** zu fordern.

Präoperative Planung und Diagnostik
- Labor: übliche Routine, HbA$_{1c}$, ggf. Urinuntersuchung inkl. Kultur
- Gefäßstatus: Blutdruck, periphere Pulse, Auskultation der Arterien, ggf. Doppler-Untersuchung
- Neurostatus
- Augenärztliche Kontrolluntersuchung
- Abdominelle Sonographie
- EKG: Ruhe-EKG, u. U. Belastungs-EKG, rechnergestütztes EKG zur Diagnose einer autonomen Neuropathie (Beat-to-beat-Variation)
- Röntgen-Thorax in zwei Ebenen

Bei **akut notwendigen Operationen** muss das folgende verkürzte Programm genügen. Das diagnostische Minimalprogramm besteht aus:
- Anamnese (evtl. Fremdanamnese, Hausarzt kontaktieren), Diabetes-Typ? Diabetes-Dauer?

Bisherige Therapie? Einstellungsqualität (Diabetiker-Tagebuch, Selbstkontrollprotokolle)? Letzte Nahrungsaufnahme? Wann letzte Insulininjektion? Einnahme oraler Antibiotika? Anhaltendes Erbrechen? Folgeschäden des Diabetes?

- Klinik: RR, Puls, Gefäßstatus, Neurostatus, Funduskontrolle, Hydratationszustand (Hautturgor, Venenfüllung, Schleimhäute)
- Labor: Blutbild, Elektrolyte, Harnstoff, Kreatinin, Gesamteiweiß, Urinstatus (Proteinurie?), Blutzucker, Azeton im Urin, evtl. Blutgasanalyse, Blut zur HbA1c-Bestimmung asservieren

Tipps zur perioperativen Glukose- und Insulinsubstitution

NPH-Insuline und lang wirksame Analoginsuline vom Vorabend können noch wirken, dann wird zunächst nur die Glukoseinfusion abgedeckt.

Sollte der BZ wegen Insulinüberdosierung mit der Infusion oder über Perfusor zu tief abfallen, so nützt eine Dosisreduktion zunächst nichts, da Insulin i.v. etwa 15 Minuten nachwirkt. Es wird passager zusätzlich Glukose gegeben.

Ein Unfall könnte auch durch eine Insulinüberdosierung verursacht worden sein; dann wird man natürlich den BZ-Verlauf abwarten und Glukose infundieren.

Insulinmangel und zu geringe Energiezufuhr führen zur katabolen Stoffwechsellage mit einem Mangel an intrazellulären Energieträgern. Die Vermeidung von Unterzuckerungen ist insgesamt von entscheidender Bedeutung. Gerade bei zentralen Ischämien, wie sie v. a. bei älteren Patienten bei jeder Operation vorkommen können (Sklerose, mangelnde Autoregulation), wirkt sich ein hoher BZ nachteilig aus.

Die Gabe von 5–10 g Glukose/h, bedarfsweise mit ausreichend Insulin, schützt vor einer Initiierung der Glukoneogenese. Dies ist v. a. wichtig bei mittleren bis großen und langen Eingriffen. Grundfalsch ist es, v. a. beim insulinpflichtigen Diabetiker, perioperativ kein Insulin und keine Glukose zu geben, um den BZ wenig ansteigen zu lassen. Der Stoffwechsel entgleist dann nachhaltig.

Ausreichende Flüssigkeitszufuhr beugt einer Insulinresistenz durch Exsikkose vor. Vor allem bei AVK-Patienten ist eine großzügige Hydrierung zur Vermeidung von Ischämien (Stresshormone durch Mangelperfusion) wichtig; z. B. zerebrale Mikroinsulte mit Wesensveränderung und postoperativem Durchgangssyndrom, Niereninsuffizienz etc.

Der perioperative **Kaliumbedarf** wird gerne einmal übersehen. 50–100 mmol werden, je nach Eingriff, Ausgangswert und abhängig davon, ob eine Magensonde liegt, substituiert.

Die **postoperative Infusionstherapie** des Diabetikers wird unterschiedlich gehandhabt. Einheitlich ist eine langsame Steigerung der venösen Nährstoffzufuhr nach Maßgabe des Postaggressionsstoffwechsels.

Praktische perioperative Stoffwechselkontrolle und Stoffwechselmanagement

Perioperatives Procedere bei Typ-2-Diabetes Die Therapie mit oralen Antidiabetika Metformin muss man mindestens 48 Stunden vor einer Operation absetzen!

Kleine Operation:
- Keine SH am Op.-Tag
- BZ <200 mg/dl (11,1 mmol/l): Op., BZ alle 1–2 h
- BZ >250 mg/dl (13,9 mmol/l): s.c. Normalinsulin, 4–6 E

Mittlere Operation:
- Keine SH am Op.-Tag
- Infusion mit 5%Glukose
- BZ stündlich: s.c. Normalinsulin nach BZ
- BZ >250 mg/dl (13,9 mmol/l): 4–6 E
- SH mit erster postoperativer Mahlzeit

Große Operation:
- Umstellung auf Insulin präoperativ

Perioperatives Management bei Typ-1-Diabetes Glukose-Insulin-Kalium-Infusionsregime (GIK):
- 500 ml 10%Glukose mit Normalinsulin (16 E) und KCl (10 mmol), 80 ml/h mit Infusomat (=2,6 E Insulin/h, 8 g Glukose/h)
- Mehr Insulin (20 E=3,2 E/h) bei Adipösen oder initial hohem BZ
- Niedrigere Dosis (12 E=1,9 E/h) bei sehr schlanken Patienten

- Anpassen der Dosis: – 4 E, wenn BZ fällt bzw. normal/niedrig; + 4 E, wenn BZ steigt oder hoch ist
- GIK-Infusion fortsetzen bis 30–60 Minuten nach erster Mahlzeit
- Höhere Glukosekonzentration, wenn Volumenzufuhr problematisch; täglich auf Verdünnungshyponatriämie untersuchen
- Postoperativ so schnell wie möglich zum üblichen Insulin-Therapieschema zurückkehren, sobald orale Nahrungsaufnahme wieder möglich ist

Richtwerte für den perioperativen intravenösen Insulinbedarf nach Alberti bei Infusion von 10%iger Glukose/h
- Bei Adipositas: 4–6 E/h
- Bei Glukokortikoidtherapie: 5–8 E/h
- Bei schwerer Infektion, Sepsis: 6–8 E/h
- Bei Operationen am Herzen: 8–12 E/h

Am Operationstag werden Glukose und Elektrolytlösungen kombiniert, z. B. 1000 ml Glukose 5–10% und 1000 ml Ringer bei insgesamt 100–150 ml/h. Nun kann man am 2. oder 3. postoperativen Tag auf niedrigosmolare Mischlösungen mit Aminosäuren, Glukose und Elektrolyten übergehen. Nach 3–4 Tagen wechselt man auf eine volle parenterale Ernährung. Das Fortschreiten hängt von der Stoffwechsellage und damit meist von der Größe des Eingriffs ab. Nach kleinen Operationen werden hoch konzentrierte Glukoselösungen, Fette und Aminosäuren früher wieder verstoffwechselt.

Alkohol und Diabetes

23

Der Alkoholgenuss, insbesondere der Genuss »gesundheitsförderlicher Zubereitungen« wie Rotwein oder auch anderer Alkoholformen, ist geradezu zu einer Modeerscheinung geworden. Da Alkohol häufig konsumiert wird, sollte dem Thema Umgang mit Alkohol ein breiter Raum gegeben werden. Im Beratungsgespräch mit dem Patienten sollte deshalb auch sehr spezifisch nach den jeweiligen Gewohnheiten gefragt werden.

Grundsätzlich ist anzumerken, dass ein moderater Alkoholgenuss als akzeptabel gilt. Dieser ist definiert für Frauen <10 g Alkohol/Tag, für Männer <20 g/Tag. Auch wurden in einigen Studien tatsächlich Hinweise auf gefäßprotektive Wirkungen gefunden. Man schreibt dies vor allem hochwertigem Rotwein zu. Insgesamt bleibt aber festzustellen, dass Alkohol ein Zellgift mit überwiegend negativen Wirkungen ist und keine Grundlagen für Empfehlungen zu einem regelmäßigen Alkoholkonsum – insbesondere beim Diabetiker – bestehen. Alkohol ist zudem myotoxisch. Es führt über 12–24 Stunden zu einer verminderten Herzleistung, führt oft zu einer progredienten Herzinsuffizienz, ist arrhythmogen – gehäuft mit VES, SVES, Salven und Tachyarrhythmien – und induziert als Zellgift einen Abbau von Muskulatur.

> **Alkohol ist und bleibt ein Stoffwechselgift. Selbst die Bekanntheit der vermeintlich gesundheitsförderlichen Aspekte darf keinesfalls dazu führen, Alkohol als Nahrungsmittel mit besonderen Eigenschaften im Rahmen einer Diabeteskost anzupreisen.**

Die Erfahrung lehrt, dass z. B. die gefürchtete Komplikation einer diabetischen Neuropathie häufiger in Zusammenhang mit Alkoholkonsum auftritt, im Vordergrund der therapeutischen Bemühungen oft jedoch die Stoffwechselkontrolle gesehen wird und nicht auch das Nerventoxin C_2H_5OH als wichtiger Co-Faktor. Problematisch ist in gleicher Weise der C2-Abusus, in dessen Folge sich ein pankreopriver Diabetes mellitus entwickelt.

Eine zuletzt im »British Medical Journal« (BMJ) im Jahre 2011 veröffentliche Studie mit 84 aussagefähigen Langzeit-Beobachtungsstudien an Männern und Frauen aus allen Teilen der Welt ließ aufhorchen:

Der regelmäßige, aber mäßige Genuss von Wein und anderen alkoholischen Getränken schützt die Gesundheit. Dabei konnte nachgewiesen werden, dass im Vergleich zur Abstinenz das Risiko für Herz-Kreislauf-Sterblichkeit um 25% gesenkt wurde. Dabei lag die Dosis, die den günstigsten Effekt anzeigte, zwischen 30 und 50 Gramm Alkohol (entspricht 200–400 ml Wein) pro Tag, wobei Frauen eher in den unteren Bereichen einzuordnen sind (Brien et al. 2011; Ronksley et al. 2011).

Die biologischen Effekte des Alkohols werden dabei über eine HDL-Anhebung eine Absenkung des Fibrinogenspiegels sowie eine Anhebung des Adiponektinspiegels erzielt. Alkohol als eines der ältesten Genussmittel der Menschheit ist aber im Falle eines Missbrauchs mit einer Vielzahl ernsthafter Gesundheitsschäden assoziiert. Alkoholkonsum in höheren Mengen führt zu einem Umbau der Leber in Richtung einer Fettleber. Dabei sind die Toxizitätsgrenzen individuell verschieden sowie geschlechtsspezifisch. Limitierend wirkt sich hierbei die Kapazität des alkoholabbauenden Enzyms Alkoholdehydrogenase aus.

Berechnung der Alkoholmenge in Gramm Die toxische Grenze liegt bei Männern bei 40 Gramm Alkohol pro Tag und bei Frauen bei rund 20 Gramm. Generell gilt: Die tägliche Menge Alkohol sollte bei Diabetikern 15 Gramm nicht übersteigen.

Wie viel Gramm Alkohol stecken in einem Getränk? Ein Glas Wein (0,1 l) mit 11 Vol % enthält ca. 9 Gramm Alkohol, ein Glas Bier (0,2 l) mit 4,8 Vol % enthält ca. 7,7 Gramm Alkohol. Um den Alkoholgehalt eines Getränke zu berechnen, sind folgende Angaben nötig:
- die Menge des Getränks in ml
- der Alkoholgehalt in Volumenprozent (% Vol.),
- das spezifische Gewicht des Alkohols: 0,8 g/cm³.

Die Formel zur Berechnung des Alkoholgehalts lautet:

$$\text{Menge in ml} \times \left(\frac{\%\ \text{Vol.}}{100} \right) \times 0{,}8$$
$$= \textit{Gramm reiner Alkohol}$$

Gefahr durch Hypoglykämien Alkohol kann über eine Hemmung der Glukoneogenese in der Leber zu lang anhaltenden Hypoglykämien führen oder aber selbst auslösen. Gerade durch lang anhaltende Nahrungskarenz wie in den Nachtstunden können unbemerkte Hypoglykämien bei Diabetikern, die Insulin spritzen oder orale Antidiabetiker einnehmen, zu einer massiven Gefährdung führen. Daher wird empfohlen, Alkohol nur mit Kohlenhydratreichen Mahlzeiten zu konsumieren.

Neuropathie und Alkohol Diabetes in Kombination mit chronischem Alkoholkonsum potenziert die Gefahr einer diabetische Polyneuropathie, da bei vielen Patienten über Jahre eine Neuropathie aufgrund des toxischen Alkoholgenusses auch ohne schon bestehenden Diabetes voranschreitet.

Ziel sollte hier sein neben einer Stoffwechseloptimierung auch den bestehenden Alkoholkonsum drastisch Einzuschränken.

Adipositas und Alkohol Alkohol ist ein hoch kalorisches Genussmittel, welches fast so viele Kalorien enthält wie Fett. Da grade viele Typ-2-Diabetespatienten mit starkem Übergewicht zu kämpfen haben, ist hier eine Alkoholreduktion im Patientengespräch bzw. in der Schulung des Patienten anzuraten.

Metformin und Alkoholkonsum Metformin kann zu einer Laktazidose führen – das entsprechende Risiko wird bei gleichzeitiger Einnahme von Metformin und größeren Mengen Alkohol erhöht. Es besteht eine Kontraindikation von alkoholabhängigen Patienten für Metformin.

Als unbedenklich gilt eine moderate Alkoholaufnahme, verbunden mit einer kohlenhydratreichen Mahlzeit bei Patienten, die Metformin einnehmen.

> **Gerade beim Genuss von Alkohol gilt des Satz des Paracelsus: Alle Dinge sind Gift und nichts ohne Gift. Allein die Dosis macht, dass ein Ding kein Gift ist.**

Die Studien der letzten Jahre zeigen positive Auswirkung auf die Lebenserwartung, aber auch auf die Lebensqualität bei minimalem Konsum alkoholischer Getränke – insbesondere von hochwertigem Rotwein. Es konnte, wie wir bereits sahen, ein schützender Effekt auf die Inzidenz von Herz-Kreislauf-Erkrankungen nachgewiesen werden, aber: Im Hinblick auf die potenzielle Suchtgefahr sowie die oben geschilderten alkoholtoxischen Nebenwirkungen sollte die Entscheidung, regelmäßig Alkohol zu konsumieren, gerade bei einem Menschen mit Diabetes mellitus eher nicht getroffen werden.

Alkohol kann über eine Hemmung der Glukoneogenese in der Leber zu lang anhaltenden **Hypoglykämien** führen. Deshalb sollte man nach Alkoholgenuss nicht mit BZ-Werten unter 150 mg/dl ins Bett gehen. Gerade wenn bei lang anhaltender Nahrungskarenz oder lang dauerndem Sport keine Glykogenspeicher angelegt wurden und der BZ-Spiegel bereits grenzwertig niedrig ist, wird der Diabetiker ein hohes Risiko einer Hypoglykämie durch den Alkoholgenuss eingehen.

Der Diabetiker hat unter verschiedenen Konstellationen, wie Insulintherapie, Sulfonylharnstofftherapie und Hyperinsulinämie, zum Teil eine supprimierte Glukagonreaktion. Die metabolischen Effekte des Alkohols, die mangelnde Glukagonreaktion, die nicht angelegten Glykogenspeicher und die grenzwertigen Blutzuckerspiegel addieren sich dann zu einer erhöhten Hypoglykämiegefahr.

Es gibt einige **Regeln im Umgang mit Alkohol**, die der Diabetiker kennen sollte (◻ Tab. 23.1).

Das Phänomen der Hemmung der Glukoneogenese durch Alkohol ist manchen älteren Damen mit Typ-2-Diabetes bekannt. Bevor sie zum Arzt zur BZ-Kontrolle gehen, wird ein Schnäpschen nach dem Aufstehen getrunken. Dies hemmt morgens die Glukoneogenese, und »der Doktor kann sich über die guten BZ-Werte freuen«.

Ein striktes Alkoholverbot muss der Diabetespatient per se nicht einhalten, außer unter der **Therapie mit Biguaniden**. Grundsätzlich ist dem Diabetiker jedoch von regelmäßigem Alkoholgenuss auch wegen spezifischer Effekte im Zusammenhang mit der Stoffwechselstörung abzuraten, da der Alkohol eine Hypertriglyceridämie, die Entstehung einer Hypertonie und eine Gewichtszunahme und damit auch die diabetesassoziierten Komplikationen begünstigt.

▣ **Tab. 23.1** Regeln für den Dieabetiker im Umgang mit Alkohol	
Harte Alkoholika	Schnaps, Wodka etc. sind hoch konzentrierte Alkoholika ohne Kohlenhydrate, sie sind deshalb besonders ungünstig
Bier	Es hat 1,2 BE/500 ml; damit ist das Verhältnis von Alkoholwirkung und Kohlenhydratbedarf ausgewogen. Deshalb ist es für den Diabetiker »günstig«. Negative Auswirkungen auf das Lipidprofil mit Triglyzeriderhöhung, HDL-Cholesterin-Verminderung sind zu beachten
Insulindosis, SH-Dosis	Falls vorhersehbar, sollte die Dosierung der Antidiabetika vor und nach einem Fest reduziert werden. Genaue Angaben sind nicht möglich
Begleitperson	Eine Begleitperson sollte über die Diabeteskrankheit informiert sein und optimalerweise bei einer Hypoglykämie Glukose geben können; zumindest Hilfe sollte sie herbeiholen und die Helfer über die Grundkrankheit informieren können
Snacks	Kleinere Snacks bei einer Festivität schützen vor der Hypoglykämie

> ❯ Nach größerem Alkoholgenuss wird eine Normoglykämie für diesen Tag und die folgenden nicht erreichbar sein. Häufigere BZ-Kontrollen schützen vor einer schweren Hypoglykämie.

Der **Alkoholentzug** beim Alkoholabhängigen kann mit einer Ketoazidose und normalem BZ einhergehen. Nach einem Alkoholexzess geraten diese Menschen nicht selten in den Alkoholentzug, da ihnen aus verschiedenen Gründen kein Alkohol mehr zur Verfügung steht. Eine Mangelernährung und ein Leberschaden liegen häufig vor. Katecholamine initiieren einen Stressstoffwechsel. Die Alkoholintoxikation hemmt die Glukoneogenese und die Insulinsekretion nachhaltig. Die Leber hat keine Glykogenreserven und ist durch die Vorschädigung nur sehr eingeschränkt zur Glykogenolyse und Glukoneogenese in der Lage. Die Therapie besteht dementsprechend aus Glukoseinfusionen, verbunden mit der Gabe von Vitamin B_1, um die Glukoseutilisation erst wieder zu ermöglichen.

Grundzüge der Diabeteskost

Die Diabeteskost ist zu verstehen als eine gesunde Ernährung. Sie stellt ohne jeden Zweifel auch heute das entscheidende Element in der Diabetestherapie dar. Eine gesunde Ernährung – verbunden mit körperlicher Aktivität – ist gleichermaßen das entscheidende Element in der Diabetesprävention sowie in der nichtmedikamentösen Behandlung einer Fettstoffwechselstörung oder auch zur begleitenden Therapie eines Bluthochdrucks. Ohne Kenntnis der Blutzuckerauswirkungen der Nährstoffe funktioniert weder eine intensivierte Insulinbehandlung (ICT) beim Typ-1-Diabetiker noch werden die Therapieziele beim Typ-2-Diabetiker mit Reduktion des erhöhten kardiovaskulären Risikos erreicht.

> ❯ Eine gesunde Ernährung ist das zentrale Element in der Diabetestherapie. Ernährung ist Therapie und somit ein gleichwertiges Behandlungsprinzip wie die vielfältigen medikamentösen Ansätze.

In der Vergangenheit ist die Diabeteskost häufig als eine durch Verbote geprägte »Diät« von Therapeuten und auch Patienten missverstanden worden. Entscheidend für die erfolgreiche Umsetzung ist die Entwicklung eines von allen Beteiligten positiv besetzten Ernährungsplans, dessen Grundlage für Typ-1- und Typ-2-Diabetiker eine **vollwertige und bedarfsgerechte Kost** ist. Im besonderen Maße gilt für die Empfehlungen zur Kostform des Typ-2-Diabetikers, dass der Erkrankte und seine »gesunden« Familienmitglieder mitberaten und alle Mitglieder einer Familie dann auch den Empfehlungen einer vollwertigen, bedarfsgerechten und damit gesunden Kostform folgen.

Dieses Kapitel kann die Ansprüche an eine qualifizierte Diätberatung nicht erfüllen. Hierzu wird auf entsprechende Fachliteratur (z. B. Biesalski et al. 2004; US Department of Health and Human Services 2005; »Evidenz-basierte Ernährungsempfehlungen zur Behandlung und Prävention des Diabetes mellitus« der DDG aus 2005: http://www.deutsche-diabetes-gesellschaft.de/redaktion/mitteilungen/leitlinien/EBL_Ernaehrung_2005.pdf) und insbesondere auf den an der praktischen Umsetzung orientierten Rat einer professionellen Ernährungsberatung verwiesen. Die hier vorgelegten »Grundzüge der Diabeteskost« liefern lediglich die Grundlagen, um die Diabeteskost zu verstehen und um eine Basis für das Studium der weiterführende Literatur zu haben.

Ernährungsrichtlinien für Diabetiker

Typ-1-Diabetiker
- Gesunde, ausgewogene Ernährung
- Abstimmung zwischen Insulinmengen, Ernährung und körperlicher Aktivität
- Spezielle Diätprodukte sind überflüssig.

Jugendlicher Typ-1-Diabetiker
- Besondere Beachtung von Essensgewohnheiten, Geschmacksrichtungen
- Beachten des altersentsprechenden Energiebedarfs
- Keine übermäßige Restriktion/Tabuisierung von Süßigkeiten
- Gefahr von Essstörungen

Typ-2-Diabetiker, normalgewichtig
- Energiegerechte gesunde Ernährung, in der Regel 25–30 kcal/kg KG/Tag

Typ-2-Diabetiker, übergewichtig
- Reduktionskost: 500–800 kcal pro Tag unter dem berechneten Energiebedarf

Gestationsdiabetes
- Ballaststoffreiche Kost
- Eiweißgehalt 1,5–2 g/kg KG/Tag
- Kalorienmenge 30–40 kcal/kg KG/Tag
- Bei Blutdruckerhöhung Natriumrestriktion
- Einsatz von Süßstoffen und Zuckeralkoholen in reduzierten Mengen möglich

---

24.1 Indikationen zur iso- oder hypokalorischen Diabeteskost

Isokalorische Diät Für normalgewichtige Typ-1- und Typ-2-Diabetiker wird die Diabeteskost an den Bedarf angepasst. Diese Kost bezeichnet man als isokalorische Diät. Körperliche Aktivitäten, Größe, Gewicht und der Gewichtsverlust (Wiegen 1-mal pro Woche) gehen in die Bedarfsberechnung ein. (Die Berechnungsgrundlagen werden weiter unten beschrieben.) Idealerweise strebt man eine Normoglykämie bei altersentsprechender körperlicher Belastbarkeit an. Mit einer unnötigen Kohlenhydratreduktion wird der Anteil an Eiweiß und Fett in der Ernährung gesteigert, und man erkauft eine Normoglykämie mit einer verminderten körperlichen Belastbarkeit und letztlich auch mit einer reduzierten Glukosetoleranz.

Gesunde Ernährung: Vollwertige und bedarfsdeckende Kost

- 45–60% komplexe Kohlenhydrate
- <10% einfacher Zucker (Mono- und Disaccharide)
- >40 g Ballaststoffe
- Eiweiß: 10–20% an Energie
- Fett: 30–35% an Energie
- Anteil gesättigter Fettsäuren: <10%
- Salzkonsum: <6 g/Tag
- Alkohol: Frauen <10 g/Tag, Männer <20 g/Tag (nicht regelmäßig!)

Hypokalorische Diabeteskost Die Reduktionsdiät, also eine hypokalorische Diabeteskost, ist bestimmt für den adipösen Diabetiker, meist D. m. Typ 2. Grob orientierend kann man in etwa davon ausgehen, dass eine Reduktion um 600–800 kcal pro Tag, z. B. über 14 Tage, das Körpergewicht um 1 kg senkt.

Das Ziel ist eine **verbesserte Sensitivität der Insulinrezeptoren**, insbesondere beim metabolischen Syndrom. Mit dem Abbau des Fettgewebes kann der Bedarf an Antidiabetika erheblich sinken. Bereits nach einer Gewichtsreduktion um 4–5 kg kommt dieser Effekt zum Tragen. Häufig haben Therapeut und auch der Betroffene als Ziel einer Gewichtsreduktion primär das Normalgewicht vor Augen. Ein solchermaßen unrealistisches Ziel ist erwartungsgemäß zum Scheitern verurteilt, außerdem stellen sich die gewünschten metabolischen Verbesserungen schon bei weit geringerer Gewichtsreduktion ein und sollten deshalb auch als gemeinsame Therapieziele ganz in den Vordergrund der therapeutischen Bemühungen gerückt werden.

Initial vereinbart man Teilerfolge, wie 5–10 kg im ersten Jahr. Durch Überforderung erreicht man nichts. Rückschläge und erneutes Herangehen muss man positiv kommunizieren. In der Realität sind eine Gewichtsabnahme von 5–10 kg und anschließend Gewichtskonstanz ein Erfolg.

Eine anhaltende Gewichtsreduktion ist eines der am schwierigsten zu erreichenden Therapieziele in der Diabetesbehandlung. Realistische Zielvorgaben sind entscheidend, um die Motivation zu erhalten.

> **Nach Verbesserung der Stoffwechsellage, dem Übergang von Katabolie zu Anabolie ist die Gewichtskonstanz ein bedeutender Therapieerfolg.**

Zur erfolgreichen Reduktionsdiät bedarf es mehr als nur einer Kalorienreduktion. Das **Sättigungsgefühl** ist ebenfalls zu beachten. Ungünstig sind schnell verwertbare Glukoselieferanten, denn diese erzeugen kein oder nur ein kurzes Sättigungsgefühl und führen zu kurzfristigen Blutzuckerspitzen mit hohem Insulinbedarf. Leber und Fettgewebe bekommen im Überfluss Kalorien ab. Zusätzlich bewirken die hohen Insulinspiegel einen BZ-Abfall mit Heißhunger. Dieser Heißhunger kann auch bei schnellen BZ-Abfällen auf überhöhtem BZ-Niveau entstehen. Gerade der adipöse Typ-2-Diabetiker wird durch ein mangelndes Sättigungsgefühl auf Nahrungsaufnahme und Magendehnung sowie durch Mediatoren aus dem Fettgewebe und veränderter hormonaler Antwort des Intestinaltraktes zum Viel-Essen verleitet.

Neben den schnell resorbierbaren Kohlenhydraten sollte auch der Anteil an **gesättigten Fetten** so gering wie möglich gehalten werden, da sie die meisten Kalorien pro Gewichtseinheit haben. Es gibt offensichtlich etwas wie eine Sucht nach Fetten, der man aktiv gegensteuern muss.

Ideal zum Abnehmen sind komplexe, langsam aufspaltbare Kohlenhydrate, also Vollkornprodukte mit hohem Ballaststoffanteil und große Gemüse- und Salatportionen (150–250 g pro Mahlzeit), sowie **Ballaststoffe** (Bohnen, Körner, Gemüse, Salate etc.), mit denen man sich satt essen kann. Sie bewirken ein lang anhaltendes Sättigungsgefühl. Eine solche Nahrungszusammenstellung zeichnet sich durch ein flaches Ansteigen des Glukoseniveaus aus, d. h durch einen niedrigen »glykämischen Index«. Dadurch wird insgesamt weniger gegessen.

24

▣ **Tab. 24.1** Mediterrane Kost	
Komplexe Kohlenhydrate	Mit daraus resultierender besserer Utilisation der Glukose bei niedrigen BZ-Spiegeln im Portalblut
Gemüse	Verwertung zum Teil so günstig, dass kein Insulin hierfür berechnet werden muss. Ballaststoffe verzögern die Resorption
Pflanzliche Öle	Einfach ungesättigte Fettsäuren schützen vor der Arteriosklerose (Olivenöl, Avocados, Walnüsse, Erdnüsse etc.)
Kaum tierische Fette (Fisch statt Fleisch)	Langkettige gesättigte Fettsäuren induzieren die Atherombildung Fisch wird 2- bis 3-mal/Woche gegessen
Früchte und Milchprodukte	Sie sind weniger »glykämisch« als Zuckerprodukte

Die Nährstoffe fluten langsam an, sodass sie von der Leber und von der Muskulatur besser verarbeitet werden können. Es wird also auch weniger an unverarbeiteter Glukose zur Fetteinlagerung in Leber (sog. nichtalkoholinduzierte Fettleber [NASH]) und Fettgewebe aufgebaut. Es sollte jedoch beachtet werden, dass eine solchermaßen ballastoffreiche Kost nicht von allen Betroffen gut vertragen wird, insbesondere ältere Menschen haben damit häufig erhebliche Probleme. Prinzipiell ist es sinnvoll, den Ballaststoffanteil langsam zu steigern, um eine gute Verträglichkeit zu erreichen.

Starke BZ-Schwankungen mit BZ-Abfällen, Heißhungerphasen und Gewichtszunahme sind die Folge von **opulenten Mahlzeiten** mit schnell resorbierbaren Kohlenhydraten. Idealerweise sollten drei ballaststoffreiche Hauptmahlzeiten mit überwiegend komplexen Kohlenhydraten empfohlen werden. Mehrere kleine Mahlzeiten, wie früher empfohlen, haben den Nachteil, dass immer wieder eine Insulinausschüttung induziert wird, mit nachfolgender Hyperinsulinämie und dadurch bedingter Tendenz zur Gewichtszunahme. Das Regime mit den Zwischenmahlzeiten ist nur unter Sulfonylharnstoffen oder hohen Basalinsuindosen günstig; ebenso beim Gestationsdiabetes. Ansonsten ist es obsolet. Im Gegenteil: Gerade längere Nahrungskarenzperioden fördern eine Gewichtsreduktion (▶ Kap. 11).

Bis zu 75% der neu diagnostizierten Typ-2 Diabetiker können durch vermehrte körperliche Aktivität, Diabeteskost und der damit verbundenen Gewichtsreduktion zunächst den BZ normalisieren. Dauerhaft sind es etwa 20%. Man sollte etwa

drei Monate warten, bevor eine Behandlung z. B. mit oralen Antidiabetika begonnen wird.

Bedarfsangepasste Diät Unphysiologisch ist die bedarfsangepasste Diät unter einer konventionellen Insulintherapie, die hier eindeutig ihre Grenzen hat und zur **Insulinmast** führen kann. Anhaltend hohe Insulinspiegel müssen durch eine kontinuierliche Nahrungszufuhr »abgedeckt« werden. 3 Haupt- und 3–4 Zwischenmahlzeiten werden im Tagesverlauf fest eingeplant. Grundsätzlich strebt man eine isokalorische Kost an. Eine passager hyperkalorische Ernährung zur Rekonvaleszenz geschwächter Insulinmangeldiabetiker kann ausnahmsweise erwünscht sein.

Mediterrane Kost Sowohl bei der bedarfsangepassten Diät als auch bei der Reduktionsdiät hält man sich an eine ausgewogene Mischkost, die in etwa der sog. mediterranen Küche entspricht (▣ Tab. 24.1).

24.2   Körpergewicht

Der BMI hat sich als Maßeinheit zur Beschreibung der Adipositas bewährt, insbesondere in unseren Breiten (▣ Tab. 24.2).

> ┌─ **BMI** ─
> Body-Mass-Index oder Körpergewichtsindex in kg/m², also kg KG/Größe in m² (nicht Körperoberfläche!)

▣ Tab. 24.2 Klassifikation der WHO von Unterge-wicht, Normalgewicht und Übergewicht

Klassifikation	BMI (kg/m²)	
	Männer	Frauen
Untergewicht	<20	<18,5
Normalgewicht	20–25	18,5–25
Übergewicht	25–30	25–30
Adipositas Grad I–II	30–40	30–40
Adipositas Grad III	>40	>40

▣ Tab. 24.3 Taillenumfang und Diabetesrisiko

	Erhöhtes Risiko	Deutlich erhöhtes Risiko
Männer	>94 cm	>102 cm
Frauen	>80 cm	>88 cm

Darüber hinaus ist insbesondere für den Stoffwech-sel und das kardiovaskuläre Risiko der Fettvertei-lungstyp wichtig. Insbesondere ein Übermaß an intraabdominellen, viszeralem Fettgewebe ist für den Stoffwechsel und das kardiovaskuläre Risiko ungünstig. Da die Fettverteilung durch den BMI nicht erfasst wird, ist über den BMI hinaus ins-besondere bei Diabetes mellitus die Messung des Taillenumfangs (Bauchumfangs) wichtig. Er wird idealerweise vor dem Frühstück im Stehen bei frei-em Oberkörper an der dicksten Stelle des Bauchs gemessen, meist 2 cm oberhalb des Nabels.

Der Taillenumfang fließt auch in die soge-nannte **waist-to-hip-ratio (WHR)** ein, welche das Verhältnis von Taillenumfang zu Hüftumfang be-schreibt und somit ebenfalls den Fettverteilungs-typ widerspiegelt. Sie sollte bei Männern <1 und bei Frauen <0,85 sein.

Die stammbetonte Fettverteilung wird durch den Taillenumfang gut erfasst (▣ Tab. 24.3 und ▶ Kap. 9).

24.3 Energie-, Kohlenhydrat-, Protein- und Fettbedarf

Eine bedarfsgerechte Energiezufuhr legt die Kalo-rien aus den zwei wesentlichen Elementen Fett und Kohlenhydraten zugrunde. Die bedarfsgerechte niedrige Eiweißzufuhr muss zunächst nicht weiter berücksichtigt werden.

1 kcal (Kilokalorie) entspricht 4,2 kJ (Kilojoule). Physikalisch handelt es sich um die messbare Wär-meerzeugung bei Verbrennung. Die Insulindosie-rung richtet sich nicht nach den Kalorien, sondern nach der Kohlenhydratgehalt sowie deren Effekt im Sinne einer Blutzuckererhöhung. Das Maß ist die Berechnungseinheit BE, entsprechend 10–12 g Kohlenhydraten. Die Broteinheit (BE) wurde 2010 aus der Diätverordnung und damit aus allen ge-setzlichen Regelungen entfernt; gleichwohl ist die BE für die Diabetestherapie eine praktische und sinnvolle Schätzeinheit. Formal existierten bis 2010 folgende Maße:

Broteinheit – Eine Broteinheit ist die Menge eines Nah-rungsmittels, die 12 Gramm an verdaulichen und damit blutzuckerwirksamen Kohlenhydraten in unterschiedlicher Zucker- und Stärkeform enthält. 12 Gramm Kohlenhydrate entsprechen einem Energiewert von 200 kJ.

Kohlenhydrateinheit (KE) – Zur leichteren Berechnung wird zunehmend die Bezeichnung Kohlenhydrateinheit verwendet, die 10 Gramm Kohlenhydrate entspricht.

Die empfohlene Zusammensetzung der Energie-menge pro Tag ist in ▣ Tab. 24.4 dargestellt.

Allein das Gehirn braucht pro Tag etwa 120 g Glukose. Bei hoher Ketonkonzentration im Blut werden stattdessen Ketonkörper als Energieträger verstoffwechselt.

In den westlichen Industrieländern wird der Anteil an Fetten und an Eiweiß in der Regel deut-lich überschritten.

❯ Je weniger komplexe Kohlenhydrate mit dem gewünscht niedrigen glykämischen Index die Ernährung beinhaltet, desto schwieriger wird die Diabetestherapie und desto höher ist die Wahrscheinlichkeit für Übergewicht, metabolisches Syndrom und die Diabetesentwicklung.

Der **Energiebedarf** richtet sich nach dem Ruhebe-darf und einer Aktivitätszulage. Von einer exakten

■ Tab. 24.4 Empfohlene Zusammensetzung der Energiemenge pro Tag

Komponenten	Verteilung (%)	(kcal/g)	Ideale mittlere Zufuhr (g/ kg KG/Tag)	Zu beachten
Kohlenhydrate	45–60	4,1	3–6	Komplexe Kohlenhydrate
Fett	20–35	9,3	1–2	>1/3 als ungesättigte Fettsäuren
Eiweiß	10–20	4,1	0,7–0,9 (doppelte Menge bei Kindern und Schwangeren)	Reduzieren bei Nephropathie
Alkohol		7,1		Möglichst vermeiden, nur zu den Mahlzeiten

■ Tab. 24.5 Berechnung des Energiebedarfs in kcal/Tag

Kinder von 5–10 Jahren	1000 + 100 × Lebensalter (White-Formel) oder ca. 60 × kg KG + 500 oder ca. 21 × kg KG + 500 + Energiezulage		
	Energiezulage bei ca. 35–60 × kg KG/Tag		
	Nomogramme finden sich in pädiatrischen Lehrbüchern		
Schätzungen für Kinder		5–7 Jahre	80 kcal/kg KG/Tag
		7–10 Jahre	65 kcal/kg KG/Tag
		10–13 Jahre	60 kcal/kg KG/Tag
		13–15 Jahre	50 kcal/kg KG/Tag
Erwachsene	in Ruhe	–	25–30 kcal/kg KG/Tag
	leichte Arbeit	plus 1/3	30–35 kcal/kg KG/Tag
	mittlere Arbeit	plus 2/3	35–45 kcal/kg KG/Tag
	schwere Arbeit	plus 3/3	45–60 kcal/kg KG/Tag
Harris-Benedict-Formel	Frauen	655 + (9,5 × kg KG) + (1,8 × Größe cm) – (4,7 × Alter)	
	Männer	66 + (13,7 × kg KG) + (5,0 × Größe cm) – (6,8 × Alter)	

Berechnung kann natürlich keine Rede sein, vielmehr handelt es sich um Näherungswerte. Für Neugeborene und Kleinkinder wird auf pädiatrische Fachbücher verwiesen. Vom 10. bis zum 60. Lebensjahr nimmt der Ruhebedarf kontinuierlich um ein Drittel ab. Mit den in ■ Tab. 24.5 aufgeführten Formeln kann der Energiebedarf näherungsweise bestimmt werden. Diese Formeln können im Einzelfall den wahren Bedarf um 20–30% über- oder unterschätzen.

Ein 70 kg schwerer Mensch braucht als Basisbedarf ca. 1700 kcal. Bis zum 60. Lebensjahr reduziert sich dieser Wert um ca. 30%. Zu dem errechneten Basisbedarf addieren sich bei Bettlägerigkeit ca. 20%, bei mobilen Patienten ca. 30% und nochmals ca. 10–50% je nach Schwere der Krankheit. Selbst bei schweren Krankheiten überschreitet der Bedarf 3000 kcal in der Regel nicht. Jedes Grad Fieber über 38°C verbrennt 13% Kalorien zusätzlich. Bewegt sich dieser Mensch gelegentlich zum Stuhl oder zur Toilette, braucht er ca. 400 kcal/Tag mehr.

Schreibtischarbeit erfordert zum Basisbedarf ca. 600 kcal, körperliche Bewegung wie Umhergehen ca. 1500 kcal und schwere körperliche Arbeit ca. 2000–5000 kcal extra. Traditionelle Holzfällerarbeiten oder die Teilnahme bei Radrennen müssen mit bis zu 8000–15.000 kcal/Tag abgedeckt werden.

45% **Kohlenhydrate** im gesamten täglichen Essen entsprechen etwa dem durchschnittlichen mitteleuropäischen Ernährungsverhalten. Bei sehr fettreicher, deftiger Ernährung (fränkische Würste, bayerische Schweinshaxe, Hamburger, Currywurst etc.) liegt der Kohlenhydratanteil niedriger.

Bei einer Energieaufnahme von 2200 kcal und einem Kohlenhydratanteil von etwa 45% werden 990 kcal durch die Kohlenhydrate und der Rest,

1210 kcal, durch die Fette und Eiweiß geliefert. 12 g Kohlenhydrate (= 1 BE) haben 48 kcal (1 g Glukose hat 4 kcal), also 990 kcal: 48 = 22 BE.

> ❯ Man schätzt grob, dass im Rahmen einer westlichen Mischernährung mit 1 BE insgesamt 100 kcal gegessen werden; dabei hälftig Kohlenhydrate und Fette/Proteine.

Steigert man den Kohlenhydratanteil auf 60%, was nur mit gezielter Essensauswahl zu schaffen ist (obst- und gemüsereiche Kost), so kann man 29 BE essen, um 2200 kcal zu erreichen, bzw. bleibt mit 22 BE bei 1660 kcal. Mit der Aufnahme einer BE werden damit insgesamt nur 75 kcal gegessen. Man könnte also mit einer Steigerung der Kohlenhydrate (v. a. mit den komplexen, langsam resorbierbaren Kohlenhydraten, s. o.) auf Kosten des Fettanteils überschüssiges Körpergewicht abbauen, ohne die BE zu reduzieren. Leider wird eine derart kohlenhydratreiche Ernährung mit geringem Fettanteil nicht als sehr schmackhaft empfunden. Das ist natürlich auch eine Frage der Gewohnheit.

Typische Nahrungsmittel mit einem hohen Anteil an komplexen Kohlenhydraten und damit einem niedrigen glykämischen Index sind:
- Roggenvollkornbrot,
- Vollkornhaferflocken,
- Vollkornreis,
- Hülsenfrüchte,
- Nüsse,
- Vollmilch,
- Naturjoghurt,
- alle Gemüse außer Mais,
- Äpfel, Birnen, Orangen, Erdbeeren.

Der **Proteinbedarf** ist in weiten Teilen unabhängig von der körperlichen Leistung. Selbst Spitzensportler, die Ausdauerleistungen erbringen, vermeiden es, wesentlich mehr als 0,8–1 g Eiweiß/kg KG/Tag zu essen. Kinder, Adoleszente und Schwangere benötigen 1,5–2 g Eiweiß/kg KG/Tag. Bei einer Mikroalbuminurie wird die Proteinzufuhr auf 0,7 g/kg KG/Tag reduziert. Eine Proteinaufnahme von weniger als 0,6 g/kgKG/Tag ist jedoch nicht empfehlenswert, da dann eine Mangelernährung droht. Im Senium sollte es 1 g/kgKG/Tag sein. Ab der terminalen Insuffizienz (Dialyse) wird der Patient deutlich katabol und sollte die bestehende Man-gelernährung durch eiweißreiche Nahrungsmittel ergänzen.

Eiweißreiche Nahrungsmittel
- 100 g mageres Fleisch (z. B. Rind, Kalb, Schwein, Geflügel) enthält 20 g Eiweiß.
- 100 g Fisch (z. B. Seelachs, Scholle, Kabeljau, Forelle) enthält 18 g Eiweiß.
- 100 g Wurst (z. B. Bierschinken, Fleischkäse, Salami) enthält 13 g Eiweiß.
- 100 g gekochter Schinken enthält 20 g Eiweiß.
- 100 g Milch/Joghurt enthält 3,5 g Eiweiß.
- 100 g Magerquark oder Speisequark mit 20% Fettanteil enthalten 13 g Eiweiß.
- 100 g Schnittkäse (z. B. Gouda, Tilsiter, Emmentaler) enthalten 26 g Eiweiß.
- 100 g Hülsenfrüchte enthalten 23 g Eiweiß.
- 100 g fettarmes Sojamehl enthalten 50 g Eiweiß.

Fette sollten möglichst keinen größeren Anteil als 35% an der gesamten Energiezufuhr haben. Derzeit liegt dieser Anteil im Bevölkerungsschnitt zum Teil deutlich über 40%, mit der zusätzlichen Betonung auf gesättigten tierischen und damit ungesunden Fetten. Neben der hohen Kalorienzufuhr beeinflussen Fette insbesondere die Atherogenese.

Atherogen sind langkettige gesättigte Fettsäuren. Durch lebensmitteltechnologische Prozesse wird der Anteil von sog. **trans-Fettsäuren**, d. h. ungesättigten Fettsäuren mit einer oder mehreren Doppelbindungen in trans-Konfiguration, in der Ernährung erhöht. Negative Auswirkungen der trans-Fettsäuren sind eindeutig belegt, so wird u. a. das Auftreten einer KHK gefördert. Daher empfiehlt die Deutsche Gesellschaft für Ernährung (DGE) e. V., dass in der täglichen Ernährung möglichst wenig trans-Fettsäuren vorkommen sollten, mit weniger als 1% der Nahrungsenergie. Der Konsum von trans-Fettsäuren kann über die Auswahl der Lebensmittel gesteuert werden. So ist es empfehlenswert, Zurückhaltung bei frittierten Produkten (z. B. Pommes frites, Kartoffelchips), Gebäck aus Blätterteig, Keksen, Süßwaren, Fertiggerichten etc. zu üben und bei verpackten Lebensmitteln auf die Zutatenliste zu schauen – Produkte, die die Bemer-

◻ Tab. 24.6   Glykämischer Index. (Aus Berger u. Jörgens 1994)

Glykämischer Index (%)	Nahrungsmittel
90–110	Malzzucker, Instantkartoffelpüree, gebackene Kartoffeln, Honig, Instantreis, Minutenreis, Puffreis, Cornflakes, Cola, reife Weintrauben, (sog. schnelle BE)
70–90	Weißbrot, Graubrot, Knäckebrot, Kräcker, Fertigmüsli, Milchreis, Bier, Mondamin, Puddingpulver, Weizenmehl, Biskuit, Plätzchen, Sandkuchen gekochte Kartoffeln
50–70	Haferflocken, Bananen, Süßmais, Parboiled-Reis, Salzkartoffeln, Haushaltszucker, Pumpernickel, Vollkornbrot, ungesüßte Obstsäfte
30–50	Milch, Joghurt, Obst, Spaghetti, Hülsenfrüchte, Eiscreme
<30	Fruktose, Linsen, Bohnen, Sojabohnen, Blattgemüse, Nüsse, Frischkornmüsli, Schwarzwurzeln

Allgemeine Bewertung des GI:
Ungünstig: GI >70
Ein mittlerer GI entspricht GI-Werten zwischen 50 und 70
Bezüglich des zu erwartenden Blutzuckeranstiegs günstig ist ein GI <50

kungen »enthält gehärtete Fette« oder »pflanzliches Fett, z. T. gehärtet« aufweisen, enthalten höhere Anteile dieser gefährlichen Fettsäuren. Zur Klärung kann eine gezielte Ernährungsanamnese weiterhelfen, verbunden auch mit einem über kurze Zeit geführten Ernährungsprotokoll. Dem Betroffenen wird seine falsche Ernährungsweise zum Teil erst durch das Führen eines Protokolls bewusst.

Gefäßprotektiv sind die einfach ungesättigten Fettsäuren, beispielsweise in Olivenöl, Rapsöl, Avocados, Wal- und Erdnüssen. Deren Kaloriengehalt sollte dabei aber niemals vergessen werden. Sie sollten mindestens ein Drittel der gesamten Fettaufnahme ausmachen. Entsprechend sollte man statt Fleisch mehr Meeresfisch essen, da er gefäßprotektive Fettsäuren enthält (▶ Abschn. »Mediterrane Kost«).

24.4   Berechnungseinheit (BE) – Kohlenhydrateinheit (KH)

Eine Berechnungseinheit (BE, früher Broteinheit oder Kohlenhydrateinheit [KH oder auch KHE]; Berechnungseinheit = Schätzeinheit) ist eine Schätzgröße und entspricht der Nahrungsmittelmenge, die **10–12 g an verwertbaren Kohlenhydrate** enthält (▶ Abschn. 24.3). Für die Praxis ist von besonderer Wichtigkeit, dass Patienten sich an **eine**

Tabelle halten (Böhm et al. 2001b). Zum Teil sind erhebliche Abweichungen des BE-Gehalts zwischen alten und neuen Austauschtabellen zu finden.

Da **Fette und Eiweiße** nicht berücksichtigt werden, haben die BE nur zum Teil etwas mit dem Kaloriengehalt zu tun. Fett und Eiweiß werden unabhängig vom Insulin verstoffwechselt. Für Eiweiß stimmt das nicht ganz. Die Verstoffwechselung einer großen Menge Eiweiß kann zusätzliches Insulin benötigen; sie stimuliert die Glukagonsekretion, und Aminosäuren werden im Rahmen der Glukoneogenese zu Glukose umgebaut. Eine übermäßige Fettzufuhr kann zur Insulinresistenz durch Erhöhung der freien Fettsäuren führen. Mit einer normalen Ernährung beeinflussen die Proteine und Fette jedoch den Insulinbedarf nicht. Er errechnet sich nur aus den BE.

Unterschiedliche Nahrungsmittel mit derselben Menge an Kohlenhydraten geben unterschiedlich schnell ihr Endprodukt in der Verdauung, die Glukose, frei. Damit beeinflussen sie den BZ-Spiegel auch unterschiedlich. Dieser sog. **glykämische Index (GI)** ist in ◻ Tab. 24.6 dargestellt. Dieser glykämische Index beschreibt die Geschwindigkeit der Resorption, Referenzwert ist gelöster Traubenzucker, nach einer Integralformel. Die BE in der normalen, zuckerhaltigen Limonade wirken zu 100% auf den BZ-Spiegel, und sie müssen damit zu 100% mit Insulin abgedeckt werden. Der glykämische

Index für reine Glukose oder auch eine zuckerhaltige Limonade ist also 100%. Spaghetti werden nur langsam aufgespalten und langsam resorbiert. Große Anteile der BE aus Spaghetti können deswegen unabhängig vom Insulin von der Leber extrahiert werden. Nur ca. 50% müssen mit Insulin abgedeckt werden. Der glykämische Index für Spaghetti ist 50%. Dieser glykämische Index ist in den Austauschtabellen bereits berücksichtigt.

Die **Verfügbarkeit der gegessenen Kohlenhydrate** und damit der verwertbaren BE für den Organismus hängt von der Magenpassage, der Zubereitungsform, der Essgeschwindigkeit und dem glykämischen Index ab. Hinzu kommt, dass in den Austauschtabellen zum Teil sehr unterschiedliche Werte angegeben werden.

Aus der Aufzählung ist leicht zu ersehen, dass das Abschätzen der BE ein Prozess ist, den der Diabetiker langsam lernen muss. Dies gilt insbesondere, wenn die intensivierte Insulintherapie angewendet wird. Unter Anleitung soll bereits im Krankenhaus erlernt werden, wie sich die jeweilige Mahlzeit zusammensetzt. Dieses praktische Lernen, mit Hilfe einer **professionellen Ernährungsberatung** direkt vor jedem Essen (z. B. am Büfett), ist die Grundlage einer erfolgreichen Anwendung der Diabeteskost. Dabei wird gelernt, welche Kohlenhydrate vollständig angerechnet werden, welche nur zum Teil und welche nicht.

Häufig wird vergessen, dass eine Ernährungsberatung wiederholt und bisherige Empfehlungen ergänzt werden sollten. Nur so besteht die Chance, neue Erkenntnisse der Ernährungsmedizin in die Behandlung einzubringen oder auch bestehende Missverständnisse bei der bisherigen Ernährung zu korrigieren.

Austauschtabellen geben an, wie viele BE für ein bestimmtes Nährmittel zu berechnen sind. Der Diabetiker muss zusätzlich die Verfügbarkeit berücksichtigen. Austauschtabellen können z. B. im Buchhandel bezogen werden oder sind im Internet verfügbar (z. B. http://gin.uibk.ac.at/thema/diabetes/austauschtabellen.html; http://www.diabetes-world.net/Portal-fuer-Patienten-und-Interessierte/Services/Hilfreiches/Nachschlagewerke.htm?ID=2462).

Wie analysiert und berechnet man eine Mahlzeit?
- Analyse der Mahlzeit und ihrer Komponenten: Welche Art der Kohlenhydrate? Wie sind die Kohlenhydrate verteilt?
- Welche Nährmittel sind anzurechnen? Beispielsweise Brot vollständig, Gemüse nicht, bei Mais die verwertbaren Kohlenhydrate.
- Berechnung der BE: Zunächst mit Waage und Austauschtabelle, mit zunehmender Erfahrung kann der Diabetiker seine Mahlzeit abschätzen.
- Grobes Abschätzen der Verfügbarkeit (nicht genau möglich): Magenpassage, Essgeschwindigkeit, Zubereitungsform.

Einige Nahrungsmittel können vom Diabetiker ohne oder nur mit teilweiser Berücksichtigung ihrer Kalorien oder ihres Kohlenhydratgehaltes zu sich genommen werden. Diese Nahrungsmittel müssen nicht mit Insulin abgedeckt werden. Ohne Anrechnung können die in ◘ Tab. 24.7 angegebenen Nahrungsmittel gegessen oder getrunken werden.

Eine Reihe von Speisen sind wegen ihrer sehr hohen glykämischen Indizes und einer kaum berechenbaren Kohlenhydratmenge zu vermeiden; sie sollten nur bei Unterzuckerung eingesetzt werden (◘ Tab. 24.8). Sollte der Diabetiker allerdings mit diesen Kohlenhydratträgern berechenbare Erfahrungen gemacht haben, z. B. zum und nach dem Sport, oder kann er sie berechnen und korrekt in seinen Diätplan einfügen, so ist das natürlich in Ordnung.

Beachte: Das früher übliche Verbot von **Haushaltszucker** gilt nach den Empfehlungen der Deutschen Diabetes-Gesellschaft nicht mehr, wenn er in moderaten Mengen, d. h. unter 10% der Gesamtenergieaufnahme (bei einer 2000-kcal-Diät entspricht dies maximal 50 g Zucker pro Tag) in Verbindung mit anderen Nährstoffen (z. B. Kuchen, handelsüblicher Schokolade) aufgenommen wird. Zuckerhaltige Getränke dagegen sollten der Behandlung von Hypoglykämien vorbehalten bleiben, fruktosehaltige Getränke gemieden werden.

Der **glykämische Index** (GI) ist in den Austauschtabellen bereits berücksichtigt. Trotzdem ist dieses Kriterium zum Verständnis für die unter-

◨ **Tab. 24.7**	Nahrungsmittel, die ohne Anrechnung zu sich genommen werden können
Getränke	Kaffee, Tee, Wasser, Malzkaffee bis zwei Tassen, Limonaden, die mit reinem Süßstoff gesüßt sind
Kalorienfreie, künstliche Süßstoffe	Beispielsweise Aspartame, Saccharin, Na-Cyclamat, Sucralose, Acesulfam-K. Derzeit geht man davon aus, dass sie für den Menschen nicht schädlich sind
Suppen	Klare Brühe (allerdings hohe Kochsalzbelastung)
Gemüse	Keine Anrechnung bis 200 g für: Bleichsellerie, Blumenkohl, Bohnen (grüne), Broccoli, Butterpilze, Champignons, Chicoree, Eisbergsalat, Endivien, Feldsalat, Grünkohl, Gurken, Gewürzgurken, Kohlrabi, Kopfsalat, Kresse, frischer Kürbis, Mangold, Möhren, Okra, Oliven, Paprikaschoten, Pastinake, Petersilie, Pfifferlinge, Radieschen, Rettich, Rhabarber, Rotkohl, Rübstiel, Sauerampfer, Sauerkraut, Schnittlauch, Spargel, Spinat, Tomaten, Topinambur, weiße Rübchen, Weißkohl, Wirsing, Zucchini (5–8 g Kohlenhydrate/100 g Gemüse)
Gewürze	Lauch, Meerrettich, Zwiebeln als Gewürzzutat, Kochsalz, Küchenkräuter, Knoblauch, Fleisch- und Hefeextrakte; alle Gewürze und Würzmischungen, außer süßem Senf und Ketchup wegen des Zuckergehalts
Fett und Fleisch	Beim Fett muss man nur an die Kalorien denken Normale Eiweißmengen, bis max. 1,5 g/kg KG/Tag, muss man nicht mit Insulin abdecken
Nüsse und Samen	Nüsse, Mandeln, Kürbiskerne, Sesamsamen, Leinsamen, Sonnenblumenkerne: bis 50 g BE vernachlässigbar

◨ **Tab. 24.8**	Nahrungsmittel, die selten zu sich genommen werden sollten
Süßigkeiten	Bonbons, Schokolade, Pralinen, Kuchen, Torten, Gebäck, Honig, Gelee, Marmelade, Konfitüren, Sirup, süße Kaugummis, Speiseeis, Buttercreme und Mayonnaise mit Mehlzusatz (1 BE = 2 gehäufte Teelöffel Honig, Marmelade, Zucker)
Getränke	Süßmost, Liköre, liebliche Weine, normale, zuckerhaltige Limonaden, normales Bier, Sekt, Cola, gezuckerte Kondensmilch (Limo und Cola sind eine 100%ige Glukoselösung, Säfte können bis zu 20% Glukose enthalten)
Obst	Backobst, getrocknete und kandierte Früchte. Reife Weintrauben haben einen sehr hohen Traubenzuckergehalt, der sehr schnell resorbiert wird und sehr schnell anflutet
Alkohol	Siehe unter ▶ Kap. 23

schiedliche Anrechenbarkeit von Kohlenhydratträgern wichtig. Er sagt etwas über die Auswirkung bestimmter Speisen und Getränke auf den Blutzuckerspiegel aus. Reine Glukose gilt als Referenzsubstanz und hat den Index 100%. Je geringer der Index, umso günstiger sind die Kohlenhydrate (◨ Tab. 24.6).

Der glykämische Index wird auch vom **Reifezustand** und der **Zubereitung** beeinflusst. Eine gekochte Karotte bzw. ein reifer Apfel haben schneller aufspaltbare Kohlenhydrate und werden schneller resorbiert als eine ungekochte Karotte bzw. ein grüner Apfel. Den Magen passieren Glukoselösungen am schnellsten (u. a. wichtig bei Gastroparese und

bei Hypoglykämien). Glukose aus einer Marmeladensemmel, gespült mit einer Tasse Kaffee, flutet schneller an als aus einem Vollkornbrot ohne Getränk.

Fette und/oder eiweißreiche Mahlzeiten werden langsamer an das Duodenum weitergeleitet, sie liegen also länger im Magen (man denke an die fette Weihnachtsgans oder das Käsefondue).

> ⚡ **Fette und Proteine verlangsamen die Resorptionsgeschwindigkeit der Kohlenhydrate zusätzlich.**

Will man Kohlenhydrate lange verfügbar haben, also beispielsweise zur Spätmahlzeit, so isst man zum Obst Quark, zu den Kräckern Käse und legt auf das Vollkornbutterbrot Wurst oder Käse.

Zuckeraustauschstoffe finden sich in kommerziellen sog. Diabetikersüßigkeiten (Konfitüre, Schokolade etc.) sowie in sog. zuckerfreien Bonbons und Weingummis (in Letzteren v. a. das Isomalt, das weniger kariogen ist). Wenn ein Mensch zu Hause mitteilt, dass er neuerdings einen Diabetes hat, so wird er erst einmal von Verwandten und Bekannten mit »Diabetikersüßigkeiten« für Jahre eingedeckt (endlich weiß man ein sinnvolles Geschenk für alle Anlässe). Die enthaltenen Zuckeraustauschstoffe sind kalorisch zu berücksichtigen, problematisch ist auch der höhere Fettgehalt von »Diabetikersüßigkeiten«.

Mannit, Xylit, Sorbit und **Isomalt** werden mit 2,4 kcal/g berechnet. Wegen der langsamen energetischen Nutzung, v. a. des Sorbit und des Isomalt, besteht nur ein geringer Insulinbedarf. Als Ursache einer unklaren Diarrhoe sollte man v. a. an die sorbit- und auch fruktosehaltigen Lebensmittel denken (DD: vegetative diabetische Neuropathie).

Fruktose ist kalorisch mit 4 kcal/g zu berücksichtigen. Fruktose ist kein »gesunder« Zucker, sondern erhöht das Risiko der Entstehung eines Typ-2-Diabetes, befördert eine Leberverfettung, erhöht die Harnsäure vermindert das Sättigungsgefühl und fördert somit eine Gewichtszunahme.

So genannte Diabetikersüßigkeiten werden heute nicht mehr im Rahmen einer »Diabeteskost« empfohlen; neben den darin enthaltenen Zuckern wie Fruktose und Sorbit, die meist zu intestinalen Nebenwirkungen führen, sind diese Produkte häufig sehr fetthaltig und schon deswegen nicht zu empfehlen – sie bringen keine Vorteile und erschweren die BZ-Einstellung, da sie insbesondere den Betroffenen Unbedenklichkeit suggerieren.

> Unabhängig davon ist vor Diabetikerpralinen und -keksen zu warnen, da sie versteckte langkettige Fettsäuren enthalten. Sie sind natürlich Kalorienbomben, und diese Fettsäuren sind atherogen.

24.5 Kohlenhydrataustauschtabelle

Für die leichtere Abschätzung der aufgenommenen Kohlenhydrate stehen sog. Austauschtabellen zur Verfügung. Austausch heißt: Wie viel Gramm eines bestimmten Nahrungsmittels kann ich gegen ein anderes austauschen, um die gleiche Menge BE bzw. Kohlenhydrate aufzunehmen? Die Referenzmenge ist in der Regel eine BE (▸ Abschn. 24.4). Kohlenhydrataustausch- und Kalorientabellen sind in verschiedenen Ausführungen im Buchhandel erhältlich. Eine ausführliche Aufstellung findet sich auch in dem Werk »Ernährung des Diabetikers« (Böhm et al. 2001a, dort auf S. 51–61). Außerdem bieten viele Unternehmen, die im Bereich Diabetes engagiert sind (z. B. Berlin-Chemie, NovoNordisk, Roche Diagnostics, Sanofi-Aventis, Lilly), gut illustrierte Austauschtabellen kostenlos an oder sind im Internet verfügbar (z. B. http://gin.uibk.ac.at/thema/diabetes/austauschtabellen.html; http://www.diabetes-world.net/Portal-fuer-Patienten-und-Interessierte/Services/Hilfreiches/Nachschlagewerke.htm?ID=2462).

Diabetes und Reisen

Prinzipiell ist eine vorausschauende Reiseplanung insbesondere für Menschen mit Diabetes wichtig. Dabei sollte eine ausreichende Menge an Medikation mitgeführt werden, die mindestens einem Zeitbedarf des Zweifachen der geplanten Reisezeit entspricht. Dies gilt in gleicher Weise für die Kontrollutensilien, wie beispielsweise Blutzuckermessgeräte, Teststreifen, Stechhilfe und Lanzetten. Beachtet werden sollte dabei auch, dass ein **ärztliches Attest** (»doctor's letter«) mitgeführt wird, sodass es bei Kontrollen nicht zu unerwarteten Komplikationen kommt, die das Mitführen von Insulin, Injektionsnadeln, Spritzen und der Kontrollutensilien ggf. sogar verhindern.

Zur Behandlung leichter Hypoglykämien sollten rasch resorbierbare Kohlenhydrate (Traubenzucker) im Handgepäck mitgeführt werden. Um eine schwere Hypoglykämie und somit Fremdhilfe unmittelbar zielgerichtet zu ermöglichen, sollte ein Diabetiker-Ausweis in Landessprache (verschiedene Fremdsprachen) und ggf. auch Glukagon mitgeführt werden, wenn ein Angehöriger oder ein Mitreisender über die Anwendung unterrichtet wurde.

Bei **Reisen mit dem Auto oder Motorrad** gelten die im Kapitel »Diabetes und Straßenverkehr« (▶ Kap. 26) beschriebenen Regeln. Insbesondere sollten alle notwendigen Utensilien zur Kontrolle und Behandlung des Stoffwechsels in ausreichender Menge mitgeführt werden, inkl. schnelle Kohlenhydrate (Traubenzucker) und BZ-Messgerät. Vor Antritt der Fahrt und bei längeren Fahrten sollten alle zwei Stunden BZ-Kontrollen durchgeführt werden. Lange Nachtfahrten sind möglichst zu vermeiden.

Eine durch die Zeitverschiebung bedingte Anpassung sollte im Vorfeld mit dem Betroffenen besprochen werden. Ein detaillierter Insulinplan muss ggf. erarbeitet werden. Ein **Flug von Westen nach Osten** bedeutet »Zeitverlust« (der Tag wird kürzer); das kann so ausgeprägt sein, dass man ein NPH-Insulin weglässt und ggf. partiell durch ein kurz wirksames Insulin ersetzt. Ein Flug von **Osten nach Westen** bedeutet »Zeitgewinn«, der Tag wird länger, weil man mit der Sonne mitfliegt. Die hinzukommenden Stunden werden durch zusätzliches Normal- oder etwas mehr NPH-Insulin abgedeckt. Bei Therapie mit langwirksamen Analoga wird der 24-h-Rhythmus beibehalten, er kann sich bei

Langstrecken beispielsweise von morgens auf mittags verschieben. Während des Fluges sollte alle 2–3 Stunden der BZ kontrolliert werden. Bis zum Erreichen des Zielorts wird die »alte« Zeitzone beibehalten. Zur Vermeidung von tiefen Thrombosen sollte man reichlich trinken, Kompressionsstrümpfe anziehen, eine Fuß-Waden-Bein-Gymnastik durchführen und ggf. Heparin s.c. sowie alternativ moderne orale Präparate bereithalten.

Ja nach Reiseziel können am Zielort andere klimatische Bedingungen herrschen. Bei **Kälte** müssen das Insulin, Kohlenhydrate, Not-BE, das BZ-Messgerät und die Streifen am Körper unter der Kleidung getragen werden. Bei Kälte werden die Handschuhe erst kurz vor der Messung ausgezogen. Die Teststreifen werden im Warmen oder unter der Jacke benetzt und das Gerät während der Messung wieder ins Warme gesteckt. Bei **Hitze** wird das Insulin gekühlt, evtl. in einer Thermoskanne oder Kühltasche.

> ❗ **Cave**
> Große Hitze beschleunigt die Insulinwirkung und bedingt eine erhöhte Hypoglykämiegefahr.

Je nach Reiseziel kann sich in fremden Ländern auch die **Ernährung** ändern. Man kann evtl. im Vorfeld schon den Kohlenhydratanteil landestypischer ungewohnter Gerichte erkunden. Die Mitnahme von entsprechenden BE-Tabellen kann hilfreich sein. Der BZ sollte dann auch häufiger kontrolliert werden. Im Urlaub ist auch Alkohol nicht selten ein Thema (▶ Kap. 23). Gerade bei Hitze plus hochprozentige Alkoholika ist an die Hypoglykämiegefahr zu denken. Im Urlaub bewegt man sich oft anders, entweder viel weniger (z. B. lange Flüge, Fahrten) oder auch viel mehr (Sport, Wanderungen).

Zusätzlich sollte der Diabetespatient an folgende Dinge denken: Therapiekonzepte bei Durchfall, Schmerzen, Magenbeschwerden. Je nach Reiseziel kommen insbesondere **Magen-Darm-Infekte** relativ häufig vor. Durchfall und Erbrechen können zu einer deutlich verminderten Kohlenhydrataufnahme führen. Andererseits begünstigen Entzündungen auch die Ketosegefahr und Entgleisungen. So sollte beispielsweise bei Diarrhoen – gerade bei D. m. Typ 1 – das Basalinsulin weitergespritzt werden. Bei BZ-Werten über 250 mg% sollten Ketonkörper mit bestimmt werden. Bei niedrigen BZ-Werten sollten die Patienten dann Cola oder stark gezuckerten Tee trinken. Bei Erbrechen sollte man das kurz wirksame Insulin erst dann spritzen, wenn das Gegessene einigermaßen sicher im Körper geblieben ist.

Folgende gut verträgliche Lebensmittel entsprechen ungefähr einer BE:

- ein halbes Glas Cola (110 ml),
- 20 Salzstangen,
- 2 gehäufte Esslöffel Zucker (in Tee),
- 2 Zwieback,
- eine halbe Banane,
- 2 EL Haferflocken.

Die Aspekte einer Fußpflege, der Versorgung von Brandwunden oder Insektenstichen sollten angesprochen werden.

Folgende Regeln sollten weiterhin beachtet werden:

1. Ausreichend Material sollte vorhanden sein. Die Beschaffung von Medikamenten, Spritzen, Nadeln, Testutensilien, Glukagon-Kit und Notfallmaterial kann besonders im außereuropäischen Ausland schwierig sein, z. T. sind auch die Präparatenamen unterschiedlich bzw. nicht vergleichbar oder gar irreführend. Insulin sollte immer in doppelter Menge mitgeführt werden.
2. Insulin-Pumpenträger sollten zusätzlich Katheter und Batterien im Reisegepäck haben.
3. Medikamente sollten ausschließlich in der Originalverpackung inkl. Beipackzettel mitgeführt werden; dies ist hilfreich bei Kontrollen an der Grenze oder an Flughäfen sowie beim Nachkaufen der Medikation.
4. Es sollte zuvor geklärt werden, ob Medikamente notfalls im Reiseland erhältlich sind. In den USA sind Spritzen z. B. rezeptpflichtig, die meisten Insuline sind jedoch rezeptfrei.
5. Es sollte ein ärztliches Attest (deutsch/englisch/»doctor's letter«) ausgestellt werden, auf dem die Medikation angeführt ist und das klarstellt, dass bei einer Insulinbehandlung zwingend Spritzenmaterial und weiteres Zubehör im Reisegepäck mitgeführt werden muss. Idealerweise führen die Patienten zwei Atteste

mit sich, falls ein Attest verloren geht oder beim Grenzübertritt eingezogen wird.

6. Man sollte Blutzuckermessgerät mit ausreichend Teststreifen mitnehmen sowie den Batteriestatus überprüfen; ggf. Ersatzbatterien mitführen. Zusätzlich kann ein rein visuelles System mitgenommen werden.
7. Gesundheitspass Diabetes mitführen.
8. SOS-Plakette zum Umhängen tragen.
9. Informationen besorgen über mögliche Ansprechpartner lokaler Diabetesorganisationen, falls weiter Hilfe vor Ort benötigt werden sollte. Kontaktanschriften von Insulinherstellern können ebenfalls für Notfälle hilfreich sein.

Diabetes und Straßenverkehr

Diabetes mellitus ist eine Erkrankung mit verkehrsmedizinischer Bedeutung. Wir verweisen auf die »Verordnung über die Zulassung von Personen zum Straßenverkehr (Fahrerlaubnis-Verordnung – FeV) – Eignung und bedingte Eignung zum Führen von Kraftfahrzeugen – Fahrerlaubnis-Verordnung vom 18. August 1998« (BGBl. I S. 2214), die zuletzt am 1. Juli 2011 wurde. In der Anlage 4 wird nunmehr – unabhängig von der durchgeführten Therapieform – zwischen einem niedrigen und einem hohen Hypoglykämierisiko differenziert.

Wichtig ist in Begutachtungsfragen auch, dass zunehmend über die EU im Rahmen der Harmonisierung von Richtlinien Einfluss auf die Ausgestaltung der Begutachtungsleitlinien genommen wird (EU-Führerscheinrichtlinie), sodass es ratsam ist, die jeweiligen aktuellen Empfehlungen zu beachten, insbesondere auch die Mitteilungen des »Ausschuss Soziales« der DDG (Deutsche Diabetes-Gesellschaft, www.deutsche-diabetes-gesellschaft.de).

Leitsätze für Diabetiker im Straßenverkehr Wer als Diabetiker zu schweren Stoffwechselentgleisungen mit Hypoglykämien (Blutzuckererniedrigung unter den Normalbereich) mit Kontrollverlust, Verhaltensstörungen oder Bewusstseinsbeeinträchtigungen oder Hyperglykämien (Blutzuckererhöhung über den Normalbereich) mit ausgeprägten Symptomen wie z. B. Schwäche, Übelkeit, Erbrechen oder Bewusstseinsbeeinträchtigungen neigt, ist nicht in der Lage, den gestellten Anforderungen zum Führen von Kraftfahrzeugen der Gruppe 1 und 2 gerecht zu werden.

Wer nach einer Stoffwechseldekompensation erstmals oder überhaupt neu eingestellt wird, ist so lange nicht in der Lage, den gestellten Anforderungen zum Führen von Kraftfahrzeugen beider Gruppen gerecht zu werden, bis die Einstellphase durch Erreichen einer ausgeglichenen Stoffwechsellage (einschließlich der Normalisierung des Sehvermögens) abgeschlossen ist.

Bei ausgeglichener Stoffwechsellage sind im Umgang mit der Erkrankung informierte Diabetiker, die mit Diät, oralen Antidiabetika oder mit Insulin behandelt werden, in der Lage, Kraftfahrzeuge der Gruppe 1 sicher zu führen.

Wer als Diabetiker mit Insulin behandelt wird, ist in der Regel nicht in der Lage, den Anforderungen zum Führen von Kraftfahrzeugen der Gruppe 2 gerecht zu werden. Ausnahmen setzen außergewöhnliche Umstände voraus, die in einem ausführlichen Gutachten im Einzelnen zu beschreiben sind. Neben regelmäßigen ärztlichen Kontrollen sind Nachbegutachtungen im Abstand von höchstens zwei Jahren erforderlich.

Diabetiker, die mit oralen Antidiabetika vom Sulfonylharnstofftyp behandelt werden, sind in der Lage, den Anforderungen zum Führen von Kraftfahrzeugen der Gruppe 2 gerecht zu werden, wenn vor der Genehmigung eine gute Stoffwechselführung ohne Hypoglykämien über etwa drei Monate vorlag. Nachbegutachtungen sind im Abstand von höchstens drei Jahren erforderlich.

Beurteilung der Fahreignung Für alle Kraftfahrer gleichermaßen verbindlich sind bei der Teilnahme am Straßenverkehr die gesetzlichen Bestimmungen des Straßenverkehrsgesetzes (STVG), der Straßenverkehrsordnung (STVO) und der Fahrerlaubnisverordnung (FeV):

- **§ 1 STVO:** Die Teilnahme am Straßenverkehr erfordert ständige Vorsicht und gegenseitige Rücksicht. Jeder Verkehrsteilnehmer hat sich so zu verhalten, dass kein anderer geschädigt, gefährdet oder mehr als nach den Umständen unvermeidbar behindert oder belästigt wird.
- **§ 2 FeV:** Wer sich infolge körperlicher oder geistiger Mängel nicht sicher im Straßenverkehr bewegen kann, darf am Verkehr nur teilnehmen, wenn Vorsorge getroffen ist, dass er andere nicht gefährdet. Die Pflicht zur Vorsorge obliegt dem Verkehrsteilnehmer selbst oder einem für ihn Verantwortlichen.

Diabetiker, die keine Krankheitszeichen zeigen und erwarten lassen, sind beim Führen von Kraftfahrzeugen beider Gruppen in der Lage, den gestellten Anforderungen gerecht zu werden. Dies gilt für den größten Teil aller Diabetiker. Die Voraussetzungen zum sicheren Führen von Kraftfahrzeugen können jedoch eingeschränkt oder ausgeschlossen sein, wenn durch unzureichende Behandlung, durch Nebenwirkungen der Behandlung oder durch Komplikationen der Erkrankung verkehrsgefährdende Gesundheitsstörungen bestehen oder zu erwarten sind. Diese Diabetiker bedürfen der individuellen Beurteilung in der Frage, ob ihre Fähigkeiten den Mindestanforderungen zum Führen von Kraftfahrzeugen entsprechen.

Das verkehrsmedizinische Risiko kann sich im Verlauf der Diabeteserkrankung so schnell ändern, dass die nach § 23 FeV vorgeschriebenen Befristungen der Fahrerlaubnis für Fahrzeuge der Gruppe 2 unzureichend sind. Diese Fristen können ggf. im Einzelfall verkürzt werden.

Nach verkehrsmedizinischen Aspekten können drei Gruppen von Diabetikern entsprechend ihrer Behandlungsart und Kontrollbedürftigkeit unterschieden werden:

- **Nur mit Diät sowie mit Diät und nicht-beta-zytotrop wirkenden oralen Antidiabetika** (Medikamente zur Besserung der Insulinresistenz, wie Biguanide, Insulinsensitizer DPP-IV-Inhibitoren, Inkretin-Mimetika und/oder Pharmaka zur Resorptionsverzögerung von Nährstoffen) behandelte Diabetiker: Diabetiker dieser Gruppe können uneingeschränkt am motorisierten Straßenverkehr teilnehmen. Eine relevante Hypoglykämiegefahr besteht nicht.
- **Mit Diät und beta-zytotrop wirkenden oralen Antidiabetika** (Sulfonylharnstoffe, Glinide) behandelte Diabetiker: Diabetiker dieser Gruppe sind eher selten durch Hypoglykämien gefährdet. Sie können in der Regel uneingeschränkt den Anforderungen zum Führen eines Kraftfahrzeuges gerecht werden.
- **Mit Diät und Insulin, auch mit Insulin und oralen Antidiabetika** behandelte Diabetiker: Diabetiker dieser Gruppe sind vom Grundsatz her hypoglykämiegefährdet. Sie sind deshalb in der Regel nicht in der Lage, den Anforderungen zum Führen von Kraftfahrzeugen der Gruppe 2 gerecht zu werden. Kraftfahrzeuge der Gruppe 1 und auch der Unterklassen C1, C1E können sie jedoch führen, wenn davon auszugehen ist, dass sie auftretende Hypoglykämien und Hyperglykämien bemerken und erfolgreich behandeln können. Dies setzt regelmäßige Stoffwechselselbstkontrollen voraus.

Die Hypoglykämie kann gut behandelt werden, wenn sie rechtzeitig erkannt wurde. Der Betroffene erkennt sie an Warnzeichen wie Schweißausbruch, Zittern, Blässe, Sehstörungen, Heißhunger und/oder anderen Symptomen. Es gibt aber auch Diabetiker, bei denen sich die Bewusstseinsveränderungen oder Verhaltensstörungen so plötzlich oder ohne typische Warnzeichen einstellen, dass der Betroffene keine Gegenmaßnahmen ergreifen kann. Diese Diabetiker sind nicht in der Lage, den Anforderungen zum Führen von Kraftfahrzeugen gerecht zu werden, es sei denn, dass sie durch geeignete Maßnahmen, wie z. B. Therapieänderungen, Wahrnehmungstraining, Blutzuckerselbstkontrollen vor und während jeder Fahrt, derartige Hypoglykämien zuverlässig verhindern können.

Die hyperglykämische Stoffwechselentgleisung, die bis zum Präkoma oder Coma diabeticum führen kann, geht mit vermehrter Erschöpfbarkeit, psychischer Verlangsamung und im späten Stadium mit schwerem Krankheitsgefühl und ausgeprägten Symptomen einher. Sie macht den Betroffenen fahrunsicher.

Eine gesonderte verkehrsmedizinische Beurteilung erfordern im Zusammenhang mit dem Diabetes die krankheitsbedingten Komplikationen, v. a. die Retinopathia diabetica. Bei einer Retinopathie kommt es auf das Sehvermögen an, das dann regelmäßig augenärztlich überprüft werden sollte.

Weitere Komplikationen wie Nephropathia diabetica, kardiale und zerebrale Angiopathien, Hypertonie, periphere Neuropathie oder andere können über eine Einschränkung der Organfunktion die Voraussetzungen zur Bewältigung der Anforderungen beim Führen eines Kraftfahrzeuges einschränken oder aufheben. Ihre Beurteilung muss den Beurteilungsgrundsätzen folgen, die für diese Krankheitsgruppen vorgesehen sind.

Bei der Betreuung von Menschen mit Diabetes mellitus gehört die Aufklärung über Verhaltensregeln bei der Teilnahme am öffentlichen Straßenverkehr zu den obligaten Schulungsinhalten und sollte aus forensischer Sicht auch dokumentiert werden.

Richtlinien für insulinspritzende Kraftfahrer Im Kraftfahrzeug müssen immer ausreichende Mengen an schnellverdaulichen, d. h. rasch wirksamen Kohlenhydraten (z. B. Traubenzucker und zuckerhaltiges Getränk) griffbereit sein. Auch der Beifahrer sollte über den Aufbewahrungsort dieser Kohlenhydrate informiert sein. Darüber hinaus sollten

BZ-Messgerät, Teststreifen, Insulin und Insulinpen und ggf. Glukagon mitgeführt werden.

Bei Verdacht auf einen beginnenden oder abklingenden hypoglykämischen Schock darf eine Autofahrt nicht angetreten werden.

Beim geringsten Verdacht auf eine Hypoglykämie während der Fahrt muss sofort angehalten werden. Der Fahrer muss Kohlenhydrate zu sich nehmen und abwarten, bis der Schockzustand sicher überwunden ist.

Vor einer Fahrt darf der Diabetiker niemals mehr als die übliche Insulinmenge spritzen und muss die vorgeschriebene Tageszeit für die Injektion gewissenhaft einhalten.

Vor Antritt einer Fahrt dürfen niemals weniger Kohlenhydrate gegessen werden als sonst. Empfehlenswert ist eher ein geringer Mehrverbrauch an Kohlenhydraten.

Bei längeren Fahrten sollte der Diabetiker nach jeder Stunde eine Kleinigkeit essen, alle zwei Stunden Pausen einlegen, den BZ bestimmen und ggf. zusätzliche Kohlenhydrate zu sich nehmen (Protokollieren zweckmäßig!).

Lange Nachtfahrten und andere lange Fahrten, die den üblichen Tagesrhythmus stören, sollten möglichst vermieden werden.

Eine Begrenzung der Fahrgeschwindigkeit aus eigenem Entschluss verhilft dem Diabetiker zu erhöhter Sicherheit.

Der Diabetiker sollte darauf verzichten, Fahrzeuge mit ihrer Höchstgeschwindigkeit auszufahren.

Jeglicher Alkoholgenuss vor und während der Fahrt ist besonders dem Diabetiker generell verboten.

Immer sollte der Diabetikerausweis mitgeführt werden.

Der Diabetiker sollte regelmäßig ärztliche Kontrollen und halbjährliche Kontrollen der Sehleistung durchführen lassen.

Diabetes und Neoplasien

◻ **Tab. 27.1** Tumorarten und Risikoerhöhung bei Diabetespatienten

Tumorart	Risikoerhöhung	Bestehende Vorsorge- und Therapiemöglichkeiten
Frauen		
Mammakarzinom	Etwa 1,5-fach	Ja
Kolorektales Karzinom	Etwa 1,5-fach	Ja
Pankreaskarzinom	Etwa 1,7-fach	Nein
Männer		
Leberzellkarzinom	Etwa 2,2-fach	Ja
Kolorektales Karzinom	Etwa 1,5-fach	Ja
Blasenkarzinom	Etwa 1,5-fach	Ja
Pankreaskarzinom	Etwa 1,7-fach	Nein

Nicht nur die klassischen diabetesbedingten Komplikationen sollten im Rahmen einer konsequent strukturierten Nachsorge bei Diabetespatienten, wie bereits in den vorhergehenden Kapiteln dargelegt, berücksichtigt werden. Der Diabetes mellitus ist auch mit dem vermehrten Auftreten von bösartigen Erkrankungen vergesellschaftet, für die jedoch in großen Teilen gute Vorsorge- und Interventionsmöglichkeiten bestehen.

❯ Das Bestehen eines Diabetes mellitus prädisponiert bei Männern und Frauen gleichermaßen für das gehäufte Auftreten einer Vielzahl von soliden Tumoren. Das Risiko ist besonders erhöht bei adipösen Patienten.

Aus großen epidemiologischen Untersuchungen ist klar geworden, dass die in ◻ Tab. 27.1 aufgeführten Tumorerkrankungen signifikant häufiger bei Diabetespatienten anzutreffen sind. Auf die bestehenden Vorsorgemöglichkeiten sollten deshalb Diabetespatienten in besonderem Maße aufmerksam gemacht und zur Teilnahme aufgefordert werden, besonders zur sog. Vorsorgekoloskopie.

Diabetes mellitus und Gynäkologie

28.1 Kontrazeption

Für die Diabetikerin ist es besonders wichtig, eine Schwangerschaft mithilfe einer zuverlässigen Kontrazeptionsmethode zu planen, um so mögliche Risiken für sich und ihr Kind zu minimieren. Im Prinzip stehen die gleichen Methoden zur Empfängnisverhütung zur Verfügung wie für die Nichtdiabetikerin. Der mögliche Einfluss einer hormonalen Kontrazeption auf den Stoffwechsel sollte jedoch immer berücksichtigt werden:

Gestagene und Ethinylöstradiol haben gegensätzliche Effekte auf den Glukosestoffwechsel. Gestagene hemmen die Insulinwirkung an Muskel- und Fettzellen, dagegen fördern die Östrogene die Insulinsensitivität. Im Lipidstoffwechsel bewirken Gestagene einen Anstieg von LDL-Cholesterin zuungunsten der HDL-Fraktion. Hingegen zeigt sich unter Östrogenen eher ein günstigerer Effekt. Unter Ethinylöstradiol (EE) steigt dosisabhängig der Angiotensinspiegel und somit auch der Blutdruck.

Zusammenfassend eignen sich niedrig dosierte hormonale Kombinationspräparate (EE < 50 ug) oder reine Gestagenpräparate für Frauen mit einem Typ-1-Diabetes mellitus ohne schwerwiegende mikro- und/oder makrovaskuläre Komplikationen. Für Typ-2-Diabetikerinnen fehlen leider entsprechende klinische Studien; man kann einen Behandlungsversuch analog zur Situation der Typ-1-Diabetikerinnen versuchen.

Bei Frauen mit Typ-1-Diabetes und diabetischen Begleiterkrankungen sowie übergewichtigen Typ-2-Diabetikerinnen steigt das thromboembolische Risiko unter Einnahme eines oralen Kontrazeptivums deutlich an.

Bei vaskulären Folgeerkrankungen oder einer Diabetesdauer von über 20 Jahren sind orale Kontrazeptiva daher kontraindiziert, zumal es geeignete Möglichkeiten zur Kontrazeption ohne erhöhtes Thromboserisiko gibt. Vor der Verordnung sollte eine Risikostratifizierung erfolgen.

Eine orale hormonale Kontrazeption führt nicht zu einer Progression einer diabetischen Retinopathie oder Nephropathie.

Hormonale Kontrazeption Zu unterscheiden sind einerseits die sog. Mikropille in Form eines kombinierten Ethinylöstradiols (20–30 μg) mit einem Gestagen und andererseits ein reines Gestagenpräparat, die sog. Minipille.

Die Möglichkeit einer transdermalen Anwendung (über Verhütungspflaster) bzw. intravaginalen (Verhütungsring) Anwendung eines kombinierten Hormonpräparates bietet zwar den Vorteil einer besseren Compliance bzw. die Umgehung des First-pass-Effekts der Leberpassage und damit eine niedrigere Nebenwirkungsrate, sie ist jedoch mit einem zweifach höheren Risiko für Thromboembolien verbunden – verglichen mit der oralen Kombinationspille. Diese Anwendungen sind somit relativ kontraindiziert.

Seit 2009 steht eine Mikropille zur Verfügung, bei der erstmalig als Östrogenkomponente Östradiolvalerat (2 mg) mit Dienogest kombiniert wurde. Diese Kombination bietet sehr wahrscheinlich den Vorteil einer geringeren Freisetzung prokoagulatorischer Faktoren in der Leber.

Hormonale Langzeitkontrazeption Als hormonale Langzeitkontrazeption werden Depotpräparate in Form von Depotgestagenen eingesetzt, z. B. Medroxprogesteron oder Norethisosteron alle drei Monate intramuskulär oder als Hormonimplantat 3-Ketodesogestrel für drei Jahre s.c. im Bereich des Oberarmes appliziert (Implanon). Da es unter diesen Präparaten zur Abnahme der Insulinsensitivität kommen kann, besteht hier ebenfalls eine relative Kontraindikation.

Intrauterinpessar (IUP) Mit den heutigen kupferhaltigen IUP (Multiload oder Nova-T) ist nur in den ersten Wochen nach Insertion mit einer erhöhten Infektionsrate zu rechnen. Bei dem hormonhaltigen Intrauterinsystem Mirena-IUS liegt die Infektionsrate wesentlich niedriger, und zudem hat das ins Cavum uteri kontinuierlich abgegebene Levonorgestrel eine positive Wirkung auf Dysmenorhoe und Hypermenorrhoe. Therapeutisch kann dieses System besonders bei perimenopausalen Frauen mit Menometorrhagien oder Adenomyosis uteri bzw. auch Uterusmyomen eingesetzt werden. Eine Veränderung des Stoffwechsels konnte unter Anwendung nicht gefunden werden, sodass diese Methode als geeignet anzusehen ist.

Interzeption – Notfallverhütung Innerhalb von 72 Stunden nach ungeschütztem Verkehr kann die »Pille danach« in Form eines hoch dosierten Gestagens Levonorgestrel (Pidana®) oder ein Progesteron-Rezeptor-Modulator Ulipristalacetat (ellaOne®) eingenommen werden. Als mögliche Nebenwirkung ist mit Übelkeit zu rechnen. Das kann eine passagere Anpassung der Insulindosis notwendig machen. Kurzzeitig besteht auch ein erhöhtes Thromboembolierisiko, sodass bei makrovaskulären Folgeerkrankungen nach ungeschütztem Verkehr alternativ auch ein Intrauterinpessar eingelegt werden.

Zusammenfassende Darstellung (nach den Empfehlungen der WHO) Gut geeignete Methoden sind:
- Levenorgestrel IUS (Mirena®),
- Kupfer-IUP,
- Barrieremethoden.

Geeignete Methoden sind:
- orale hormonale Kombinationskontrazeption (ohne vaskuläre Folgeerkrankungen),
- Vaginalring (ohne vaskuläre Folgeerkrankungen),
- Minipille,
- Sterilisiation.

Relative Kontraindikation sind:
- Hormonpflaster,
- Depotgestagene,
- Hormonimplantate,
- orale hormonale Kombinationskontrazeption (mit vaskulären Folgeerkrankungen),
- Vaginalring (mit vaskulären Folgeerkrankungen).

28.2 Zyklusstörungen

Insulin ist in der Regulation der Ovarfunktion entscheidend mitbeteiligt. So sind Zyklusstörungen wie Polymenorrhoen (Zykluslänge <21 Tage) bzw. Oligoamenorrhoen (Zykluslänge >35 Tage) und ein verspätetes Einsetzen der Menarche häufiger bei Typ-1-Diabetikerinnen. Meist ist dies Folge einer hypothalamisch-hypophysären Dysfunktion oder

einer Hyperandrogenämie beim polyzystischen Ovarsyndrom. Beide Zyklusstörungen bessern sich unter einer Optimierung der Stoffwechseleinstellung.

Das **polyzystische Ovarsyndrom** (PCOS) ist eine der häufigsten endokrinen Störungen im fortpflanzungsfähigen Alter. Ursächlich ist ein Wechselspiel zwischen Hyperinsulinismus-Insulinresistenz, Hyperandrogenämie und gestörter Gonadotropinausschüttung. Die charakteristischen Symptome sind chronische Oligo-/Anovualtion, Hyperandrogenämie und/oder polyzystische Ovarien unter Ausschluss anderer endokriner Störungen (nach der Rotterdamer Klassifikation 2003). Das Syndrom ist per se mit dem erhöhten Risiko eines Typ-2-Diabetes mellitus, einer metabolischen Dysfunktion und damit mit einem erhöhten Risiko für einen Gestationsdiabetes verbunden. Frauen mit einem PCOS weisen häufiger kardiovaskuläre Erkrankungen auf und zeigen ein erhöhtes Karzinomrisiko (z. B. Endometriumkarzinom).

Aber auch die Typ-1-Diabetikerin hat infolge einer peripheren Insulinresistenz und supraphysiologischen Insulinspiegeln häufiger ein polyzystisches Ovarsyndrom mit den typischen Zeichen der Hyperandrogenämie. Hirsutismus, d. h. eine vermehrte Terminalbehaarung im Gesicht, perimamillär sowie im Bereich der Oberschenkelinnenseite, ist das klassische klinische Zeichen der Störung. Akne und die typische androgenetische Form des Effluviums sind weitere Symptome. Therapie der Wahl sind eine Lebensstiländerung mit Gewichtsreduktion (nicht alle Typ-1-Diabetikerinnen sind schlank!), Ausdauersport und eine Optimierung des Stoffwechsels.

Metformin kann auch bei Typ-1-Diabetikern zur Regulation der ovariellen Funktion eingesetzt werden; die Regularien für einen »off-label use« müssen beachtet werden. Die Gabe von Antiandrogenen in einem oralen Kontrazeptivum (Cyproteronacetat, Chlormadinon, Drosperidon, Dienogest in Kombination mit Ethinylöstradiol) supprimieren die ovarielle Steroidbiosynthese und erhöhen die Produktion von sexualhormonbindendem Globulin (SHBG) in der Leber. Die topische Gabe von Eflornithin bei Hirsutismus bzw. eine minoxidilhaltige Haartinktur bei androgenetischem Pattern des Effluviums sind weitere Möglichkeiten einer symptomorientierten Behandlung.

28.3 Sterilität

Die Fertilität von Frauen mit Typ-1-Diabetes unterscheidet sich kaum von der Fertilität stoffwechselgesunder Frauen. Optimierung des Stoffwechsels ist jedoch das oberste Ziel bei unerfülltem Kinderwunsch. Eine primäre Sterilität liegt dann vor, wenn es trotz regelmäßigen Kohabitationen innerhalb eines Jahres nicht zum Eintritt einer Schwangerschaft kommt. Die Ursache ist zu 45% bei der Frau, zu 40% beim Partner zu suchen, 15% bleiben ungeklärt und werden als idiopathisch klassifiziert. Die Diagnostik bei der Frau umfasst neben einer ausführlichen Anamnese eine Hormonanalyse (Bestimmung von Östradiol, follikelstimulierendem Hormon [FSH], luteinisierendem Hormon [LH], Testosteron, Dehydroepiandrosteronsulfat [DHE-AS], thyroidstimulierendem Hormon [TSH] basal, Prolaktin [PRL]) und eine gynäkologische Untersuchung mit ggf. Hysterosalpingographie. Ferner sollte über eine Partneranamnese und ein Spermiogramm eine weitergehende Abklärung erfolgen.

Die reproduktionsmedizinischen Methoden reichen von der Insemination über In-vitro-Fertilisation (IVF) bis zur intrazytoplasmatischen Spermieninjektion (ICSI). Die dafür notwendige hormonelle Stimulation der Eizellen über FSH, LH/FSH und Gonadotropin-Releasing-Hormon-Analoga (GnRH-Analoga) bzw. -Antagonisten ist auch bei der Diabetikerin anwendbar, falls keine Kontraindikationen für eine Schwangerschaft oder für Hormontherapie bestehen, wie diabetische Nephropathie, proliferative Retinopathie bzw. Makroangiopathie. Voraussetzung ist dabei eine gute interdisziplinäre Kooperation zwischen dem betreuenden Diabetologen und dem Kinderwunschzentrum.

Wichtig ist die perikonzeptionelle Prophylaxe zur Vermeidung von Neuralrohrdefekten mit Folsäure (0,4 mg/Tag bzw. bei anamnestischen Risiko 4,0 mg/Tag) bis zum Abschluss des 3. Schwangerschaftsmonats. Ebenso notwendig ist es, auf ein ausreichendes maternales Jodangebot oder LT4-Angebot zu achten, um eine Struma und/oder Hypothyreose des Kindes zu vermeiden.

28.4 Klimakterium

Das Klimakterium ist die Übergangsphase zwischen Erlöschen der Fortpflanzungsfähigkeit und dem Beginn des Seniums (47.–55. Lebensjahr). Das Durchschnittsalter liegt bei 52 Jahren, die physiologische Varianz ist mit einem Intervall vom 40. bis zum 60. Lebensjahr sehr breit.

Die Symptome sind vielfältig: dysfunktionelle Blutungen, paroxysmal vasomotrische Beschwerden, neurovegetative Beschwerden wie Kopfschmerzen, Schwindel, Herzklopfen, psychosomatische Beschwerden wie Schlaflosigkeit, Reizbarkeit, Depression, sexuelle Störungen, Osteoporose, Gewichtszunahme und Atrophie des Urogenitaltrakts.

Der Beginn der nachlassenden Ovarfunktion zeigt sich in Zyklusunregelmäßigkeiten mit zunehmenden anovulatorischen Zyklen bzw. Zyklen mit einer Lutealinsuffizienz. Laborchemisch sind der erhöhte FSH-Spiegel und die niedrigen Östradiolwerte charakteristisch (hypergonadotroper Hypogonadismus). Zur Beurteilung der ovariellen Follikelreserve in der perimenopausalen Übergangszeit ist die Bestimmung des Anti-Müller-Hormons (AMH) hilfreich, zur Beurteilung einer notwendigen Kontrazeption in der Perimenopause die Bestimmung von FSH und Östradiol (E2) im Abstand von 4–6 Wochen. Zeigen sich jedesmal FSH-Werte > 25 mIU/l, ist eine Konzeption unwahrscheinlich.

Das häufigere bei Typ-1-Diabetikerinnen vorkommende vorzeitige Erlöschen der Ovarfunktion – prämatures Klimakterium (vor dem 40. Lebensjahr) – ist bedingt durch eine allgemeine genetische Prädisposition für Autoimmunerkrankungen.

Nach der Konsensempfehlung der DGGG wird zu einer Hormonersatztherapie (HRT) im Klimakterium nur bei entsprechender Indikation und nach individueller Nutzen-Risiko-Abwägung geraten.

Die Wirksamkeit der HRT ist bei vasomotorischen Beschwerden und zur Behandlung von Atrophieerscheinungen im Urogenitalbereich belegt. Hier können jedoch auch topische östriolhaltige

Salben oder vaginale Suppositorien verordnet werden.

Die HRT ist nicht zur Prävention der koronaren Herzkrankheit bzw. des Schlaganfalls, jedoch zur Prävention der Osteoporose geeignet. Nach der US-amerikanischen Women's Health Initiative Study (WHI-Studie) und der HERS-Studie bestehen besonders bei der oralen Gabe eines kombinierten Östradiol-/Gestagenpräparates ein erhöhtes kardiovaskuläres Risiko sowie ein erhöhtes Mammakarzinomrisiko nach einer Anwendungszeit von mehr als fünf Jahren. Die reine transdermale Östrogengabe bei hysterektomierten Patientinnen scheint diese Risiken jedoch nicht zu beeinflussen.

Zusammenfassend ist nach Abwägen einer individuellen Nutzen-Risiko-Analyse die niedrig dosierte, transdermale und kurzfristige Gabe einer Hormonersatztherapie zu bevorzugen. Bei nicht-hysterektomierten Frauen muss die systemische Östrogentherapie mit einer ausreichend langen Gabe von Gestagenen (mindestens zehn Tage) in ausreichender Dosierung kombiniert werden. Die am häufigsten angewandten Östrogene sind Östradiolvalerat, reines Östradiol, weniger konjugierte equine Östrogene bzw. Östriol.

Ethinylöstradiol wird in der Postmenopause aufgrund einer starken Proliferationswirkung auf das Endometrium bzw. hohen Leberwirksamkeit und damit einem ungünstigen Nebenwirkungsprofil nicht mehr angewandt.

Gestagene werden im Rahmen einer HRT ausschließlich eingesetzt, um irreguläre Blutungen bzw. ein Endometriumkarzinom zu verhindern. Sie wirken jedoch auch auf Hitzewallungen. In Abhängigkeit ihrer Provenienz haben Gestagene (Nortestosteron- bzw. Progesteronabkömmlinge) unterschiedliche Wirkungen auf den Lipidstoffwechsel bzw. das Renin-Angiotensinogen-Aldosteron-System (RAA-System). Das natürliche Gestagen Progesteron hat diuretische, zentralnervöse, sedative und anxiolytische Wirkungen. Es kann intravaginal und oral verabreicht werden.

Androgene sind in Form einer transdermalen Gabe (300 μg Testosteron/24 h-Intrinsa) seit 2007 für die Frau nach beidseitiger Ovarektomie und Hysterektomie zur Behandlung sexueller Störungen (»hypoactive sexual desire disorder«, HSDD) zugelassen.

Für sog. Phytoöstrogene wie Rotklee, Traubensilberkerze und Rharbarberwurzel ist eine Wirkung durch klinische Studien nicht belegt.

28.5 Osteoporose

Die Osteoporose ist mit ca. 6 Millionen Betroffenen eine der bedeutendsten Volkskrankheiten in Deutschland. Frauen sind 4- bis 5-mal häufiger als Männer betroffen. Insgesamt erleidet jede dritte postmenopausale Frau eine osteoposorebedingte Fraktur.

Die Prävalenz einer Osteoporose ist bei Typ-1-Diabetikerinnen jedoch nochmals signifikant erhöht. Bereits in der Adoleszenz der Typ-1-Diabetikerinnen, dem wichtigen Zeitraum zum Aufbau der sog. »peak bone mass« (maximale Knochenmasse 20. Lebensjahr), zeigen sich Veränderungen im Parathormonspiegel sowie erniedrigte Spiegel für 25-OH-Vitamin D, IGF-1 (»insulin-like growth factor 1«), Osteocalcin und auch für die knochenspezifische alkalische Phosphatase. Insbesondere eine präpubertäre Manifestation des Typ-1-Diabetes mellitus ist mit verminderter Knochendichte, erhöhter Frakturrate und verzögerter Knochenheilungsrate assoziiert.

Die Prävalenz einer Osteoporose (T-Score nach DXA <−2,5) liegt bei postmenopausalen Frauen mit Typ-1-Diabetes mellitus im Alter von 55 Jahren wesentlich höher als bei Stoffwechselgesunden. Hingegen scheint die Typ-2-Diabetikerin wohl relativ geschützt zu sein. Die Prävalenz von Wirbelkörperfrakturen ist bei Typ-2-Diabetikerinnen nicht erhöht. Das Osteoporose-Risiko wird signifikant erhöht bei Verwendung von PPARγ-Agonisten.

Die empfohlene Basisdiagnostik umfasst Anamnese, körperliche Untersuchung, Osteodensitometrie (DXA-Messung) und Laborbestimmungen.

Die Risikofaktoren für eine Osteoporose beinhalten familiäre Belastung, Einnahme von Medikamenten wie Antiepileptika, Glukokortikoiden, Antidepressiva, niedriges Körpergewicht (BMI <18), Nikotinabusus, späte Menarche (>15. Lebensjahr) und vorzeitiges Eintreten des Klimakteriums (<40. Lebensjahr) sowie ernährungsbedingten Kalziummangel und Malassimilation (Vitamin-D-Mangel, Zöliakie, entzündliche Darmerkrankungen).

Zur Prävention der Osteoporose wichtig sind Erhalt der Muskelkraft und Koordination, regelmäßige körperliche Aktivität, Sport, tägliche Einnahme von 1200 mg Kalzium – idealerweise über eine ausgewogene Ernährung – und 1000 IE Vitamin D; zum Teil werden auch höhere Vitamin-D-Dosen benötigt. Bei gesicherter Osteoporose sollte die zusätzliche Therapie mit modernen Aminobisphosphonaten begonnen werden.

Die Hormonersatztherapie, unabhängig von ihrer Applikationsform, ist wirksam in der Primär- und Sekundärprävention der Osteoporose. Bei der Diabetikerin liegen jedoch in der Menopause meist Kontraindikationen für den Einsatz der HRT vor. Außerdem ist zur Prävention eine Langzeitanwendung der HRT notwendig, die jedoch mit den oben erwähnten Risiken verbunden ist.

Raloxifen als selektiver Östrogenrezeptormodulator ist zur Osteoporoseprophylaxe indiziert und hat auch ein deutlich erniedrigtes Mammakarzinomrisiko, beseitigt jedoch nicht die klimakterischen Beschwerden wie Hitzewallungen.

Zusammenfassung

In diesem Kapitel wollen wir noch einmal die Kernsätze zur Diagnostik, Klassifikation und Therapie des Diabetes mellitus und zu den Folgeerkrankungen in den Vordergrund stellen.

29.1 Diagnose des Diabetes

Der Diabetes mellitus ist häufig und wird zunehmend häufiger, sodass konsequent **regelmäßige Suchtests** mit Bestimmung des Blutzuckers durchgeführt werden sollten. Dies gilt in besonderem Maße für folgende Risikogruppen:

- erstgradige Verwandte eines Diabetikers (insbesondere D. m. Typ 2 in der Familie),
- Hypertoniker,
- Patienten mit Fettstoffwechselstörungen, insbesondere niedrigem HDL und hohen Triglyzeriden,
- Patienten mit koronarer Herzerkrankung oder pAVK oder Schlaganfall,
- Adipöse, besonders mit androider, stammbetonter Fettsucht (BMI >27 kg/m^2),
- Raucher,
- Gestationsdiabetes, Geburt eines Kindes mit Makrosomie (>4 kg),
- bei zurückliegenden Untersuchungen gestörte Glukosetoleranz im OGTT oder gestörte Nüchternglukose (IFT),
- hoher Blutzucker während interkurrenter Ereignisse.

Für die oben angeführten Risikogruppen sind regelmäßige Glukosemessungen angezeigt; zusätzlich sollte bei jeder Person ab dem 45. Lebensjahr alle drei Jahre eine BZ-Testung durchgeführt werden.

Die Bewertung der Glukosespiegel im Plasma erfolgt nach den Empfehlungen der American Diabetes Association (ADA), der Deutschen Diabetes Gesellschaft (DDG) und WHO (◘ Tab. 29.1).

Die Diagnose des Diabetes mellitus ist ebenfalls gesichert durch eine Messung des HbA_{1c}-Wertes ≥6,5 % (≥48 mmol/mol).

29.2 Klassifikation des Diabetes

Es werden vier große Gruppen des Diabetes mellitus nach der neuen ätiopathogenetischen Klassifikation unterschieden:

Typ-1-Diabetes mellitus Hier findet eine β-Zell-Zerstörung auf dem Boden eines Autoimmunprozesses statt.

Typ-2-Diabetes mellitus Diabeteserkrankung, die ein Spektrum zwischen dominanter Insulinresistenz mit relativem Insulinmangel bis zu einem dominanten Insulinsekretionsdefizit mit Insulinresistenz aufweisen kann. Die Erkrankung kann wie der Typ-1-Diabetes in jedem Lebensalter (Kinder mit einem Typ-2-Diabetes werden zukünftig häufiger) auftreten und ist bereits mit Diagnosestellung gekennzeichnet durch eine hohe Komorbidität mit makrovaskulären (z. B. KHK, pAVK, Schlaganfall, arterielle Hypertonie) und mikrovaskulären (Nephropathie, Retinopathie) Komplikationen. Der Manifestationsgipfel liegt in der 5.–6. Lebensdekade.

Andere Diabetestypen Hierunter werden genetische Defekte der β-Zell-Funktion (MODY-Diabetes), genetische Defekte der Insulinwirkung, Erkrankungen des exokrinen Pankreas, Endokrinopathien, medikamenten- (z. B. Glukokortikoide, Interferon) und toxininduzierte Diabetesformen, Virusinfektionen mit Diabetesfolge (z. B. Rötelnembryopathie), ungewöhnliche immunmediierte Diabetesformen (z. B. Stiff-Man/Person-Syndrom) sowie andere genetische Erkrankungen mit Assoziation zum Diabetes (z. B. Down-Syndrom, Prader-Labhart-Willi-Fanconi-Syndrom) verstanden.

Gestationsdiabetes (GDM) Hierbei handelt es sich um eine erstmalig in der Schwangerschaft entdeckte Glukosestoffwechselstörung. Nach Vorliegen eines GDM ist in der 24.–28. SSW mithilfe eines oralen Glukosetoleranztests und ggf. mittels Wiederholungsuntersuchungen in der 32.–34. SSW konsequent zu fahnden. Der GDM weist auf ein hohes Risiko einer späteren Diabetesmanifestation hin.

◻ **Tab. 29.1**   Bewertung im Plasma, venös

Stadium	Nüchternglukose[a]		Gelegenheitsblutglukosewert + Symptome		Oraler Glukose-Toleranztest	
	(mg/dl)	(mmol/l)	(mg/dl)	(mmol/l)	(mg/dl)	(mmol/l)
Diabetes	≥126	≥7,0	≥200	≥11,1	2-h-Wert: ≥200	2-h-Wert: ≥11,1
Gestörte Glukose-Homöostase	100–125	≥5,6–6,9	2-h-Wert: ≥140–<200	≥7,8–<11,1		
Normal	< 100	<5,6	2-h-Wert: <140	<7,8		

[a] Die Nüchternglukose ist der bevorzugte Test zur Sicherung der Diagnose (Sicherung der Diagnose durch mindestens zwei Messungen), aber auch eines der beiden anderen Kriterien gilt: Bei Fehlen einer eindeutigen Hyperglykämie mit akuter metabolischer Entgleisung sollte einer von diesen drei Tests jeweils an einem unterschiedlichen Tag durchgeführt werden. – Die der Diagnose eines Diabetes mellitus zugrunde liegende Glukosemessung muss mit einer qualitätskontrollierten Labormethode erfolgen. Geräte, die zur Selbstmessung durch die Patienten konzipiert sind, sind hierfür nicht geeignet. – Die Bestimmung des Nüchternglukosewertes setzt voraus, dass eine mindestens achtstündige Nahrungskarenz vorausging. – Zufällige Bestimmung: jede beliebige Tageszeit, unabhängig von der Nahrungsaufnahme; die klassischen Symptome sind die Polyurie, Polydipsie und ein unerklärlicher Gewichtsverlust.

29.3   Therapie

29.3.1 Therapie des Typ-1-Diabetes

Die intensivierte Insulintherapie (ICT) ist Therapie der Wahl für den Typ-1-Diabetiker. Diese Therapie sollte dem Patienten im Rahmen einer strukturierten Diabetesschulung vermittelt werden. Die ICT bietet mehr Flexibilität im Hinblick auf Zeitablauf, Anzahl der Mahlzeiten und der Kohlenhydratmengen. Ferner hat der Betroffene die Möglichkeit, bei BZ-Entgleisungen zeitgerecht adäquat gegenzusteuern.

Das Grundprinzip der ICT ist die Trennung der Insulingaben in seine unterschiedlichen funktionellen Komponenten:

Basalinsulin Es dient dem Erreichen eines guten Nüchternblutzuckers, meist unter Verwendung von NPH-basiertem Verzögerungsinsulin (mind. 2–3 Injektionen pro Tag) oder weiteren Verzögerungsinsulinen (lang wirksame Analoginsuline).

Prandiales (Bolus-)Insulin In Relation zur geplanten Aufnahme von BE werden Normal- oder Analoginsulin als Bolusinsulin injiziert.

Korrekturinsulin Bei Abweichungen vom Therapieziel wird Normal- oder Analoginsulin s.c. injiziert.

Mit Hilfe regelmäßiger BZ-Selbstkontrollen (4–5 pro Tag) gelingt in der Regel eine gute BZ-Einstellung (◻ Tab. 29.2).

Insulinpumpentherapie Mit Hilfe der **kontinuierlichen subkutanen Insulininfusion (CSII)** lässt sich am besten das benötigte Insulinprofil nachahmen.

❯ Insbesondere bei Vorliegen eines deutlichen Dawn-Phänomens zeigt die Insulinpumpe ihre Vorteile und hat hier eine klare Indikation.

29.3.2 Therapie des Typ-2-Diabetes

Entscheidende und unverzichtbare Elemente in der Therapie des Typ-2-Diabetes sind die Umsetzung einer gesunden Ernährung (Diabeteskost) und vermehrte körperliche Aktivität (Basistherapie). Die medikamentöse Therapie richtet sich nach der individuell sehr unterschiedlich ausgeprägten Insulinresistenz und dem Sekretionsdefizit. Zusätzlich ist zu beachten, dass sich der Typ-2-Diabetes durch einen zunehmenden β-Zell-Verlust auszeichnet, sodass das Sekretionsdefizit über die Zeit zunimmt.

◘ Tab. 29.2   BZ-Einstellung des Diabetikers

	Ideales BZ-Niveau		Akzeptables BZ-Niveau	
	(mg/dl)	(mmol/l)	(mg/dl)	(mmol/l)
Insulinbehandelter Diabetiker ohne Folgeerkrankungen, ohne verminderte Hypoglykämiewahrnehmung				
Nüchtern	100–120	5,5–6,7	80–140	4,4–7,8
Präprandial	70–105	3,9–5,8	70–130	3,9–7,2
2 h postprandial	80–140	4,4–7,8	80–150	4,4–8,9
Vor der Nacht	100–120	5,5–6,7	80–140	4,4–7,8
Zur Nacht 2–4 Uhr	70–100	3,9–5,5	70–120	3,9–6,7
Insulinbehandelte Diabetikerin in der Schwangerschaft, ohne Folgeerkrankungen, ohne verminderte Hypoglykämiewahrnehmung				
Präprandial	70–95	4–5,3		
1 h postprandial	< 140	<7,7		
2 h postprandial	< 120	<6,6		
Vor dem Schlafen	90–120	5,0–6,6		
Nachts 2–4 Uhr	> 60	>3,3		
Mittlerer BZ	90–110	5,0–6,1		

29

An Behandlungsmöglichkeiten stehen inzwischen eine Vielzahl von Therapeutika zur Verfügung, die jedoch nur auf der Grundlage einer gesunden Ernährung (Diabeteskost) und einer konsequenten körperlichen Aktivität einen ausreichenden Effekt zeigen. Auch wenn die gewünschten Verhaltensänderungen häufig schwer umzusetzen sind (wer hat nicht diese Erfahrung in der Behandlung von Typ-2-Diabetikern gemacht?), sind Diabetestherapeutika keinesfalls »Tabletten der Bequemlichkeit« für den Therapeuten und die Betroffenen, die unter Missachtung von basalen Behandlungsgrundlagen beim Typ-2-Diabetes primär eingesetzt werden sollten.

Medikamentöse Prinzipien der Typ-2-Diabetestherapie

Nicht-β-zytotrop wirkende orale Antidiabetika
- Biguanide: Metformin
- α-Glukosidasehemmer (AGI): Acarbose, Miglitol, Voglibose

- PPAR-γ-Liganden: Rosiglitazon und Pioglitazon
- SGLT2-Inhibitoren (Glukosurica): Dapagliflozin

β-zytotrop wirkende orale Antidiabetika
- Sulfonylharnstoffe: z. B. Glibenclamid, Glimipirid
- Sulfonylharnstoff-Analoga: Repaglinid, Nateglinid
- DDP-IV-Inhibitoren: Sitagliptin, Vildagliptin, Saxagliptin

Injektabile Therapieformen
- Insulin, Insulinanaloga
- Inkretinmimetika: Exenatide, Liraglutid

Welche Wirkprinzipien sollten zur Behandlung des Typ-2-Diabetikers primär zum Einsatz kommen? Vorrangig sollen zur Blutglukosesenkung Medikamente verwendet werden, deren Wirksamkeit und auch Sicherheit im Hinblick auf kardiovaskuläre Endpunkte mit einem positiven Resultat geprüft wurden. Hierzu gehören in erster Linie die Substanz Metformin sowie die Insulintherapie.

> ❯ Die Kombinationsbehandlung wird sich beim Typ-2-Diabetiker meist nicht vermeiden lassen, wenn man die angestrebten Therapieziele erreichen möchte.

Gemäß allgemein anerkannter Richtlinien besteht die Basistherapie des Typ-2-Diabetes aus Schulung, Ernährungs- und Bewegungstherapie und der Gabe von Metformin, die Stoffwechselgüte wird mit Hilfe des HbA_{1c} überprüft. Sollte nach drei Monaten das HbA_{1c}-Ziel <7% nicht erreicht werden, sind medikamentöse Maßnahmen einzusetzen, deren Wirksamkeit und auch Sicherheit in großen Untersuchungen belegt ist.

Wichtige Hinweise für die Typ-2-Therapie Eine medikamentöse Therapie (Tabletten oder Insulin oder beides) ist niemals der Ersatz für die Basistherapie des Diabetes.

Insulinotrope Substanzen wie Sulfonylharnstoffe und Analoga entfalten einen ausreichenden Effekt bereits bei niedrigen und/oder mittelhohen Dosierungen, Maximaldosierungen sind in der Regel nicht hilfreich.

Die Kombination einer insulinotropen Substanz in Maximaldosierung mit einem weiteren medikamentösen Prinzip erhöht die Hypoglykämiegefahr.

Bei Versagen eines oralen Wirkprinzips wird sich durch den Wechsel auf ein anderes Wirkprinzip in der Regel keine Stoffwechselverbesserung erzielen lassen.

Eine Kombinationstherapie mit drei verschiedenen medikamentösen Prinzipien ist nicht sinnvoll.

Bei Versagen von zwei oralen Antidiabetika gelingt es meist nicht, durch ein weiteres orales Antidiabetikum eine Therapieverbesserung zu erreichen.

Die Insulingabe ist keinesfalls die letzte Möglichkeit in der Typ-2-Diabetestherapie. Es sollte aber an eine rechtzeitige Insulinsubstitution gedacht werden, um eine Restfunktion des Pankreas möglichst lange aufrechtzuerhalten.

Eine Kombination aus abendlichem Insulin und einem oralen Antidiabetikum kann zu einer guten Stoffwechseleinstellung führen und kann vergleichbar erfolgreich sein wie mehrfache präprandiale Insulingaben.

29.4 Folgeerkrankungen

Die diabetesspezifischen Folgeerkrankungen betreffen Typ-1- und Typ-2-Diabetiker. Gleichwohl gibt es Unterschiede in der Häufigkeit der makrovaskulären Komplikationen, die in typischer Art und Weise häufiger Typ-2-Diabetiker (insbesondere Typ-2-Diabetikerinnen!) betreffen können. Es stehen heute gut erprobte Behandlungsmöglichkeiten zur Verfügung, sodass dem Screening auf Folgeerkrankungen bei chronischer Hyperglykämie eine entscheidende Rolle für die weitere Therapieplanung zukommt.

Screening auf Folgeerkrankungen
Mikrovaskuläre Komplikationen
- Jährliche augenärztliche Kontrolle (insbesondere Beurteilung der Makula beim Typ-2-Diabetiker)
- Mikroalbuminausscheidung (positiver Befund >50 Lj. ist zusätzlicher Risikomarker für kardiovaskuläre Erkrankungen)
- Neuropathische Komplikationen (Stimmgabeltest, Mikrofilament-Test)

Makrovaskuläre Komplikationen
- Blutdruckkontrolle, frühzeitige medikamentöse Intervention
- EKG, Belastungs-EKG, Gefäßstatus

Weitere Stoffwechselstörungen
- Fettstoffwechselstörungen; Therapieziele sind abhängig von weiteren Erkrankungen wie z. B. KHK, Myokardinfarkt, Schlaganfall, Nephropathie

Weitere Störungen
- Diabetisches Fußsyndrom (Screening und Patientenschulung zur Vermeidung gravierender Läsionen), gestörte Sexualfunktionen

29.5   Diabeteskost und Bewegung

❯ Entscheidende Elemente in der Therapie des Typ-2-Diabetes sind die Umsetzung der Ernährungsempfehlungen sowie eine verstärkte körperliche Aktivität.

Möglich ist auch der Beginn sportlicher Aktivität unter Überwachung in einer Diabetiker- oder Koronarsportgruppe. Es sollte gelingen, die für eine erfolgreiche Diabetestherapie notwendigen Verhaltensänderungen positiv zu besetzen und nicht nur den am Typ-2-Diabetes Erkrankten, sondern auch seine Familie in die Verhaltensänderungen einzubeziehen. Es handelt sich schließlich um Empfehlungen für eine gesunde Lebensweise.

Die moderne Diabeteskost ist keine auferlegte Quälerei. Sie ist eine gesunde Mischkost, die man allen Menschen empfehlen sollte.

Die komplexen **Kohlenhydrate** (z. B. in Hartweizennudeln, Vollkornreis, Bohnen) erlauben es, dass man sich satt isst. Die schnell wirksamen Kohlenhydrate (z. B. Zuckergebäck) bewirken dagegen eine Gewichtszunahme. Die rasche Glukoseanflutung (BZ entgleist) und der rasche BZ-Abfall (Heißhunger) führen zu einem Teufelskreis, in dem sich die Dosierung der Antidiabetika, das Körpergewicht und die Insulinresistenz nach oben schrauben.

Fette liefern zu viele Kalorien pro Gewichtseinheit, deshalb werden sie gering gehalten. Langkettige Fettsäuren (z. B. gehärtete pflanzliche Bratfette) und tierische Fette begünstigen KHK und AVK. Versteckt sind sie in industriell gefertigtem Gebäck und in frittierten Nahrungsmitteln (z. B. Pommes frites). Einfach ungesättigte Fettsäuren (z. B. Avocados, Olivenöl) sollten gezielt ausgewählt werden.

Da die **Proteinzufuhr** in Deutschland fast doppelt so hoch wie der eigentliche Bedarf ist, kann man ohne Weiteres Fleisch, und v. a. Wurst, häufiger weglassen. Ersatzweise und in geringen Mengen, dann ist es auch nicht teurer, sollte man sich Meeresfische leisten.

Körperliche Bewegung muss nicht in den Leistungssport einmünden. Für unsportliche Zeitgenossen sind 30 Minuten strammes Gehen pro Tag, 20 Minuten Schwimmen pro Tag, kleine Fahrradausflüge oder sportliche Aktivität unter Überwachung in einer Diabetiker- oder Koronarsportgruppe schon ein Anfang. Der Stoffwechsel der Muskulatur (Kapillarisation und Mitochondriendichte steigen) wird damit wieder in Schwung gebracht, Glukose wird verbraucht, die Insulinresistenz gesenkt, das Risiko für Herz-Kreislauf-Erkrankungen gemindert – die Lebensqualität steigt. Optimaler Effekt mit ca. 60% der Maximalleistung ca. 3- bis 4-mal die Woche.

A Anhang

A1 Aufklärung für Kraftfahrer mit Insulintherapie

Herr/Frau_____ , geb. am _____ , wurde in meiner Sprechstunde zum Thema Diabetes mellitus und Sicherheit im Straßenverkehr informiert, und es wurden folgende Empfehlungen besprochen:

1 Messen Sie, bevor Sie die Fahrt beginnen, Ihren Blutzucker. Bei Werten unter 90 mg/dl schnell wirkende Kohlenhydrate einnehmen, zum Beispiel Traubenzucker, Fruchtsaft, Gummibärchen. Fahren Sie erst los, wenn der Blutzucker gestiegen ist. Messwert auch aus rechtlichen Gründen aufschreiben.

2 Halten Sie im Auto schnell wirkende Kohlenhydrate griffbereit. Nehmen Sie Ihr Blutzuckermessgerät und Teststreifen mit.

3 Halten Sie bei längeren Fahrten alle zwei Stunden an und messen Sie Ihren Blutzucker. Bei Verdacht oder geringsten Anzeichen einer Unterzuckerung anhalten, Blutzucker messen und ggf. schnell wirksame Kohlenhydrate nehmen. Abwarten, bis der Unterzucker sicher überwunden ist.

4 Behalten Sie Ihre gewohnten Uhrzeiten und Mengen für die Mahlzeiten und die Insulingabe/Tabletteneinnahme bei.

5 Vermeiden Sie längere Nachtfahrten.

6 Trinken Sie keinen Alkohol vor und während der Fahrt. Auch nicht in kleinen Mengen oder als Diätbier.

7 Diabetikerausweis, Insulin, Insulinpen und ggf. Glucagon mitführen.

8 Regelmäßige ärztliche Kontrollen und eine halbjährliche Untersuchung der Sehleistung durchführen lassen.

---------------------   ---------------------

Unterschrift Dr. Mustermann   Unterschrift Patient

A2 Ärztliches Attest

Herr/Frau _____ , geb. am _____ ,

wohnhaft _____

Diagnosen:

Diabetes mellitus Typ

Herr/Frau _____ befindet sich seit mehreren Jahren in meiner diabetologischen
Betreuung. Der Diabetes mellitus Typ wird mittels einer intensivierten Insulintherapie behandelt.
Herr/Frau _____ nahm an einer strukturierten Diabetesschulung teil und beherrscht
das Stoffwechselmanagement eigenhändig inklusive Insulindosisbestimmung und Korrektur von
Blutzuckerentgleisungen sowie das Hypoglykämiemanagement. Darüber hinaus erfolgte eine Aufklärung
hinsichtlich der Verhaltensmaßnahmen bei der Teilnahme am Straßenverkehr inklusive der Notwendigkeit
der regelmäßigen Stoffwechselkontrollen und Korrekturen.

In den letzten drei Monaten kam es nicht zum Auftreten relevanter Hypoglykämien.

Von diabetologischer Seite her kann Herr/Frau _____ am öffentlichen
Straßenverkehr teilnehmen.

, den

Dr. med. Max Mustermann

A3 Stoffwechselentgleisung – Ketoazidose

Folgende Graphik (■ Abb. A.1) gibt Aufschluss über die Vorgehensweise.

Erforschen Sie die Ursache Ihrer Entgleisung!

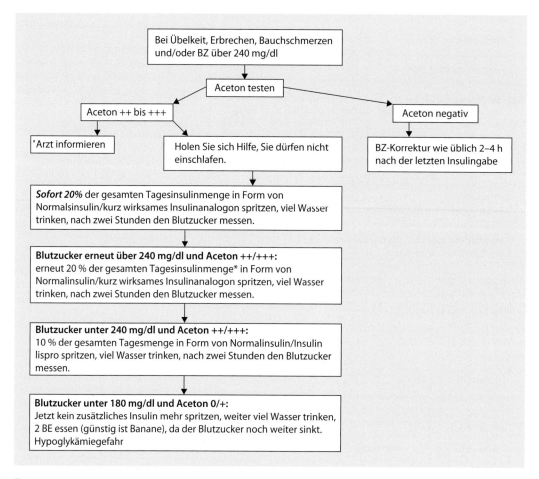

■ **Abb. A.1**   Vorgehensweise bei Stoffwechselentgleisung

Nutzen Sie zur Notierung der notwendigen Tages-insulinmenge die folgende Tabelle (■ Tab. A.1).

◘ Tab. A.1 Tagesinsulinmenge	
Tragen Sie bitte hier Ihren jetzigen Insulinbedarf ein	**Einheiten**
Basis morgens: __ Einheiten	Bolus morgens: __ Einheiten
Basis mittags: __ Einheiten	Bolus mittags: __ Einheiten
Basis abends: __ Einheiten	Bolus abends: __ Einheiten
Jetzige Tagesinsulinmenge: __ Einheiten	10% = __ Einheiten 20% = __ Einheiten

A4 Korrekturtabelle K-F30

Name: _____ geb. am: _____

Bolusinsulin: _____ Med.: _____

Basalinsulin: _____

Die BE-Verteilung wird in ◘ Tab. A.2 eingetragen.
Bolusinsulin-Korrekturfaktor: 1 IE/30 mg
    Korrekturziel: _____ tagsüber: 100 mg/dl, abends
u. nachts: 140 mg/dl

◘ Tab. A.2 BE-Verteilung		**Morgens**	**Mittags**	**Abends**	**Spät**
BE-Verteilung					
Bolusinsulin	BE-Faktor				
	Dosis IE				
Basalinsulin IE					

    Korrektur-Zeitabstand: _____, mindestens ___
Stunden
    ◘ Tab. A.3 zeigt Daten einer Blutzuckerkorrektur.

Tab. A.3   Blutzuckerkorrekturtabelle. (Copyright: Dr. Christoph Krämer)

Blutzucker (mg/dl)	Korrektur	Spritz-Ess-Abstand (min.)
<40	+ 3 BE Traubenzucker/Cola	
40–60	+ 1 BE Traubenzucker + 1 BE Obst	
61–120	Keine Korrektur	
121–150	+ 1 IE Insulin	
151–180	+ 2 IE Insulin	
181–210	+ 3 IE Insulin	
211–240	+ 4 IE Insulin	
241–280	+ 5 IE Insulin	
281–310	+ 6 IE Insulin	
311–340	+ 7 IE Insulin	
341–370	+ 8 IE Insulin	
371–400	+ 9 IE Insulin	
>400	+ 10 IE Insulin	

Nach 22 :00 Uhr und nachts Korrektur erst bei Blutzuckerwerten über 160 mg/dl mit halber Korrekturdosis
Bei Blutzuckerwerten über 300 mg/dl: reichlich Mineralwasser trinken, stündlich Blutzuckerkontrolle, Blutzuckerkorrekturen durchführen, bei Ketonnachweis im Urin doppelte Korrekturdosis

A5 Patienteninformation oraler Glukosetoleranztest (oGTT)

Liebe Patientin, lieber Patient,
am ………………um …………….. Uhr wird ein oraler Glukosetoleranztest mit Ihnen durchgeführt, bei dem Sie eine zuckerhaltige Lösung trin-
ken sollen. Mit diesem Test wird überprüft, ob bei Ihnen eine eingeschränkte Glukosetoleranz oder ein Diabetes mellitus vorliegt. Bitte bringen Sie zum Untersuchungstermin, wenn uns noch nicht bekannt, Ihre aktuellen Medikamente mit.

Um die Ergebnisse nicht zu verfälschen, bitten wir Sie ein paar Regeln zu beherzigen:
3 Tage übliche Ernährung!

Bitte nehmen Sie Ihre Mahlzeiten weiter so ein, wie Sie es gewohnt sind. Auch

kohlenhydrathaltige Lebensmittel (z. B. Obst, Nudeln, Reis, Kartoffeln, Brot,

Milchprodukte) sollten Sie auf keinen Fall einschränken.

Bewegen Sie sich wie üblich und ohne Anstrengung.

Am Untersuchungstag morgens nüchtern bleiben!

Am Tag vor der Untersuchung sollten sie ab 22 Uhr nichts mehr zu sich nehmen und auch nicht mehr rauchen.

Zu Beginn der Untersuchung wird Ihnen aus der Vene ein wenig Blut entnommen. Danach sollen Sie innerhalb von 5 Minuten eine zuckerhaltige Lösung trinken.

Während der Testphase wenig bewegen, nicht rauchen!

Im Anschluss daran bitten wir sie, sich möglichst nicht unnötig zu bewegen,

keine Mahlzeit und auch kein Getränk einzu-
nehmen. Während der Testphase

sollten Sie auch nicht rauchen!

Nach genau einer Stunde und ein weiteres Mal nach zwei Stunden wird Ihnen wieder Blut aus der Vene entnommen. Damit ist der Test abgeschlossen und Sie können wieder etwas zu sich nehmen (Sie können sich gerne ein kleines; Frühstück mitbringen).

Da Sie während des Tests in der Praxis bleiben müssen, bitten wir Sie, sich Literatur oder Ähnliches mitzubringen.

Im Anschluss wird der behandelnde Arzt Ihnen das Ergebnis der Untersuchung mitteilen und das weitere Vorgehen mit Ihnen besprechen

Ihr Praxisteam

Übersicht Online-Materialien

Folgende weitere Checklisten und Mustervorlagen finden Sie als Online-Material bequem zum Ausdrucken auf Springer Extras: http://extras.springer.com unter Eingabe der ISBN dieses Buches.

- Anamnesebogen-1
- Anamnesebogen-2
- Anamnesebogen-3
- Anleitung Blutzucker-Selbstkontrolle
- Anleitung Insulininjektion
- Aufklärung für Kraftfahrer mit Insulintherapie
- Autofahren und Insulin
- Basalratendokumentation
- Basalratentest
- Bescheinigung Straßenverkehr
- Bluthochdruck
- Blutzuckertabelle
- Blutzuckertabelle Gestationsdiabetes
- Blutzuckertagesprofile-ICT
- Checkliste Neumanifestation Typ 1
- Durchführung Dextro OGT
- Einladung Patientenschulung ICT
- Einladung Patientenschulung ohne Insulin
- Flugreiseattest
- Füße & Diabetes
- Geriatrie &Diabetes
- Geriatrie, Wunden u. Diabetes
- Gestationsdiabetes Anamnesebogen
- Gestationsdiabetes Blutzuckerprofil
- GestationsdiabetesMessplan
- ICT - Erste Schritte
- Info-Flyer Diabetes und Reisen
- Info-Flyer Diabetes und Sport
- Ketoazidose-Notfallschema
- Kodieren-DRG-2012-Diabetes
- Korrekturtabelle KF-10
- Korrekturtabelle KF-20
- Korrekturtabelle KF-30
- Korrekturtabelle KF-40
- Korrekturtabelle KF-50
- Mutterpassbogen
- Patienteninformation OGTT
- Profilbogen BZ
- Schulungsbescheinigung Insulintherapie
- Schulungsvorbereitung
- Teilnahmebescheinigung Schulung
- Wundauflagen Übersicht

Auswahl von Internetadressen

- **Allgemein**

AWMF – Arbeitsgemeinschaft der Wissenschaftlichen Medizinischen Fachgesellschaften, Leitlinien für Diagnostik und Therapie	http://www.uni-duesseldorf.de/WWW/AWMF
Arzneimittelkommission der Deutschen Ärzteschaft – Arzneimittelnebenwirkungen	http://www.akdae.de
Bundesgesundheitsministerium für Gesundheit und soziale Sicherung	http://www.bmgesundheit.de
Deutsches Gesundheitsnetz	http://www.dgn.de
DIMDI – Deutsches Institut für Medizinische Dokumentation und Information	http://www.dimdi.de
National Center for Biotechnology Information mit National Library of Medicine & National Institutes of Health	http://www.ncbi.nlm.nih.gov
National Institute of Diabetes & Digestive & Kidney Diseases (NIDDK)	http://www.nih.gov

- **Suchmaschinen**

Suchmaschine für Diabetologen	http://www.diabetesweb.de
WHO	http://www.who.int/topics/diabetes_mellitus/en/

- **Wissenschaftliche Zeitschriften (Auswahl)**

Diabetologia	http://www.springerlink.metapress.com
Diabetes	http://www.diabetes.journals.org
Diabetes Care	
Clinical Diabetes	
Diabetes Spectrum	
Diabetic Medicine	http://www.blackwell-syngery.com
Endocrinology	http://www.endojournals.org
Endocrine Reviews	
Journal of Clinical Endocrinology and Metabolism	
Deutsches Netzwerk Evidenzbasierte Medizin – Cochrane Library	http://www.ebm-netzwerk.de

- **Ernährung und Diabetes**

Deutsche Diabetes Gesellschaft (DDG)	http://www.deutsche-diabetes-gesellschaft.de
European Association for the Study of Diabetes (EASD)	http://www.easd.org
American Diabetes Association (ADA)	http://www.diabetes.org
International Diabetes Federation (IDF)	http://www.idf.org/home/
Diabetesgesellschaft Schweiz	http://www.diabetesgesellschaft.ch
Diabetesgesellschaft Österreich	http://www.oedg.org

- **Diabetes-Fachgesellschaften (national, international)**

Deutsche Gesellschaft für Ernährung (DGE)	http://www.dge.de
Deutsche Gesellschaft für Ernährungsmedizin	http://www.dgem.de
Deutsche Adipositas Gesellschaft	http://www.adipositas-gesellschaft.de
Gesellschaft für Ernährungsmedizin und Diätetik	http://www.ernahrungsmed.de
Deutsches Ernährungsberatungs- und Informationsnetz	http://www.ernährung.de
Informationen über Lebensmittel	http://www.was-wir-essen.de
Deutsche Diabetes Gesellschaft (DDG)	http://www.deutsche-diabetes-gesellschaft.de
Deutscher Diabetiker Bund	http://www.diabetikerbund.de

- **Herz, Kreislauf, Blutfette, Blutdruck**

Deutsche Gesellschaft für Kardiologie, Herz- und Kreislaufforschung	http://www.dgkardio.de
Deutsche Herzstiftung	http://www.herzstiftung.de
Deutsche Liga zur Bekämpfung des hohen Blutdrucks	http://www.paritaet.org/hochdruckliga
Deutsche Gesellschaft zur Bekämpfung von Fettstoffwechselstörungen und ihren Folgeerkrankungen DGFF (Lipid-Liga)	http://www.lipid-liga.de

- **Verbände/Institutionen**

Verein zur Förderung der Blindenbildung	http://www.vzfb.de
Bundesverband Klinischer Diabetes-Einrichtungen e. V.	http://www.BVKD.de
Bundesverband Medizintechnologie e. V. (BVMed)	http://www.bvmed.de
Deutsche Diabetes Gesellschaft	http://www.deutsche-diabetes-gesellschaft.de
Deutsche Diabetes-Stiftung	http://www.diabetesstiftung.de
Deutsche Diabetes-Union e. V.	http://www.diabetes-union.de
Deutsche Gesellschaft für Endokrinologie	http://www.endokrinologie.net
Diabetes und Psychologie e. V.	http://www.diabetes-psychologie.de
Verband der Diabetesberatungs- und Schulungsberufe in Deutschland e. V.	http://www.vdbd.de

■ **Sport, Bewegung, Prävention**

Forschungs- und Präventionszentrum Sporthochschule Köln	http://www.fpz.de
Deutsche Gesellschaft für Sportmedizin und Prävention	http://www.dgsp.de

■ **Netzinformationen mit Unterstützung der Pharmaindustrie**

http://www.diabetes-forum.de
http://www.diabetes-news.de
http://www.diabetes.de
http://www.diabetes.com

■ **Pharmaindustrie**

Asta Medica, Bayer, Boehringer Ingelheim, GlaxoSmithKline, Merck, Novartis	http://www.pharma-aktuell.de
Asta Medica	http://www.astamedica.de
B. Braun	http://www.bbraun.de
Bayer – allgemeine Seite	http://www.bayerhealthvillage.de
Bayer – Seite für Fachgruppen	http://www.bayerdiabeteshaus.de
Bayer – Seite für Patienten	http://www.glucometer.de
Becton Dickinson	http://www.bd.com
Berlin-Chemie	http://www.berlin-chemie.de
Disetronic	http://www.disetronic.de
Disetronic-Shop	http://www.disetronic-direct.de
EliLilly	http://www.lilly.com
Lifescan	http://www.lifescan.de
MediSense	http://www.medisense.de
Merck	http://www.glucophage.de
Minimed	http://www.minimed.com
Novo Nordisk	http://www.novo-nordisk.de
Roche Diagnostics	http://www.accu-chek.de
Rösch AG	http://www.roesch-ag.de

- **Selbsthilfegruppen**

Berliner Fördergemeinschaft Junger Diabetiker e. V.	http://www.bfjd.de
Bundesverband Insulinpumpenträger e. V.	http://www.insulinpumpentraeger.de
DDB, Deutscher Diabetiker Bund e. V., Bundesverband	http://www.diabetikerbund.de
DDB, Landesverband Baden-Württemberg e. V.	http://www.diabetes-forum.com/homepages/ddb_bw/
DDB, Landesverband Bayern e. V.	http://home.link-m.de/ddb-bayern/
DDB, Landesverband Brandenburg e. V.	http://stadtbekannt.de/ddb-lvbb/
DDB, Bezirksverband Celle-Uelzen	http://www.diabetiker-celle-uelzen.de
DDB, Landesverband Hamburg e. V.	http://www.diabetikerbund.de/hamburg/
DDB, Landesverband Hessen e. V.	http://www.diabetiker-bund-hessen.de/index.htm
DDB, Landesverband Niedersachsen e. V.	http://www.ddb-niedersachsen.de
DDB, Landesverband Nordrhein-Westfalen e. V.	http://www.ddb-nrw.de
DDB, Landesverband Saarland e. V.	http://www.diabetiker-saar.de
DDB, Landesverband Sachsen e. V.	http://www.imib.med.tu-dresden.de/DDB_Sachsen/
DDB, Landesverband Schleswig-Holstein e. V.	http://www.ddb-sh.de
Diabetiker in Hannover	http://www.diabetiker-hannover.de/
Dialysepatienten Deutschlands e. V.	http://www.dialyse-online.de/DD
SHG Billstedt/Horn	http://www.diabmelli.de

Literatur

Die Liste enthält vor allem Monographien und wichtige Originalpublikationen zu zentralen Themen der Diabetologie:

Bücher und Artikel

Action to Control Cardiovascular Risk in Diabetes Study Group (2008) Effects of intensive glucose lowering in type 2 diabetes. N Engl J Med 358: 2545–2559

ADVANCE Collaborative Group (2008) Intensive blood glucose control and vascular outcomes in patients with type 2 diabetes. N Engl J Med 358: 2560–2572

Alberti KG, Zimmet PZ (1998) Definition, diagnosis and classification of diabetes mellitus and its complications. Part 1: Diagnosis and classification of diabetes mellitus. Provisional report of a WHO consultation. Diabet Med 15: 539–553

Alberti KG, Zimmet P, Shaw J (2006) Metabolic syndrome – a new world-wide definition. A Consensus Statement from the International Diabetes Federation. Diabet Med 23: 469–480

ALLHAT Officers and Coordinators for the ALLHAT Collaborative Research Group (2002) The Antihypertensive and Lipid-Lowering Treatment to Prevent Heart Attack Trial. Major outcomes in high-risk hypertensive patients randomized to angiotensin-converting enzyme inhibitor or calcium channel blocker vs diuretic: The Antihypertensive and Lipid-Lowering Treatment to Prevent Herat Attack Trial (ALLHAT). JAMA 288(23):2981–2997

American Diabetes Association (2001) Clinical practice recommendations 2001. Diabetes Care: Supplement

American Diabetes Association (2005) Clinical practice recommendations 2005. Diabetes Care: Supplement

Amiel SA, Dixon T, Mann R, Jameson K (2008) Hypoglycaemia in type 2 diabetes. Diabet Med 25(3):245–254

Ammon HPT, Häring HU, Kellerer M, Laube H, Mark M (2000) Antidiabetika: Diabetes mellitus und Pharmakotherapie, 2. Aufl. Wissenschaftliche Verlagsgesellschaft, Stuttgart

Anavekar N et al. (2005) Chronic kidney disease and automatic reporting of estimated glomerular filtration rate: a position statement. Clin Biochem Rev 26: 81–86

Arguedas JA, Perez MI, Wright JM (2009) Treatment blood pressure targets for hypertension. Cochrane Database System Rev. Issue 3, Art CD004349. DOI: 10.1002/14651858.CD004349.pub2

BARI 2D Study Group (2009) A randomized trial of therapies for type 2 diabetes and coronary artery disease. N Engl J Med 360: 2503–2515

Berger M (Hrsg) (2000) Diabetes mellitus, 2. Aufl. Urban & Fischer, Jena München

Berger M, Jörgens V (1994) Praxis der Insulintherapie, 4. Aufl. Springer, Berlin Heidelberg New York

Biesalski HK, Fürst P, Kasper H, Kluthe R, Pölert W, Puchstein C, Stähelin HB (2004) Ernährungsmedizin, 3. Aufl. Thieme, Stuttgart New York

Böhm BO (2001) Diagnose und Klassifikation des Diabetes mellitus. In: Böhm BO, Palitzsch K-D, Rosak C, Spinas (Hrsg) Klinische Diabetologie. Springer, Berlin Heidelberg New York, St⁻3–11

Böhm BO (2011) Rationale und rationelle Insulintherapie für Patienten mit Typ-1-Diabetes (auf Basis der S3-Leitlinie 2011). Diabetologie und Stoffwechsel 6(4):41–52

Böhm BO, Heinze E (2001) Insulintherapie. In: Böhm BO, Palitzsch K-D, Rosak C, Spinas (Hrsg) Klinische Diabetologie. Springer, Berlin Heidelberg New York, St⁻99–122

Böhm BO, Palitzsch K-D, Rosak C, Spinas G (Hrsg) (2001a) Klinische Diabetologie. Springer, Berlin Heidelberg New York

Böhm BO, Jütting G, Servay-Hiergeist G (2001b) Ernährung des Diabetikers. In: Böhm BO, Palitzsch K-D, Rosak C, Spinas (Hrsg) Klinische Diabetologie. Springer, Berlin Heidelberg New York, St⁻51–62

Boulton AJM, Robert S, Kirsner RS, Vileikyte L (2004) Neuropathic diabetic foot ulcers. NEJM 351: 48–55

Brien SE, Ronksley PE, Turner BJ et al. (2011) Effect of alcohol consumption on biological markers associated with risk of coronary heart disease: systematic review and meta-analysis of interventional studies. BMJ 342: d636

Brunner I, Böhm BO, Born B (2001) Der diabetische Fuß. In: Böhm BO, Palitzsch K-D, Rosak C, Spinas G (Hrsg) Klinische Diabetologie. Springer, Berlin Heidelberg New York, St⁻231–242

Bundesministerium für Gesundheit und soziale Sicherung (2004) Anhaltspunkte für die ärztliche Gutachtertätigkeit im sozialen Entschädigungsrecht und nach dem Schwerbehindertenrecht (Teil†⁻2 SGB†⁻IX). Bundesministerium für Gesundheit und soziale Sicherung, Berlin

Bundesministerium für Verkehr, Bau- und Wohnungswesen (2000) Begutachtungs-Leitlinien zur Kraftfahrereignung, 6. Aufl. Bundesministerium für Verkehr, Bau- und Wohnungswesen, Berlin (www.fahrerlaubnisrecht.de/Begutachtungsleitlinien)

Canonica M (2008) HRT and risk of VTE in postmenopausal women. BMJ 31: 336

Chandalia M, Garg A, Lutjohann D, von Bergmann K et al. (2000) Beneficial effects of high dietary fiber intake in patients with Type 2 diabetes mellitus. NEJM 342: 1392–1398

Chiasson JL, Josse RG, Gomis R, Hanefeld M, Karasik A, Laakso M (2003) STOP-NIDDM Trial Research Group. Acarbose treatment and the risk of cardiovascular disease and hypertension in patients with impaired glucose tolerance: the STOP-NIDDM trial. JAMA 290: 486–494

Claudi-Boehm S, Boehm BO (2007) Gestationsdiabetes. Springer, Berlin Heidelberg New York

Colhoun HM, Betteridge DJ, Durrington PN et al. (2004) Primary prevention of cardiovascular disease with atorvastatin in type 2 diabetes in the Collaborative Atorvastatin Diabetes Study (CARDS): Multicentre randomised placebo-controlled trail. Lancet 364: 685–696

Collins R, Armitage J, Parish S, Sleigh P, Peto R (2003) Heart Protection Study Collaborative Group. MRC/BHF Heart Protection Study of cholesterol-lowering with simvastatin in 5963 people with diabetes: A randomised placebo-controlled trial. Lancet 361: 2005–2016

Currie CJ, Peters JR, Tynan A, Evans M, Heine RJ, Bracco OL, Zagar T, Poole CD (2010) Survival as a function of HbA(1c) in people with type 2 diabetes: a retrospective cohort study. Lancet 375(9713):481–489

Davidson JK (ed) (2000) Clinical Diabetes Mellitus – A problem-oriented approach, 3rd ed. Thieme, New York Stuttgart

Davis BR, Furberg CD, Wright JT Jr, Cutler JA, Whelton P; ALLHAT Collaborative Research Group (2004) ALLHAT: Setting the record straight. Ann Intern Med 141: 39–46

DCCT Research Group (1993) The effect of intensive treatment of diabetes on the development and progression of long-term complications in insulin-dependent diabetes mellitus. The Diabetes Control and Complications Trial Research Group. NEJM 329: 977–986

DCCT Research Group (1995) Effect of intensive therapy on the development and progression of diabetic nephropathy in the Diabetes Control and Complications Trial. The Diabetes Control and Complications (DCCT) Research Group. Kidney Int 47: 1703–1720

DCCT Research Group (1998) Early worsening of diabetic retinopathy in the Diabetes Control and Complications Trial. Arch Ophthalmol 116: 874–886

DeFronzo RA (ed) (1998) Current therapy of diabetes mellitus. Mosby, St. Louis Baltimore

Deutsche Gesellschaft für Gynäkologie und Geburtshilfe (DGGG), Arbeitsgemeinschaft Diabetes und Schwangerschaft der Deutschen Diabetes Gesellschaft, Deutsche Gesellschaft für angewandte Endokrinologie, Deutsche Gesellschaft für Gynäkologische Endokrinologie und Fortpflanzungsmedizin (2004) Empfehlung zur Kontrazeption bei Frauen mit Typ 1 und Typ 2 Diabetes mellitus sowie Frauen nach Schwangerschaften mit Gestationsdiabetes. AWMF online, http://leitlinien.net/. Gesehen 12. Okt. 2009

Diabetes Prevention Program Research Group (2002) Reduction in the incidence of Type 2 diabetes with lifestyle intervention or metformin. NEJM 346: 393–403

Drucker DJ, Nauck MA (2006) The incretin system: glucagon-like peptide-1 receptor agonists and dipeptidyl peptidase-4 inhibitors in type 2 diabetes. Lancet 368: 1696–1705

Ehrmann DA (2005) Polycystic ovary syndrome. NEJM 352: 1223–1236

ETDRS (1991) Early photocoagulation for diabetic retinopathy. Ophthalmology 98: 766–785

Froesch ER, Schoenle EJ (1998) Diabetes: Daran denken – Erkennen – Behandeln, 6. Aufl. Thieme, Stuttgart New York

Gæde P, Vedel P, Larsen N, Jensen GVH et al. (2003) Multifactorial intervention and cardiovascular disease in patients with Type 2 diabetes. NEJM 348: 383–393

Gæde P, Lund-Andersen H, Parving H-H, Pedersen O (2008) Effect of a multifactorial intervention on mortality in type 2 diabetes. N Engl J Med 358: 580–591

Hansson L et al. (1998) Effects of intensive blood-pressure lowering and low-dose aspirin in patients with hypertension: Principal results of the Hypertension Optimal Treatment (HOT) randomised trial. HOT Study Group. Lancet 351: 1755–1762

Harrison LC (2001) Risk assessment, prediction and prevention of type 1 diabetes. Pediatr Diabetes 2: 71–82

Heart Outcomes Prevention Evaluation Study Investigators (2000) Effects of ramipril on cardiovascular and microvascular outcomes in people with diabetes mellitus: Results of the HOPE study and MICRO-HOPE substudy. Lancet 355: 253–259

Heart Protection Study Collaborative Group (2002) MRC/BHF heart protection study of cholesterol-lowering with simvastatin in 20526 high-risk individuals: A randomised placebo-controlled trial. Lancet 360: 7–22

Holman RR, Paul SK, Bethel MA, Matthews DR, Neil HAW (2008a) 10-year follow-up of intensive glucose control in type 2 diabetes. N Engl J Med 359: 1577–1589

Holman RR, Paul SK, Bethel MA, Neil HAW, Matthews DR (2008b). Long-term follow-up after tight control of blood pressure in type 2 diabetes. N Engl J Med 359: 1565–1576

Howorka K (1990) Funktionelle, nahe-normoglykämische Insulinsubstitution. Springer, Berlin Heidelberg New York

Hürter P (1997) Diabetes bei Kindern und Jugendlichen, 5. Aufl. Springer, Berlin Heidelberg New York

IDF (2003) Diabetes Altlas, 2nd ed. IDF, Brüssel

Jehle PM, Micheler C, Jehle DR, Breitig D, Boehm BO (1999) Inadequate suspension of neutral protamine Hagedorn (NPH) insulin in pens. Lancet 354: 1604–1607

Johansson KE, Marklund BR, Fowelin JH (2002) Evaluation of a new screening method for detecting peripheral arterial disease in a primary health care population of patients with diabetes mellitus. Diabet Med 19: 307–310

Kahn R, Alperin P, Eddy D, Borch-Johnsen K, Buse J, Feigelman J, Gregg E, Holman RR, Kirkman MS, Stern M, Tuomilehto J, Wareham NJ. Age at initiation and frequency of screening to detect type 2 diabetes: a cost-effectiveness analysis. Lancet 201010.1016/S0140-6736(09)62162-0. published online March 30

Kuhl H (2004) Effects of estrogen-only treatment in postmenopausal women. JAMA 292(6):683

Lameire N, Adam A, Becker CR, Davidson C, McCullough PA, Stacul F, Tumlin J (2006) CIN Consensus Working Panel. Baseline renal function screening. Am J Cardiol 18; 98: 21K–26K

Lewis EJ, Hunsicker LG, Bain RP, Rohde RD (1993) The effect of angiotensin-converting enzyme inhibition on diabetic retinopathy. The Collaborative Study Group. NEJM 329: 1456–1462

Lind M et al. (2008) A systematic review of HbA1c variables used in the study of diabetic complications. Diabetes & Metabolic Syndrome: Clinical Research & Reviews 2; 282–293

Lind M et al. (2009) The true value of HbA1c as a predictor of diabetic complications: simulations of HbA1c variables. PLoS ONE 4(2): e 4412. doi:10.137/journal.pone.0004412

Lindström J, Tuomilehto J (2003) The diabetes risk score – A practical approach to predict type 2 diabetes risk. Diabetes Care 26: 725–731

Löwel H, Stieber J, Koenig W, Thorand B, Hörmann A, Gostomzyk J et al. (1999) Das Diabetes-bedingte Herzinfarktrisiko in einer süddeutschen Bevölkerung: Ergebnisse der MONICA-Augsburg-Studien 1985–1994. Diabetes Stoffwechsel 8: 1–21

Makani H, Bangalore S, Desouza KA, Shah A, Messerli FH (2013) Efficacy and safety of dual blockade of the renin-angiotensin system: meta analysis of randomised trials. BMJ 346; f360.

Mehnert H (2002) Typ-2-Diabetes, 3. Aufl. Medikon, München

Mehnert H, Standl E., Usadel K-H, Häring H-U (Hrsg) (2003) Diabetologie in Klinik und Praxis, 5. Aufl. Thieme, Stuttgart

Mulrow CD (ed) (2001) Evidence-based hypertension. Wiley & Sons, London

Nathan DM et al.; Diabetes Control and Complications Trial; Epidemiology of Diabetes Interventions and Complications Research Group (2003) Intensive diabetes therapy and carotid intima-media thickness in type 1 diabetes mellitus. N Engl J Med 348: 2294–2303

Nathan DM et al.; Diabetes Control and Complications Trial/Epidemiology of Diabetes Interventions and Complications (DCCT/EDIC) Study Research Group (2005) Intensive diabetes treatment and cardiovascular disease in patients with type 1 diabetes. N Engl J Med 353: 2643–2653

Nationale VersorgungsLeitlinie (2002) Diabetes mellitus Typ 2, Version 1.7.2002. www.leitlinien.de/versorgungsleitlinien/index/diabetes/pdf/nvldiabetes. Gesehen Februar 2005

Nationale VersorgungsLeitlinie (2011) Neuropathie bei Diabetes im Erwachsenenalter. Langfassung, Version 1.2, basierend auf der Fassung von August 2011. http://www.versorgungsleitlinien.de/themen/diabetes2/

NCEP (2001) Expert panel on detection, evaluation, and treatment of high blood cholesterol in adults. Executive summary of the third report of the National Cholesterol Education Program (NCEP) expert panel on detection, evaluation, and treatment of high blood cholesterol in adults (Adult Treatment Panel III). JAMA 285: 2486–2497

Neumeister B, Besenthal I, Liebich H, Boehm BO (2003) Klinikleitfaden Labordiagnostik, 3. Aufl. Urban & Fischer, Jena München

Ouriel K (2001) Peripheral arterial disease. Lancet 358: 1257–1264

Pfohl M, Schmülling RM (2004) Diabetes, Sport und Reisen. In: Schatz H (Hrsg) Diabetologie kompakt, 3. Aufl. Thieme, Stuttgart New York, S† 358–367

Palitzsch K-D, Bollheimer C (2001) Pathophysiologie des Diabetes mellitus Typ 2. In: Böhm BO, Palitzsch K-D, Rosak C, Spinas GA (Hrsg) Klinische Diabetologie. Springer, Berlin Heidelberg New York, S† 31–48

Pickup J, Williams G (eds) (1997) Textbook of diabetes, 2nd ed. Blackwell, London Edinburgh

Ronksley PE, Brien SE et al. (2011) Association of alcohol consumption with selected cardiovascular disease outcomes: a systematic review and meta-analysis. BMJ 342: d671

Rothwell P, Giles M, Flossmann E, Lovelock C, Redgrave J, Warlow C, Mehta Z (2005) A simple tool to identify individuals at high early risk of stroke after a transient ischaemic attack: The ABCD score. Lancet 366: 29–36

Ruprecht KW, Naumann GOH (1997) Auge und Allgemeinerkrankungen. In: Naumann GOH (Hrsg) Pathologie des Auges. Springer, Berlin Heidelberg New York, S† 1455–1470

Sattar N, Preiss D, Murray HM, Welsh P, Buckley BM, de Craen AJ, Seshasai SR et al. (2010) Statins and risk of incident diabetes: a collaborative meta-analysis of randomised statin trials. Lancet; 375(9716):735–42

Schatz H (Hrsg) (2004) Diabetologie kompakt, 3. Aufl. Thieme, Stuttgart

Scherbaum WA (2001) Kohlenhydratstoffwechsel. In: Siegenthaler W (Hrsg) Klinische Pathophysiologie. Thieme, Stuttgart, S† 59–126

Scherbaum WA (Hrsg) (2003) Pschyrembel Wörterbuch Diabetologie. de Gruyter, Berlin

Skyler JS, Bergenstal R, Bonow RO et al. (2009) Intensive glycemic control and the prevention of cardiovascular events: Implications of the ACCORD, ADVANCE, and VA diabetes trials: A position statement of the American Diabetes Association and a scientific statement of the American College of Cardiology Foundation and the American Heart Association. Circulation 119(2):351–357

Spinas GA (2001) Pathogenese des Diabetes mellitus Typ 1. In: Böhm BO, Palitzsch K-D, Rosak C, Spinas GA (Hrsg) Klinische Diabetologie. Springer, Berlin Heidelberg New York, S† 13–24

Strotmeyer ES et al. (2006) Middle-aged premenopausal women with type 1 diabetes mellitus have lower bone mineral density and calcaneal quantitative ultrasound density than non diabetic women. Diabetes Care 29: 306–311

Tesfaye S, Chaturvedi N, Eaton SE, Ward JD, Manes C, Ionescu-Tirgoviste C, Witte DR, Fuller JH; EURODIAB Prospective Complications Study Group (2005) Vascular risk factors and diabetic neuropathy. N Engl J Med 352: 341–350

Thaiss F, Wenzel UO, Stahl AK (2001) Diabetische Nephropathie. In: Böhm BO, Palitzsch K-D, Rosak C, Spinas GA (Hrsg) Klinische Diabetologie. Springer, Berlin Heidelberg New York, S† 171–190

Thomas PK, Tomlinson DR (1993) Diabetic and hypoglycemic neuropathy. In: Dyck PJ, Thomas PK (Eds) Peripheral Neuropathy, 3rd ed. Saunders, Philadelphia, pp 1219–1250

UKPDS Group (1998a) Tight blood pressure control and risk of macrovascular and microvascular complications in type 2 diabetes: UKPDS 39. BMJ 317: 703–713

UKPDS Group (1998b) Efficacy of atenolol and captopril in reducing risk of macrovascular and microvascular complications in type 2 diabetes: UKPDS 39. BMJ 317: 713–720

UKPDS Group (1998c) Intensive blood-glucose control with sulphonylureas or insulin compared with conventional treatment and risk of complications in patients with type 2 diabetes (UKPDS 33). Lancet 352: 837–853

US Department of health and Human Services (2005) Dietary guidelines for Americans. www.healthierus.gov/dietary. guidelines Cited Jan 2005

Utain WH et al. (2008) Estrogen und progestogen use in postmenopausal women – position statement of the North American Menopause Society. Menopause 15: 584–602

White P (1978) Classification of obstetric diabetes. Am J Obstet Gynecol 130: 228–230

WHO (2001) Life course perspectives on coronary heart disease, stroke and diabetes. Department of Noncommunicable Diseases Prevention and Health Promotion Noncommunicable Diseases and Mental Health Cluster. World Health Organization, Geneva

WHO Study Group (1994) Prevention of diabetes mellitus. World Health Organization, Geneva

Wright AD (2009) Metabolic memory in type 1 diabetes. Br J Diabetes & Vascular Disease; 9: 254

Writing Team for the Diabetes Control and Complications-Trial/Epidemiology of Diabetes Interventions and Complications Research Group (2002) Effect of intensive therapy on the microvascular complications of type 1 diabetes mellitus. JAMA 287: 2563–2569

Writing Team for the Diabetes Control and Complications-Trial/Epidemiology of Diabetes Interventions and Complications Research Group (2003) Sustained effect of intensive treatment of type 1 diabetes mellitus on development and progression of diabetic nephropathy: The Epidemiology of Diabetes Interventions and Complications (EDIC) Study. JAMA 290: 2159–2167

Yusuf S, Sleight P, Pogue J, Bosch J, Davies R, Dagenais G (2000) Effects of an angiotensin-converting-enzyme inhibitor, ramipril, on cardiovascular events in high-risk patients. The Heart Outcomes Prevention Evaluation Study Investigators. NEJM 342: 145–153

Zitierte Internetadressen

American Diabetes Association (2008) Risk test. http://www.diabetes.org/food-nutrition-lifestyle/lifestyle-prevention/risk-test.jsp. Cited 12 Oct 2009

Barbara Davis Center for Childhood Diabetes, University of Colorado Denver (2009) Type 1 diabetes: Cellular, molecular and clinical immunology (Online books and teaching slides) http://www.uchsc.edu/misc/diabetes/books/type1/type1.html. Cited 12 Oct 2009

Deutsche Diabetes Gesellschaft (2005) Evidenzbasierte Ernährungsempfehlungen zur Behandlung und Prävention des Diabetes mellitus. http://www.deutsche-diabetes-gesellschaft.de/redaktion/mitteilungen/leitlinien/EBL_Ernaehrung_2005.pdf. Gesehen 12. Okt. 2009

Deutsche Diabetes Gesellschaft (2006) Allgemeine Informationen zu den evidenzbasierten Leitlinien. http://www.deutsche-diabetes-gesellschaft.de/redaktion/mitteilungen/leitlinien/leitlinien_ddg.php. Gesehen 12. Okt. 2009

Deutsche Diabetes-Stiftung Informationen zum Risikotest Diabetes – FINDRISK – www.diabetesstiftung.org

Deutsches Diabetes Zentrum DDZ Düsseldorf (2009) Diabetes heute. http://www.diabetes-heute.uni-duesseldorf.de. Gesehen 12. Okt. 2009

Deutscher Hausärzteverband, AOK (2009) Hausarzt Handbuch zum Disease-Management-Programm Diabetes mellitus Typ 1 und Typ 2. http://www.medkomm.de/handbuch/index.php. Gesehen 12. Okt. 2009

Diabetes Deutschland (2009) Diabetes-Risikotest. http://www.diabetes-deutschland.de/risikotest.php. Gesehen 12. Okt. 2009

Diabetes Trial Net: http://www.diabetestrialnet.org/index.htm

Diabetes World.net (2006) Die Kohlenhydrat-Austausch-tabelle. http://www.diabetes-world.net/Portal-fuer-Patienten-und-Interessierte/Services/Hilfreiches/Nachschlagewerke.htm?ID=2462. Gesehen 12. Okt. 2009

Gesundheitsinformationsnetz (2000). Austauschtabellen kohlenhydrathaltiger Nahrungsmittel. http://gin.uibk.ac.at/thema/diabetes/austauschtabellen.html. Gesehen 12. Okt. 2009

International Diabetes Federation (2006) The IDF consensus worldwide definition of the metabolic syndrome. http://www.idf.org/webdata/docs/IDF_Meta_def_final.pdf. Cited 12 Oct 2009

Karatepe H (2009) Fragebogen zur sexuellen Gesundheit beim Mann (IIEF-5). http://www.karatepe.de/pdf_link/InformationGesundheitschecksFragebogenzursexuellen.pdf. Gesehen 12. Okt. 2009

Nationale Versorgungsleitlinien (2006) Nationale Versorgungsleitlinie Typ-2-Diabetes. http://www.diabetes.versorgungsleitlinien.de/. Gesehen 12. Okt. 2009

Deutsche Diabetes Gesellschaft (2008) Medikamentöse antihyperglykämische Therapie des Diabetes mellitus Typ 2. Update der Evidenzbasierten Leitlinie der Deutschen Diabetes-Gesellschaft. http://www.deutsche-diabetes-gesellschaft.de/redaktion/mitteilungen/leitlinien/EBL_Dm_Typ2_Update_2008.pdf. Gesehen 12. Okt. 2009

Rothwell PM, Stroke Prevention Research Unit, University Department of Clinical Neurology, Radcliffe Infirmary (2005) ABCD score. http://www.strokecenter.org/trials/scales/ABCDScore.pdf. Cited 12 Oct 2009

US Department of Health and Human Services (2009) Clinical practice Guidelines. http://www.nhlbi.nih.gov/guidelines. Cited 12 Oct 2009

Wapedia (2009) Insulinpräparat. http://wapedia.mobi/de/Insulinpr%C3%A4parat. Gesehen 12. Okt. 2009

Leitlinien der Deutschen Diabetes-Gesellschaft

Evidenzbasierte Leitlinien der Deutschen Diabetes-Gesellschaft

Definition, Klassifikation und Diagnostik des Diabetes
mellitus

Epidemiologie und Verlauf des Diabetes mellitus in Deutschland

Diagnostik, Therapie und Verlaufskontrolle der Neuropathie
bei Diabetes mellitus Typ 1 und Typ 2

Diagnostik und Therapie der Hypertonie bei Diabetes
mellitus

Diagnostik, Therapie und Verlaufskontrolle der diabetischen
Nephropathie

Diagnostik, Therapie und Verlaufskontrolle der diabetischen
Retinopathie und Makulopathie

Diagnostik und Therapie von Herzerkrankungen bei Diabetes mellitus

Therapie des Diabetes mellitus Typ 1

Medikamentöse antihyperglykämische Therapie des Diabetes mellitus Typ 2

Prävention und Therapie der Adipositas

Psychosoziales und Diabetes mellitus

Diagnostik, Therapie, Verlaufskontrolle und Prävention des
diabetischen Fußsyndroms

Diagnostik, Therapie und Verlaufskontrolle des Diabetes
mellitus im Kindes- und Jugendalter

Diagnostik, Therapie und Verlaufskontrolle des Diabetes
mellitus im Alter

Ernährung und Diabetes mellitus

Diabetes und Schwangerschaft

Diabetes und Sport

Praxisleitlinien

Definition, Klassifikation und Diagnostik des Diabetes
mellitus

Diabetische Neuropathie

Hypertonie beim Diabetes mellitus

Diabetische Nephropathie

Diabetische Retinopathie und Makulopathie

Diabetes mellitus und Herz

Behandlung des Typ-1-Diabetes

Diabetes mellitus Typ 2

Adipositas und Diabetes mellitus

Psychosoziales und Diabetes mellitus

Diabetisches Fußsyndrom

Diabetes mellitus im Kindes- und Jugendalter

Diabetes mellitus im Alter

Diabetes, Sport und Bewegung

Diabetes und Schwangerschaft

Risikofragebogen

Alle Informationen sind verfügbar unter: http://www.
deutsche-diabetes-gesellschaft.de/redaktion/
mitteilungen/leitlinien/leitlinien_ddg.php.

Stichwortverzeichnis

Printing and Binding: Stürtz GmbH, Würzburg